U0094345

浙派中医

TRADITIONAL CHINESE MEDICINE OF ZHEJIANG SCHOOL

浙派中医丛书

专题系列

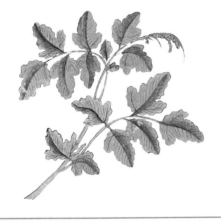

主编

俞建卫　余　点

曲溪湾
潘氏中医外科

潘氏中医外科

全国百佳图书出版单位

中国中医药出版社

·北京·

图书在版编目（CIP）数据

曲溪湾潘氏中医外科 / 俞建卫, 余点主编 . -- 北京：
中国中医药出版社 , 2024.1

（《浙派中医丛书》专题系列）

ISBN 978-7-5132-8494-3

Ⅰ . ①曲… Ⅱ . ①俞… ②余… Ⅲ . ①中医外科学—
医案—汇编 Ⅳ . ① R26

中国国家版本馆 CIP 数据核字 (2023) 第 197336 号

中国中医药出版社出版

北京经济技术开发区科创十三街 31 号院二区 8 号楼

邮政编码　100176

传真　010-64405721

北京盛通印刷股份有限公司印刷

各地新华书店经销

开本 710×1000　1/16　印张 25.75　彩插 0.5　字数 375 千字

2024 年 1 月第 1 版　2024 年 1 月第 1 次印刷

书号　ISBN 978 – 7 – 5132 – 8494 – 3

定价　138.00 元

网址　www.cptcm.com

服 务 热 线　010-64405510

购 书 热 线　010-89535836

维 权 打 假　010-64405753

微信服务号　zgzyycbs

微商城网址　https://kdt.im/LIdUGr

官 方 微 博　http://e.weibo.com/cptcm

天猫旗舰店网址　https://zgzyycbs.tmall.com

如有印装质量问题请与本社出版部联系（010-64405510）

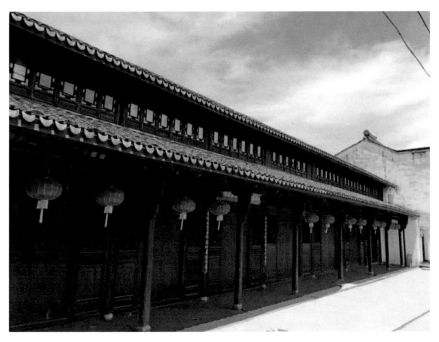

清代时建造的潘氏老宅

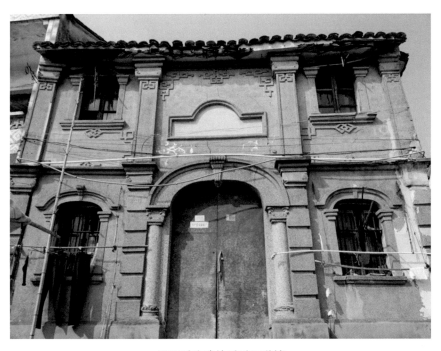

民国时建造的潘氏西洋楼

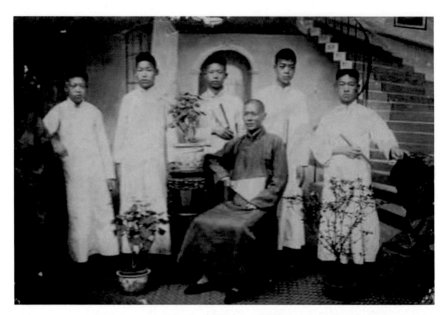

1918 年潘青时与学生合影（后排右一为费元春，左二为方济洲）

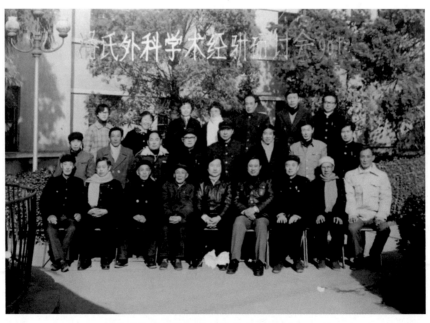

潘氏外科学术经验研讨会（1990 年 12 月）

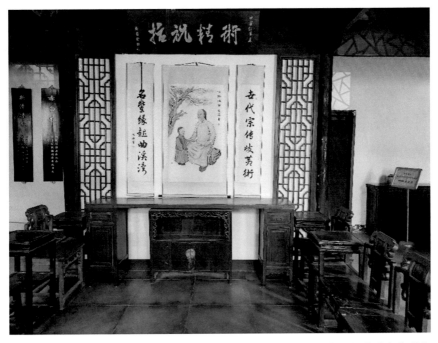

曲溪湾潘氏中医外科博物馆中堂画像为潘氏初祖，上挂俞樾（曲园）赠潘申甫"术精祝括"金字匾额。两旁对联："世代宗传岐黄术，名辈缘起曲溪湾"

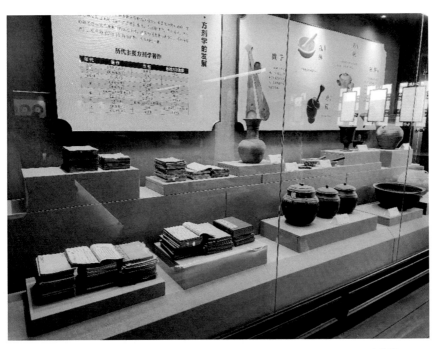

曲溪湾潘氏中医外科博物馆展示的古医籍、潘氏本堂手抄本及各种贮药器皿

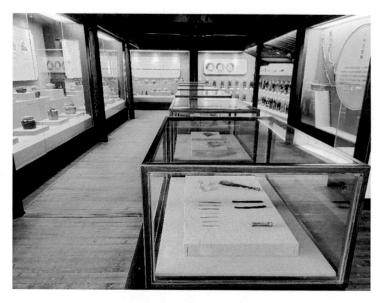

曲溪湾潘氏中医外科博物馆展示潘氏曾用外用药剂和药瓶、药罐、手术用各器具及配药工具等

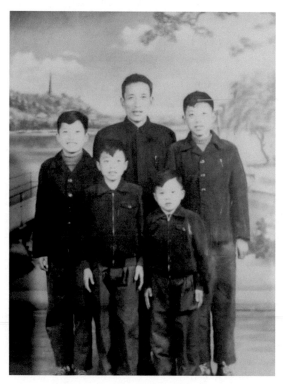

1958 年潘鉴清与四位儿子合影，后排右一为潘再初

《浙派中医丛书》组织机构

指导委员会

主任委员 王仁元　曹启峰　谢国建　朱　炜　肖鲁伟

　　　　　　范永升　柴可群

副主任委员 蔡利辉　曾晓飞　胡智明　黄飞华　王晓鸣

委　　员 陈良敏　郑名友　程　林　赵桂芝　姜　洋

专 家 组

组　长 盛增秀　朱建平

副组长 肖鲁伟　范永升　连建伟　王晓鸣　刘时觉

成　员（以姓氏笔画为序）

　　　　　王　英　朱德明　竹剑平　江凌圳　沈钦荣

　　　　　陈永灿　郑　洪　胡　滨

项目办公室

办公室 浙江省中医药研究院中医文献信息研究所

主　任 江凌圳

副主任 庄爱文　李晓寅

《浙派中医丛书》编委会

总　序

　　浙江位居我国东南沿海，地灵人杰，人文荟萃，文化底蕴十分深厚，素有"文化之邦"的美誉。就拿中医中药来说，在其发展的历史长河中，历代名家辈出，著述琳琅满目，取得了极其辉煌的成就。

　　由于浙江省地域不同，中医传承脉络有异，从而形成了一批各具特色的医学流派，使中医学术呈现出百花齐放、百家争鸣的繁荣景象。其中丹溪学派、温补学派、钱塘医派、永嘉医派、绍派伤寒等最负盛名，影响遍及海内外。临床各科更是异彩纷呈，涌现出诸多颇具名望的专科流派，如宁波宋氏妇科和董氏儿科、湖州凌氏针灸、武康姚氏世医、桐乡陈木扇女科、萧山竹林寺女科、绍兴三六九伤科，等等，至今仍为当地百姓的健康保驾护航，厥功甚伟。

　　值得一提的是，古往今来，浙江省中医药界还出现了为数众多的知名品牌，如著名道地药材"浙八味"，名老药店"胡庆余堂"等，更是名驰遐迩，誉享全国。由是观之，这些宝贵的学术流派和中医药财富，很值得传承与弘扬。

　　有鉴于此，浙江省中医药学会为发扬光大浙江省中医药学术流派精华，凝练浙江中医药学术流派的区域特点和学术内涵，由对浙江中医药学术流派有深入研究的浙江中医药大学原校长范永升教授亲自领衔，凝心聚力，集思广益，最终打出了"浙派中医"这面能代表浙江省中医药特色、优势和成就的大旗。此举，得到了浙江省委省政府、浙江省卫生健康委员会和浙江省中医药管理局的热情鼓励和大力支持。

《中共浙江省委 浙江省人民政府 关于促进中医药传承创新发展的实施意见》提出要"打造'浙派中医'文化品牌，实施'浙派中医'传承创新工程，深入开展中医药文化推进行动计划。加强中医药传统文献研究，编撰'浙派中医'系列丛书"。浙江省中医药学会先后在省内各地多次举办有关"浙派中医"的巡讲和培训等学术活动，气氛热烈，形势喜人。

浙江省中医药研究院中医文献信息研究所为贯彻习近平总书记关于中医药工作的重要论述精神和《中共浙江省委 浙江省人民政府 关于促进中医药传承创新发展的实施意见》，结合该所的专业特长，组织省内有关单位和人员，主动申报并承担了浙江省中医药科技计划《浙派中医》系列研究丛书编撰工程"，省中医药管理局将其列入中医药现代化专项。在课题实施过程中，项目组人员不辞辛劳，在广搜文献、深入调研的基础上，按《浙派中医丛书》编写计划，分原著系列、专题系列、品牌系列三大板块，殚心竭力地进行编撰出版，我感到非常欣慰。

我生在浙江，长在浙江，在浙江从事中医药事业已经五十余年，虽然年近九秩，但是继承发扬中医药的初心不改。我十分感谢为编写《浙派中医丛书》付出辛勤劳作的同志们。专著的陆续出版，必将为我省医学史的研究增添浓重一笔，必将会对我省乃至全国中医药学术流派的传承和创新起到促进作用。我更期望我省中医人努力奋斗，砥砺前行，将"浙派中医"的整理研究工作做得更好，把这张"金名片"擦得更亮，为建设浙江中医药强省做出更大的贡献。

葛琳仪

写于辛丑年孟春

注：葛琳仪，国医大师、浙江中医学院原院长

前　言

"浙派中医"是浙江省中医学术流派的概称，是浙江省中医药学术的一张熠熠生辉的"金名片"。近年来，在上级主管部门的支持下，浙江省中医界正在开展规模宏大的浙派中医的传承和弘扬工作，根据浙江省卫生健康委员会、浙江省文化和旅游厅、浙江省中医药管理局印发的《浙江省中医药文化推进行动计划》（2019—2025 年）的通知精神，特别是主要任务中打造"浙派中医"文化品牌——编撰中医药文化丛书，梳理浙江中医药发展源流与脉络，整理医学文献古籍，出版浙江中医药文化、"浙派中医"历代文献精华、名医学术精华、流派世家研究精华、"浙产名药"博览等丛书，全面展现浙江中医药学术与文化成就。根据这一任务，2019 年浙江省中医药研究院中医文献信息研究所策划了《浙派中医丛书》（原著、专题、品牌系列）编撰工程，总体计划出书 60 种，得到浙江省中医药现代化专项的支持，立项（项目编号 2020ZX002）启动。

《浙派中医丛书》原著系列指对"浙派中医"历代文献精华，特别是重要的代表性古籍，按照中华中医药学会 2012 年版《中医古籍整理规范》进行整理研究，包括作者和成书考证、版本调研、原文标点、注释、校勘、学术思想研究等，形成传世、通行点校本，陆续出版，尤其是对从未整理过的善本、孤本进行影印出版，以期进一步整理研究；专题系列指对"浙派中医"的学派、医派、中医专科流派等进行系统介绍，深入挖掘其临床经验和学术思想，切实地做好文献为临床服务；品牌系列指将名医杨继洲、朱丹溪，名店胡庆余堂，名药"浙八味"等在浙江地域甚至国内外享有较高知名度的人、物进行整理研究编纂成书，突出文化内涵和打造文化品牌。

《浙派中医丛书》从 2020 年启动以来，得到了浙江省人民政府、浙江省卫生健康委员会、浙江省中医药管理局的大力支持，得到了浙江省内和国内对浙派中医有长期研究的文献整理研究人员的积极参与，涉及单位逾十家，作者上百位，大家有一个共同的心愿，就是要把"浙派中医"这张"金名片"擦得更亮，进一步提高浙江中医药大省在海内外的知名度和影响力。

2020 年至今，我们经历了新冠肺炎疫情，版本调研多次受阻，线下会议多次受影响，专家意见反复碰撞，尽管任务艰巨，但我们始终满怀信心，在反复沟通中摸索，在不断摸索中积累，继原著系列第一辑刊印出版后，原著系列第二辑、专题系列、品牌系列也陆续交稿，使《浙派中医丛书》三个系列均有代表著作问世。

还需要说明的是，本丛书专题系列由于各学术流派内容和特色有所不同，品牌系列亦存在类似情况，本着实事求是的原则，各书的体例不强求统一，酌情而定。

科学有险阻，苦战能过关。只要我们艰苦奋斗，协作攻关，《浙派中医丛书》的编撰工程，一定能胜利完成，殷切期望读者多提宝贵意见和建议，使我们将这项功在当代，利在千秋的大事做得更强更好。

《浙派中医丛书》编委会

2022 年 4 月

《曲溪湾潘氏中医外科》编委会

编写说明

　　曲溪湾潘氏中医外科已有两百余年历史，名医荟萃，代有传人，学术经验十分丰盈，形成了浙江省中医外科学中的"曲溪湾潘氏中医外科"流派，其门人学生遍及浙北杭嘉湖及周边省市，为江南著名中医外科大派之一，声誉卓著，影响深远。有鉴于此，在近年浙江省中医界正在开展规模宏大的浙派中医传承和弘扬和实施《浙派中医系列丛书》编撰工程之际，特组织编写了《曲溪湾潘氏中医外科》一书，兹将有关情况说明如下：

　　全书分概况、主要学术思想和观点、论著介绍及选释、医案选读、外用方药五章，对潘氏外科的学术渊源、学派传承脉络、主要医家的生平著作和学术经验，以及各家医案和验方等做了较详细的介绍和阐发，旨在传承精华，守正创新，体现出继承中有发扬，整理中见提高。需要说明的是，"医案选读"是本书的重点，因为潘氏外科的学术和诊治经验充分体现在医案方面，医案医论表述精彩，有的采用诗词歌赋形式，尤具特色。

　　潘氏外科积累的文献资料十分丰富，本着"少而精"的原则，我们从中选择精粹，突出重点地予以介绍和发挥。由于时代和医家生活地点不同，书中对同一药物称谓有所差异，为保存古书原貌，不用现代规范的药名律齐。对药物剂量，有用古法（如钱），有用今法（如克），缘因所引资料有古今之分，姑保持原状，方剂、医案格式亦保持原貌，不求统一。

书中所录潘氏外科的经验方，有的药物如犀角、象牙、朱砂等现已禁用或不用，读者可寻求代用品或灵活化裁。参加本书编写的主要人员大多是潘氏外科的传人和私淑者，理论知识较为扎实，临证经验亦较丰富，特别是对传承弘扬潘氏外科，更好地为人民保健事业服务，充满信心和决心。

总之，本书具有文献资料丰富，中医特色鲜明，学术介绍深刻，理论联系实际和内容切合实用等特点。

诚然，我们在编写中费了很多心血，但限于水平，书中错误和不当之处，尚祈同道和读者提出宝贵的意见和建议，以便进一步完善。

本书编委会
2023 年 3 月 18 日

目　录

第一章 概述

第一节 学派渊源

两百年来在湖州德清流传这样一句话："东舍墩上出相公，曲尺湾头出先生。"意思就是东舍墩倪氏世代耕读，出秀才相公；而曲尺湾的潘氏世代行医，多郎中先生。曲尺湾是源起天目山北向流入太湖的东苕溪的一支溪湾。东苕溪出德清城关向北流经曲溪村，形成了几个弯流，曲曲折折，溪水绕村，故而称为曲尺湾，又叫曲溪湾。名闻遐迩的潘氏中医外科（疡科）就起源于这里。

曲溪湾潘氏先祖原系湖南人氏，书香门第。明末清初，为避战乱而随族外迁，清康熙年间，迁至苏南浙北一带，其中有一支定居在湖州德清曲溪村。潘氏先祖曾求学于名医叶天士门下，深读叶氏名著《温热论》《临证指南医案》，以疡科为专攻，至五世潘鼎对治疗痈疽疮疡类疾病已积有丰富经验和心得。这和《中医人物词典》记载基本相符。曲溪湾潘氏中医外科的著作、医案、记载皆自潘鼎始存，后世尊潘鼎为曲溪湾中医外科鼻祖。

潘氏外科以疡科为主，兼及内科，内外兼治是潘氏外科显著特点。从现存潘氏家藏的明清医著看，知其外科宗吴谦《医宗金鉴》，内科宗吴又可《温疫论》、叶天士《温热论》和薛生白《湿热病篇》。从潘氏家藏大量医案集和内科处方看，多属温病方药，知其内科宗温病学派。潘氏历代医家还编写了不少医书，如《分经药性赋》《周身名位骨度》《疡科歌诀》《六淫问答七情论》《本堂医案》《揣摩集》等系列著作，详述了人体脏腑经络之生理、病理及中药药理、药性等，文字简洁通俗，读之切要而易记。这体现了潘氏外科重视中医理论，遵循中医传统，经络辨证，准确辨病，精确用药的特点。

潘氏中医外科以家学相传，传承至今已经两百余年，历十二代，传人众多，医著甚丰。其门人学生遍及浙北杭嘉湖以及周边省市，为江南著名中医外科大派之一。

第二节　主要传人简介

一、创始人：潘鼎、潘旭父子

潘鼎，具体生卒年不详，约生于清代嘉庆年初，德清钟管镇曲溪村人，继祖业悬壶行医，乃第五代，以中医外科闻名，尤以善治疡疮著称。

潘鼎有一子二女。子潘旭，字东阳（1821—1894），曲溪湾潘氏六世祖。科举秀才，后承祖业，渊通经论，学验俱丰，辨证精确。迁乌程（今浙江吴兴）以疡科闻名，药以薄贴和散剂见长，又钻研内科，内外兼治，因人、因地、因时制宜，尤擅长治疗热病。其门生散布于苏、浙、皖等地。潘旭辨疮疡每以经络分析病机。他认为发于唇者系脾经火毒上攻；发于颈项及上肢者，多由风火、风热、风痰所致；发于前阴、下肢者，多系湿热、湿火所致。夹痰者复证多端，有毒者病势聚猛，医者尤宜注意。其对本草、脉学亦有研究，对制作药物的选材、时间及制药火候等尤为精研。如石膏与广丹的研制次序不容混乱，升药不与腰黄同研等，此皆经验所得。他还从实践中创制了不少行之有效的方剂，如黑灵丹、二升丹、异功散、九一丹等，沿用至今。

潘鼎、潘旭父子著有《外科汤头》《疡科歌诀》《医学集成》《四言脉诀》等，均为课徒启蒙之书，以抄本流传。

潘旭有两子，长子吉甫，次子申甫，两人皆继承祖业事外科，又治内科病症，均名重当时，从学弟子众多。

二、主要传人：潘吉甫、潘申甫

潘吉甫（1840—1899），曲溪湾潘氏七世祖，潘旭长子，号"稻香书屋主人"，毕生以研究外科医学理论为主，尤重医学教育，有门生弟子一百多人。吉甫在家传医著的基础上结合自己的医疗实践，编撰了许多医学启蒙读物，如《七言脉诀》《经脉歌诀》《痈疽辨证歌诀》《察舌辨症歌诀》《外科汤头歌诀》《外科方药》《内证方药治歌诀》《温病歌诀》等，还撰有《潘吉甫医案》，合称为《稻香书屋授徒课本》。这些医著奠定了曲溪湾潘氏中医外科学术流派的理论基础。他的"治疮不可不辨经络""外科与内科同理"等医论，在曲溪湾学派中有深远影响。

潘申甫（1844—1925），字宗元，曲溪湾潘氏七世祖，潘旭次子。潘申甫初攻举业，中秀才，后承家学，精外科，与兄吉甫齐名。清光绪年间，同里学者俞樾患疮疡就诊于潘申甫，取效神速，后赠潘氏一匾，题曰"术精祝括"。民国时，潘申甫因治愈法国驻沪总领事的顽症，领事为致谢亲自为潘氏设计曲溪湾西洋门楼。其医名远及上海等地，从学弟子达一百余人。潘申甫能循内科之理以治疮疡，刀法娴熟，医案委曲详尽，医案经其子青时、其孙鉴清及曲溪国医研究会整理，编成《曲溪湾疡症心得集》十余册，集三百六十余则验案，按《医宗金鉴》外科内容顺序编排。潘申甫为授学课徒还编撰了《内证方药治歌诀》《温病歌诀》等。曾与族医及学生张彦英、王彤轩、吴谱农等成立"曲溪国医研究会"，每逢三、六、九聚会一堂，阐述病例，论证辨脉，总结经验，整集心得。该会除参与整理《潘氏医案》外，还撰有《详注周身名位骨度》《揣摩集》《六淫问答七情论》《察舌辨证》，编辑《运气要诀》《内经十二官》《时用妙方》《游丹十症》等，整理《潘申甫医案》等。以上著作及医案均保存至今，惜尚未刊行。潘申甫编撰的《分经药性赋》为潘氏启蒙课徒之书，至今仍为中医入门必读书。全书十四篇，分编十二经以及奇经八脉、解毒用药各赋一篇。选药两百余种，皆为平日必用药。

潘吉甫有两子，长子潘青泉，次子潘莲舫；潘申甫有一子潘青时。潘青泉有五子：潘荣波、潘春波、潘芹波、潘文波、潘惠波；潘莲舫有两子：潘澜江、潘春林。潘青时有一子：潘鉴清。后代有八人继承家业，悬壶行医，他们大多走出曲溪湾，散布在上海及杭嘉湖一带，各自发展，各具特点，各有所成。如潘鉴清擅内外兼治并善施外科刀法；潘芹波制异灵丹，疗效卓著；潘荣波编《疔疗一夕谭》；潘澜江则善治肠痈。

三、潘青泉一脉：潘荣波、潘芹波等

潘青泉（1870—1931），潘吉甫长子，承祖业，与弟潘莲舫齐名。青泉学验俱丰，擅长内科。1898 年，弟潘莲舫迁居湖州后，潘青泉仍留守曲溪祖业。有五子，其中潘荣波、潘芹波继承父业。

潘荣波（1892—1963），字宝仁，青泉长子，承祖业，著有《疔疗一夕谭》，此书为潘氏家传医著，收于《近代中医珍本集》。全书共一十六章，其中言疔的病因治法，条分缕析。病家得之，可不见欺于庸医；医家得之，亦可增加其知识。潘荣波长子松年、次子柏年皆承父业，柏年 1994 年从德清人民医院退休。

潘芹波（1894—1971），青泉之子，荣波弟。1930 年迁居杭县瓶窑镇行医，对疔疮、臁疮的治疗独具匠心，自制外用粉霜"异灵丹"，疗效显著。其为人清高，曾自命所居的地为"曲水生春堂"，著有《舌诊歌诀》《医案稿》《医学简明》《药性赋歌谣》《人体全身脉管浅处示意图解》等。收徒费壮廉，壮廉之子费访年，则师事潘鉴清。

四、潘莲舫一脉：潘澜江、潘春林等

潘莲舫（1874—1926），潘吉甫次子。幼修经业，曾中举，后弃文从医，继承祖业，随父应诊。1898 年，潘莲舫携妻儿迁居湖州，挂牌曲溪外科行医，求医者日多。长子潘澜江、次子潘春林都随父习医，承祖业。

潘澜江（1896—1963），潘莲舫长子。善治吊脚肠痈，其认为治痈应以清热、祛瘀、攻下为通用方剂，证候初起，以行瘀消结佐以舒筋，后期津亏气损，则宜补益。常对人说："治肠痈可采用消、托、补三法，而以内消为贵。攻则宜早，早则气血未亏，辅以膏药，可图消散，如欲化脓，应移深居浅，不可硬施攻消，以伤病家气血。如邪实正虚者，攻

下须防虚脱。如势在必行，则应攻补兼施。"从医五十余年，弟子百余人，遍及浙、皖等省。其对外用药颇有研究，积累了丰富的经验，部分治疗经验曾整理发表于《浙江中医杂志》。澜江之子潘斌璋继承祖业，另有弟子孙福葆，为湖州市中医院外科名医。

潘春林（1900—1968），潘莲舫次子。设"稻香书屋"，藏授徒课本及医籍百余部。从医五十余年，弟子学生二百余人，遍及江、浙、皖等省。潘春林擅治疔疮，及头疽、流注、肠痈、无头疽等，疗效卓绝，治愈疑难重症患者不知其数。善于应用病因学说，结合"四诊"，对外科疾病进行精细辨证治疗，积累了丰富的临床经验，在中医外科方面有独特的见解。其学术观点宗《医宗金鉴》，兼取温病学说，使外病内治的理论更为完善。曾审定炒、煅、煨、制、提等外用药品的28种炮制方法。著有《潘春林医案》一卷、《老中医经验汇编》第一集、《湖州潘氏外科临证经验》。潘春林将潘氏根据痈疽所发部位、辨证、用药需要灵活组方的观点进行了较系统的总结。如疮疡发于颈项部以上，多因风热、风火、风痰所致，常用疏风散热、化痰解毒消肿；发于躯干则需进一步细分：胸部痈疽多由肝脾郁结、气滞血壅或肝胆火毒郁怒而成，内治在清热解毒、活血化瘀的基础上加行气药；腹部之痈是因为腑气失调，故佐香附、木香等；腰部之痈由肝肾两亏湿邪阻滞，治拟调补肝肾，清热渗湿，活血化瘀。下肢痈疽大部分因湿热、湿火所致，以萆薢渗湿汤加减以渗湿解毒。潘春林有二子，兆康、嘉矿均承祖业；门人有顾瑞麟、李慕如、潘兆康、李慕期、潘振祥、徐丽瑛、李明、朱加容、蒋明权、史壬林等。

潘斌璋（1929—2015），湖州市名老中医。自幼从父潘澜江学医，擅长外科、皮肤科，1958年进入湖州市中医院，历任浙江省卫生厅新药审评委员，浙江中医外科学会理事，省中医外科进修班一、二期班主任，受国家中医药管理局委托担当二省一市《中医病证诊断疗效标准》起草牵头人，编写《浙江省临床经验选辑·外科专辑》，撰有《中医外科进退疗法》《医学经纬》等。

潘嘉矿（1937— ），潘春林次子。1954年进入湖州市中医院，随父习医，整理出版《潘春林医案》和整编、点校《近代中医珍本集·外科分册》部分内容；主持整理总结湖州市中医院名老中医学术经验等书籍9部；发表学术文章《潘春林外科学术经验选介》《给邪以出路是中医外科诊治疾病的一项基本原则》《辛木十香膏外贴治疗良性肿块》等28篇。他将祖传的辛木布膏与十香散有机结合外贴治疗乳癖、乳房发育异常症、肉瘤、瘰疬、流痰等。

五、潘青时一脉：潘鉴清、张士觐等

潘青时（1879—1930），字明陞，潘申甫之子。精内外科，医术名扬江浙。与道友金子久、凌晓五之子、莫尚古往来密切，从学弟子五十余人，其中有余杭镇方济洲、三墩费元春等。潘青时经常来往于余杭、三墩、瓶窑、塘栖一带，坐堂诊治疑难病症，其中，鸭来村、三家村一带出诊尤多。其除精于医术外，博学多才，善于学术总结，整理著作颇丰，著有《龙木论》《药性脉诀》《外台择要》《应验方歌》《眼科药性》《妇科指南》《应验良方》等，论文《疡症大意》等，整理有《青囊秘授》《合药书》《本堂医案》等。

潘鉴清（1905—1977），字宝忠。幼时求读于私塾，12岁随祖父潘申甫、潘父青时在曲溪湾习医，继承祖业。19岁时，祖父逝，由父续教，并随父坐堂。26岁时，父亡，鉴清独立行医，门诊之暇，博览医籍，医术愈臻精湛。32岁时，因曲溪湾屡遭抢劫，乃举家避难塘栖。潘鉴清虽事外科，但更注重内外并治，严守理法方药，以八纲辨证入手。其曾说："疡疾虽形于外，其源不外乎脏腑经络气血，探其根源，助以辨证，则用药如兵，攻守不殆。""事外科者，必通晓内科，切莫操数方以治疾。"潘鉴清作为潘氏外科继承者之一，宗《医宗金鉴》，以温病学说为指导，得力于叶天士《临证指南医案》，然不循文献旧例，善采前人临床经验，取其精华，在实践中不断探求，形成了他自己的内外并治疡疾的特色，作《效方歌诀》，编著有《曲溪湾疡症医案心得集》十四册，《疡症医案》上下册，并重订《合药书》。1945年冬开始收徒，先后四十余人，弟子出师自业，必谆谆告诫："症变万端，病有百出，识有穷，诊有疑，则须退而攻之于前，切不可潦草从事。"携妻於氏于1956年参与组建塘栖联合医院（现临平区中医院），为主要创始人之一。

岳文清（1901—1943），原籍桐乡，后居海宁。为曲溪湾潘氏受业者之一，师从潘青时。擅外科，内外兼治，颇多治验，宗师而有创新。

张士觐（1927—2011），乡间皆呼其幼名张阿祥，系浙北地区著名老中医，从医67年。生于德清县戈亭丁家潭，师承潘鉴清。新中国成立后，在德清半潭漾与人开联合诊所，后作为创始人在德清城关（乾元）成立保康联合诊所，此即德清中医院前身。此后，他先后在戈亭、城关、湖州行医。他继承了曲溪湾潘氏中医的精髓，并在长期的临床实践中加以创新，擅长外科手术，刀法娴熟，晚年又对癌症有所研究和探索。在《湖北中医杂志》《天津中医》《上海中医药杂志》等发表文章。其子张新华、张文华，婿李笔怡续其业。

潘再初（1944—   ），1961年随父潘鉴清学医，1962年遵父嘱托去德清县戈亭卫生院师兄张士觐处，助师兄门诊。1963年返回塘栖，在父亲身边继续钻研潘氏临床特色，曾随父多次拜见史沛棠、张硕甫等名医，并受到悉心指导。潘再初继承了潘氏中医的宝贵文化遗产，积累了近六十年丰富的诊疗技艺，包括中药炮制技术等，发扬和创新了潘氏中医"内外兼治疮疡"的特色技艺。在医疗分科的大趋势下，仍然保持着"整体内外兼治"，发挥潘氏外科流派优势。并将潘氏数代收集的医案保存并研究，将其父从医五十余年留下的数百册临证医案整理归册，且不遗余力带教弟子。

六、潘月亭、费元春、余步卿等

潘申甫一脉，除潘青时留曲溪湾外，又授徒潘月亭、魏伯琴、章辅仁、潘韵泉、方济洲、费元春、吴子庭、吴衡山、丁馥泉等人。

潘月亭（1880—1952），石门乡河吴塔村（潘家里）人，秀才。授业于潘申甫，精外科，于石门镇行医五十余年，经验丰富，手术娴熟，深得病家信仰。乐善好施，凡穷苦人请他治病连药费都奉送。医道医德，人所共仰。其子菊生、儒生继其业。门生有海宁人虞廷栋等。

魏伯琴（1884—1956），字伯清，原籍桐乡，后居嘉兴。早年从曲溪湾潘申甫习业，内外兼擅，悬壶嘉兴"久康成"药店，专研疡科。制药精细，选药道地，辨证精确，手术灵活，名噪一时。内服相兼，能拯阴证于垂危之际。门人弟子甚多，实为德清潘氏之支派也。

章辅仁（生卒年不详），曾习业于曲溪湾潘申甫，以外科为业，其子章文连续其业。章文连（1894—1968），原籍桐乡，后徙海宁。承父传，好学深思，手不释卷。强调外科发于肌表，实与脏腑、气血相关，故内外并治相重，如治无头疽以自制厚型九香膏外治，内服调气血、通经络、散寒化瘀之剂。

潘韵泉（1898—1966），字珊官，嘉兴王店人，嘉兴名中医，曾任嘉兴县人大代表。早年师从湖州曲溪湾名医潘申甫，习内、外科，满师前得以抄录《潘氏疡科配方集》。期满，悬壶于老家王店，以疡科闻名于市，后感内科根基不深，再师从晚清至民国初期著名中医杭州的莫尚古，深得真传。1959年筹办嘉兴联合中医院，出任副院长。弟子余叔卿、陆文彬，再传弟子张星星，皆为嘉兴名医。

方济洲（1900—1986），余杭仓前方家兜人，亦师从潘申甫，业成后归故里，先后在仓前、闲林、余杭、留下、杭州设医室。1959年受聘于余杭县人民医院（今余杭二院）。方济洲精研古典医著，注重中医"四诊""八纲"，于观察触诊，选方遣药，丝丝入扣。对有脓无脓判断果断利索，抓住时机及时切排。在临床中，疔疮疖毒、发背流注、外吹乳痈主张以"阳和通腠，温补气血"的原则治疗阳证，力主"以消为贵，以托为畏""治外必本诸内"，反对滥用刀针，特别注重外科三大法则，即消、补、托。对早期外科病，采用消法，成脓期采用补托及透托，后期毒尽采用补法，恢复正气。为减轻病人手术痛苦，以丹取效，自制八宝丹、月精散、迎春散、桃花散等二十余种药，屡屡奏效。

费元春（1902—1965），余杭区双桥横港头人。潘氏医录记载由潘青时教导，但深得老师申甫喜爱，随其听诊，得潘氏真传。其心仁慈，诊室中悬有"谨慎"二字以自律。费元春于50年代参加三墩联合医院

（后为余杭区第四人民医院）。他认为"学外科者务熟内科""治外必求治于内"，认为痈者壅也，邪热壅聚，气血不宣为阳，六腑所属。根据理论和实践，费元春认为：疡科之辨证论治，作为外科医者应以此为总则。在外科内治过程中他认为疮疡的发生可分为三个阶段，即初发、成脓、溃后，在治疗上也可分为消、托、补三种方法。肿疡未成脓者，以内消为先，前人记载"以消为贵"。但内消应有正确的诊断，掌握疾病的变化，进行治疗，使疾病化险为夷，化大为小，直至完全消散，免受开刀之苦，养痈成患之虑，即使不能内消也可以移深居浅，转重为轻，缩短病程，减少痛苦。"用药如用兵"，内消是外科治疗中的首要法则；重视痈疽消散和溃后外治法，并认为外用药是外治的主要手段。临床上对一些轻微浅表之症，单用外治药能奏效，若是危重大疡，应内外并治，但外治仍处于重要地位，可以直接在病灶处起到治疗作用，改善局部症状，内消于无形。晚年自编《通俗疡证歌诀》手稿，后不知所踪。费元春先后授徒 25 人，浙江省名老中医余步卿就是其中之一。子费刘嵩，1930 年出生，1944 年从父学医，22 岁开始独立行医，曾担任杭州市西湖区中医院院长。蒋子岐，1932 年出生，1945 年拜费元春为师，1949 年冬出师并悬壶行医，曾任余杭区第四人民医院院长。费刘嵩、蒋子岐均为杭州市名老中医。

余步卿（1913—1976），又名宝庆，杭州人，早年曾师从费元春。注重整体观念和辨证论治在中医外科治疗中的应用，采用消、托、补三大治疗外疡的法则，对疔疮、脑疽、乳痈、流疰等有独到的治疗技术。学术上推崇《医宗金鉴·外科心法要诀》，兼取温病学说，治疗注重调治脾胃，反对过用寒凉克伐。出师后在杭州从医五十余年。其得意弟子有国家级名医鲁贤昌，杭州名医余步廉乃其胞弟。

曲溪湾潘氏中医外科传人谱系

据《中医人物词典》撰述，潘旭（1821-1894），字东阳，祖籍浙江德清，清外科专家，先世以疡科闻名。另据《德清县志》记载，潘旭上代，至道光年间有潘鼎（即五代）。前四世因缺少史料暂无从考证其名号。

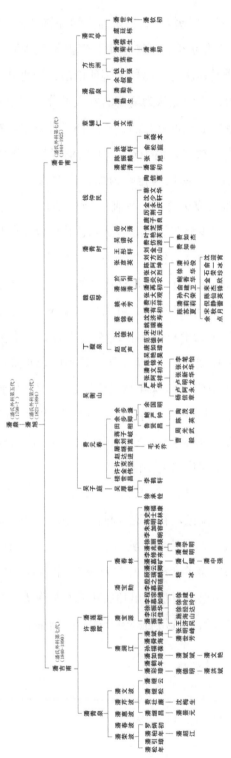

第二章　主要学术思想和观点

第一节　整体观念，内外推求辨运气

潘氏中医外科秉承中医思想特色，以整体观念为指导，主要体现在重视内外科结合和"五运六气"上。"五运六气"是体现中医天人合一思想至关重要的一环，而内外科结合又是中医人体为一个整体的思想体现。

潘氏中医外科认为，凡为外科医家，应该精研中医基础知识，而且必须深究内科理论，使内科知识与外科手段紧密结合，对病证追根溯源，治病必求其本，杜绝只视局部而舍本求末的学识医风。潘氏中医外科谨遵先贤"外科必本诸内，知乎内以求乎外，其如视掌乎，治外遗留内，所谓不揣其本，而齐其末""医之别内外也，治外较难于治内何者，内之症或不及其外，外之症则必根于其内也。此而不得其方，肤俞之疾亦膏肓之莫救矣"的教诲。早在《内经》即提出"诸痛疮疡，皆属于心""营气不从，逆于肉里，乃生痈肿"，应运用"四诊""八纲"观察、判断，全身症状与局部症状结合观察，方可得出正确的诊断和治疗。如《疡科心得集》所言："夫外疡之发也，不外乎阴阳、寒热、表里、虚实、气血、标本，与内证异流而同源者也。"认为痛者壅也，邪热壅聚，气血不宜为阳，六腑所属，《灵枢·脉度》云："六腑不和则为痈。"疽者阻也，气虚寒、阴邪阻逆为疽，五脏所属。潘氏中医外科秉承着"学外科者务熟内科""治外必求治于内"的宗旨，不仅用内科理论解释病机、治疗疾病，还同时诊治内科病证，与当时内科名医保持交流，如潘申甫能循内科之理以治疮疡，曾集同人金子久、莫尚古、凌晓五以及学生张彦英、王彤轩等，成立曲溪国医研究会，每逢三、六、九，聚会一堂，论证辨脉，总结经验。潘氏中医外科在内外科结合的思想下，以内科方药治外科疾病，加上用外治法治疗病灶，又形成了内治外治结合的治疗方式。在内服汤药中，由内科辨证论治精当用药，同时抓住外科病种的"毒""瘀"和病位的特点，加入外科特色的解毒药、引经药、行气化瘀药等。从源流而考，潘氏中医外科世代相传，宗《医宗金鉴》，祖上又有求学于叶天士的经历，故内科又宗温病。历来也治疗内科疾病，在潘氏《应验良方》中就载有内症方歌，其中温病用方所占甚多，全书以治法为分类方法，方歌先述病机，再述病形，后列出诸药，有的又注具体的特殊症状，章程分明。潘氏中医外科所集《名家医案》也有内科部分，可见潘氏中医外科家学渊源，对于内科基础要求甚为全面。故潘氏内外科结合有着源流基础和丰富的知识储备。

同时，潘氏中医外科重视五运六气在人体起病和治疗中的作用，故精研运气学说。潘氏家传抄本《运气要诀》将《内经》中对五运六气的论述都编为歌诀，并在各个运气致病的特点中，添加了一些他们自己的经验和理解，指出"五运六气之为病，名异情同气质分，今将二病归为一，免使医工枉费心"。临证中，潘氏运用"五运六气"帮助判断病因病机、病情变化，给出调养的医嘱，还总结出了每种疾病好发的时间，如"疗之发生时期于春冬为多数，而夏秋次之"。

第二节　重视病因，六淫七情索病源

潘氏中医外科非常注重辨病、辨证的审证求因。除了考虑体质、环境、时节等因素来帮助确认病因，同时重视在病史中寻找病因，所总结的病因以六淫、七情、饮食为主，还有疫毒、跌仆损伤等，将病因作为辨病和辨证的依据，并以其所受情志、六淫、饮食的病因给出调养的医嘱。

潘氏关于病因的著作有《六淫问答七情论》等。潘氏认为六淫、七情致内外科疾病一也，只是外科疾病多有结聚、显现的特点。六淫乃是人体与天地之整体观，七情则为身心、人与社会之整体观，如潘青时就强调："人身如一个小天地。五脏六腑，十二经络，奇经八脉，气血三焦，皮肤肌肉，骨骼毛发，眼耳鼻舌身，乃至神经脑髓，意识思维，无不与大自然天地相应。天有日月星辰，地有山川草木，天地间气候变化不测，而万物代谢无休。所以天有风云突变，地有旱涝而荒芜，人亦难免老病死，而人得病的原因不一，病之变化亦无穷。人所以生病，不外乎内证和外证，此二者病因，也不外乎内因与外因、再有不内外因者。"

潘氏中医外科的整体观念的思想。《六淫问答》以问答形式叙述了六淫侵害人体所及病位、传变，和各个阶段的论治。《七情论》描述了喜、怒、忧、思、悲、恐、惊七情产生的生理，再论述致病原因，如喜发自于心肺，气达于外为喜，喜而情荡不收则为病。足可见潘氏中医外科要求对于病因的深刻认识，同时脉象的辨证中甚至也强调"浮沉迟数，辨内外因，外因于天，内因于人"。《疗疗一夕谭》载明各个大类病种的病因，如疗"火毒或由食物中毒，或由空气中毒，蕴结脏腑，再发于外"。潘鉴清、潘青时等认为，辨病因和辨证的关系十分紧密，辨病因的核心就是详细辨证，详细辨证的过程必须要辨病因，故对于施治至关重要。

更重要的是，重视病因在潘氏医案中亦体现颇丰，可见其在潘氏传人临证时的地位。病案中载饮食致病、忌口防止食复等，如"先天阳气在肾，后天阳气在脾，孩提噬乳未足，脾阳未始非虚"。而说明情志与六淫为病因的医案犹多，往往定病名前后说明所受之邪或情志异常，如"暑为熏蒸之气，旺于春夏之时，湿乃黏腻之邪，盛于四季之末，暑得湿而愈氤氲，湿得暑而更胶固。适值三气将候终之候，正是两邪用事之秋，实充实乎天地之间。有犯乎人身之证，腠理一有不固，邪即乘隙而袭……营卫不流行，注乃发"而为流注。病因或在病史中便有明确"五日前剖剥死羊，又食其肉，致右手食指节起发红块……此感染死羊疫毒蕴结成疗，毒火横逆，症情严重，恐有莫测之变"。另一方面，每种病可由哪些病因引起，潘氏也述之甚详，如"流注之患发天时，风雨晦明之下，再有风寒之气以相乘，至期颐之期气就衰""流注之生，由六气高卑燥湿之间，息息有暑湿之邪相袭，至耄耋元气告急，而疮毒偶生已危矣，覆则何当也"，病由七情者，如"人之两肋，乃肝胆游行之道路，夫肝主谋虑，胆主决断，谋欲不遂，则肝胆汁其郁而不伸，是以经为之阻，络为之壅，经阻则气不升，络壅则血不行，不升则肋疽之所由成也"，往往令其调养注意情志，如"以脉参症，图治殊难，必须外不劳形于事，内不攘攘于心，加以药饵相助，庶可带病延年"。另外，潘氏强调跌仆损伤的外科病史也不可忽视，即使如肠痈，也可由于"暴急奔走，震动肠胃膜络，致肠胃传送失司，腑气不调，气血阻于下焦，壅遏肠中而成；担负重物，迸伤肠胃和筋脉，跌仆瘀停肠中，败瘀蓄积，致使气血乖违，血滞瘀凝"而成。

第三节　定病分类，起变证治案俱全

注重辨病是中医外科的特色，曲溪湾潘氏中医外科更是要求临证先定病名，其对于病名的古今变迁了如指掌，掌握各个疾病可能的病因病机、对应的阶段，更为可贵的是，潘氏中医外科对于外科疾病还做了系统的从大类到小类的分类。而外科病名和病中阶段的确定，尤其需要对于局部、全身病状、病史等相结合，潘氏医案中所有都载明了局部症状的外观、触感、自觉感受和全身症状、体征，可谓面面俱到，同时对局部症状和体征和对应的病机有着细致入微的研究，对不同疾病不同阶段的局部症状的变化也论述甚详。

潘氏中医外科著作中，无处不透露着其对外科病种清晰的认识。如《察舌辨症》中对病名的源流变迁的认识："舌绛而有细碎，黄白腐点者，此湿邪热毒，蕴久不宣，蒸腐气血，化为瘀浊，得风木之气，化而成虫也。狐惑者即牙疳、下疳之古名也，近时惟以疳名之。牙疳即惑也，蚀咽、腐龈、脱牙、穿腮、破唇；下疳即狐也，蚀烂肛阴。由伤寒余毒与湿䘌为害，若胃强能食，能任苦寒重药者可治。按狐惑虫症，上唇有疮，虫蚀其脏，兼咽烂名惑；下唇有疮，虫蚀其肛，兼声哑名狐。……《金鉴》以牙疳、下疳分狐惑，与《金匮》所言异，《准绳》与《金匮》言同。"在鉴别诊断中，《疔疮一夕谭》谓："且古人以疗疽同名而共治者。《刺疗捷法》载偏正对口、手背等疽，亦皆为疗，《东医宝鉴》载有疗疽之条，如上所述疽毒，似亦当研究范围内，按此说虽亦据有理由，而实际上则未尽能合。盖疽毒与疗二者，虽混淆，而实非绝对无区别者。"在疾病发展不同阶段的鉴别上，如潘氏《痈疽辨证》开篇就做出概述："阳证初起赤焮痛，根束盘清肿若弓，七日或疼或时止，旬余疮内渐生脓。痛随脓减精神爽，腐脱新生气血充，嫩肉如珠形色美，更兼鲜润若榴红。自然七恶全无犯，五善应当俱喜逢，此属纯阳为易治，调和药饵有奇功。"在判断疮疡的吉凶上，潘鉴清以整体与局部互参的思想总结道："疮疡之象，一般在未溃之前，脉象按之有余，已溃脓得外泄后，脉象应宜不足。脉象有余者，内毒正处炽盛之际；脉象不足者，因邪退正虚，元气亏损。反之，未溃脉不足，火毒内陷，致元气虚损；已溃脉反有余，火毒盛而元气滞阻。因此，医者必须按六部之脉象，细察虚实，然后决主施治方法。"

潘氏中医外科医案往往所述甚详，病史清晰，望闻问切俱全，局部描述清晰，必定病名为先，再述治法，体现了潘氏中医外科临证的关注要点，以及辨病和辨证结合的思维方式。如"心经疫毒，夹脾胃积热上攻，遂致唇里肿硬，麻木痒疼，此反唇疗之重候也。盖麻且木，正气不行，痒而兼疼，毒邪走离，身倏寒倏热，邪有鸱张之势，唇愈肿而愈硬，毒有蜂起之形，诊脉数而且弦，火热炎炎上炽，验舌黄而中燥，真元渐渐内伤，饮食难进，热阻胃关，神识不清，邪蒙心主，论症已经危笃，拟治切莫因循，急投透毒护心，以冀毒邪外托，传以养阴泄热，庶望阴液内生，果有转危之机，即是就安之兆"。

第四节　内外并治，针刀药物常并施

潘氏在辨证论治与辨病论治相结合、整体观念的指导下，认为"疡疾虽形于外，其根源不外乎脏腑经络气血"，注重内外合治，不仅凭外用膏丹与外科手术，常针刀与药物并施，经过历代经验积累，自成一家，在中医外科方面有独特的见解和治疗法则。

潘氏强调"疡疾虽形于外，其根源不外乎脏腑经络气血"，盖因脏腑经络气血可内服药而平调，经络肌肤皮毛又以外治为速效。故潘氏以"清代《医宗金鉴》等书及各温病学家对于外科强调内外结合治疗，并获起效"告诫门人弟子。由于潘氏行医在江浙一带，湿火之邪尤多，故用温病之方药尤多，如遇火毒攻于心主之时，此时自然要内服清心救营解毒之品，在内科温病常用犀角地黄汤的基础上加入人中白、梅花点舌丹等外科常用解毒药，既体现了内科辨证用药的精当，也注重了外科疗"毒"的特点，增加了解毒之品。潘氏尤其强调正虚邪炽时内治的重要性，尝谓："邪气日益扰攘，正气日益消磨。正所谓邪气胜者精气衰也……譬如君子盈庭则小人退而无位矣。慎勿专图外治而冀速效，窃恐剑关苦拒，而阴平非复汉有也。拙拟候清眼裁正为是。"

在内科用药上，潘氏中医外科还特别强调内治不可过用寒凉，消、托、透、补诸法之中，阳气有重要作用，外科治疗过用寒凉不可取。阳气为身体正气的重要组成部分，对于外证而言，疮疡初期阳气能抵御病邪，驱散外邪，或蒸化酿脓，托毒外出，溃后则靠阳气输布，使之和养气血，生肌敛疮，故不可随意克伐损耗。外疡初期治疗，除热毒过重者外，寒凉之品，不能过早或过量使用，而是应在清热解毒之中，适当配合攻坚、疏滞、破结、散瘀、活血等品，否则闭门留寇，后患无穷。疮疡中期也不能纯用寒凉之剂，体弱年老者尤应注意。在使用清解剂的同时，佐入透托之品，如属阴证，更不能叠用清凉，应该用温补托毒，方不致误。疮疡后期更要忌用寒凉克伐法，当补养气血，恢复正气，助长新肌，促进疮口早日愈合。但是炉烟始熄，余气未净，气有余便是火，因而当以清补，不能大补，免得余毒重炽，死灰复燃。

外科手段之中，潘氏中医外科擅用针刀，不仅对于各种针刀用具的功能主治、使用方法、形状特点均有详细描述，且原工具在曲溪湾潘氏博物馆都保存完好。潘氏中医外科认为针刀使用也需辨病、辨证，尤其要辨脓，如《痈疽辨证》中"取脓除瘰用铍针，轻重数迟在一心。皮薄

曲溪湾潘氏中医外科

针深伤好肉，肉深针浅毒犹存。肿高且软针四五，坚肿宜针六七分。色白疮头无肿痛，须知针用寸余深。口开欲大针斜出，欲小宜乎直出针。背腹肋腰生毒患，扁针斜入始全身。气虚先补针宜后，脓出肿消效若神。半月尚坚宜刺破，使邪外达不伤人。又生不可行针刺，冬月瘿瘤与骨筋"。

第五节　善用膏丹，用药炮制精讲求

潘氏中医外科用药较为考究，所用药材往往别处难以购得，故潘氏多自行炮制所需药物，因而潘氏在药物炮制方面有一套完整的制药技艺，并且潘氏善用善制丹药膏药，外用药制法传承完善，如所传《青囊秘授》《合药书》等外用药书及代代相传的制丹方法，传承可谓保全良好。

潘氏中医外科内服用药，也有严谨的制法，有炒、炙、煅、焙、制、煨、飞、烂、霜等一套技艺，除外科的特色内服丹药，如梅花点舌丹、大小活络丹外，也善于灵活使用内科的中成药，如牛黄丸、夜光丸、人参再造丸等。潘氏还有一些要求特殊的炮制药物，如鸡血藤胶、纯钩（仅用钩藤之钩）等。潘氏善于运用多种外用药的剂型，有散、油膏、丹、滴剂等，尤善于制丹用膏，丹药装入小瓶易于保存与使用。依使用方法分类又主要分为膏药类、油膏类、掺布类、线吊类、吹药类等。另有丹药的炮制方法。值得注意的是，其中有一些名贵、有毒药材现在难以得到，如藤黄、蟾酥、白胶香等，还有的出于对动物的保护原则，如象皮等尽量不使用。至于水银、轻粉等药材，制药和使用成药时都需要谨慎。

第六节　病位辨证，论治用药俱相关

潘氏中医外科还注重病位以辨证，进而论治、用药。潘氏流传的著作《详注周身名位骨度》明其病位，《分经药性赋》则为指导不同经络的用药而设。潘氏要求门人熟练掌握人体部位、经络、穴位，以便于判断痈疡、积聚等所在位置，以定病名，以明反映的是何脏腑经络之变化。如潘氏《详注周身名位骨度》主要注明了从头到足可以摸到、看到的结构，尤其是骨结构，《经脉歌诀》则写明了十二经脉的循行。在病名中也常常涉及穴位，如环跳疽、印堂疔等。潘氏主要运用经络辨证、三焦辨证这两种辨证方法，还强调官窍、关节与脏腑的联系。下面分述潘氏中医外科根据病位，运用不同辨证体系进行临床诊治的特点。

经络辨证，运用极为广泛，先明病位，再明所经过的经络所属的脏腑。一者根据脏腑之喜恶结合病史、症状来明确病因病机，如"小腿内侧，系太阴厥阴之所游行也。夫厥阴肝也，属乙木之脏，禀刚强之性，筋所主也。肝体向亏，而又勤劳不辍，则体中之营血不能灌溉百脉，而筋失营矣。筋脉既伤，则必血聚而成瘀，经隧被阻，是以筋似矢抽，艰以步武。经云：屈而不伸，其病在筋，诚哉是言也"。二者运用经络的气血阴阳多少来判断气血阴阳的状况，如"百会者，位居颠顶，百脉聚会，精血藏焉，督脉者，循行中道，督领诸阳，气道行焉，假令一身之气血，周流不息，肿痛何有？痈疽何起乎？平素好嗜高粱，且以火焙火熏为美，厚味留于胃底，蒸淫化毒，上攻督脉，致使气不升，血不行，经隧欠畅，络道失宣，此百会疽之所自成也""人身之经脉无伤，痛由何起？气血之流行自适，肿从何来？平素高粱过度，胃火勃动于中，逆于任脉部分，致使筋脉少灌溉之由，经髓失濡汲濡之用，由是气不得升，血不得行，气血不和，肿痛作矣。定其病，乃中脘疽也"。用药详见"论著选释"中的《分经药性赋》有所载述，《药性脉法》更有分经、上下、寒热的药性分析，如《手足三阳三阴表里引经主治例》。

对于三焦辨证，潘旭提出："唇疔系脾经火毒上攻，颈项及上肢者，多由风火、风热、风痰所致；发于前阴、下肢者，多系湿热、湿火所致；夹痰者复证多端，有毒者病势聚猛，医者尤宜注意。"后世传人更概括为，上焦风火多相乘，中焦气机升降路，情志饮食多相关，下焦地气潮湿因，或于寒结或湿火。值得一提的是《分经药性赋》中三焦经之用药，是分上、中、下三焦的，"三焦分乎上中下，出水道而决渎有司，治病该乎头腹足，统脏腑而经络分支。秦艽燥苦而辛，统治湿胜风淫，却又荣筋活血，二便滑利者休，下部虚寒者忌，而兼之身挛当服"，如"木香辛苦而温，主三焦气分，治九种心疼，利气宽中不可缺，消食开郁不可无，而并为后重宜增。佛手柑辛苦酸温，理上焦之气而止呕，健脾土之虚而益胃"。

第三章　论著介绍及选释

第一节　论著介绍

潘氏外科著作颇丰，影响深远，兹简介如下。

《疡科歌诀》

潘旭撰，成书于道光年间，坊间有抄本流传。本书以歌赋形式辨析疡症，以经络脏腑气血为总纲加以简明论述，浅显易懂，为潘氏授学课徒之作。

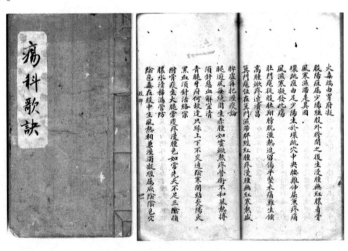

《疡科歌诀》书影

《分经药性赋》

潘申甫编著。全书十四篇，分编十二经，另加奇经八脉、解毒用药各一篇，选药两百余种，皆为医生平日必用之要药。赋词简要，切实易诵。唯《分经药性赋》除有家藏抄本外还有刊本行世，初版付梓是民国二十三年（1934）。

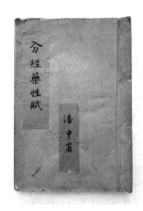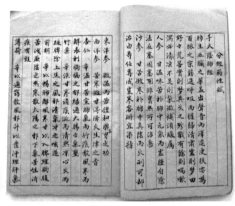

《分经药性赋》抄本书影

《详注周身名位骨度》

潘申甫编著，现藏曲溪国医研究所。本书详尽注释了人体全身一百一十余处名位骨度，一改屡误别称，以规范医者审治定名。如"腘者，膝后屈处，俗名腿凹也""䏚者腰下两旁髁骨之上肉也"等，为名位骨度之正名建度，更便知脏腑经络及六位之归属，以助辨证之参考。

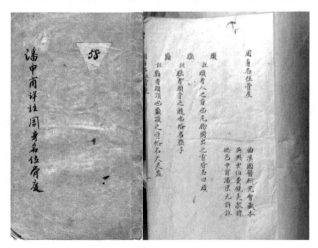

《详注周身名位骨度》书影

《六淫问答七情论》

潘申甫编著。本书针对六淫和七情提出何谓外、内因致病因素，并针对二者的病因病机，做了详细阐明。对六淫致病以问答形式、七情致病以论文形式，引举先贤经典，逐一解答表述。

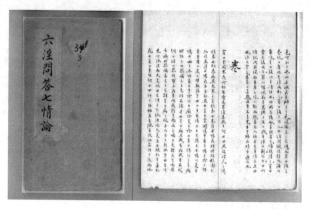

《六淫问答七情论》书影

《曲溪湾疡证心得集》

潘申甫遗著，经其孙潘鉴清于 1939 年按家传《疡科歌诀》病名顺序编辑而成，类选潘申甫外科临诊医案，每症一案，凡三百六十余例。选证确切，案语理明意深，洵属学习、研究中医外科之良好参考书。为便于诵读易记，编者还参入《疡症歌诀》，按歌诀顺序，即成一歌诀一病案。

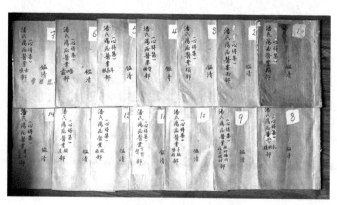

《曲溪湾疡证心得集》书影

《逐年六气总论》

潘申甫编著。潘申甫曾在曲溪湾国医研究会以授教方式阐述此论，提出天有四时，岁有六气，即人身得病之外因也。而六气者即风寒暑湿燥火，逐年转入不同气节，人受之于其气，有太过不及者，需调病安生，不致变化而病。本书注重以六淫为总论，分别以风寒暑湿燥火之邪，各立其论。如"夫风必分内外而治之也，其或在表者散之汗之，夹热凉散之，夹寒温散之，湿则利之，燥则润之，但宜兼用和血之品，所谓治风先治血，血行风自灭也"。

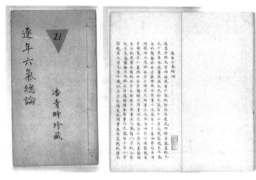

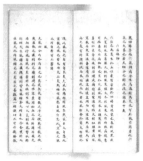

《逐年六气总论》书影

《潘氏医案》

本书为潘氏世传精选医案，共4册，系潘鉴清于1948年根据潘氏清代医案摘编而成。本书载录头、面、颈、腰、背、耳、口齿部等常见外科病证一百三十余种，每证后详列症状、病机分析、治法一门，论证颇为详尽，方药加减变化灵活，颇有独到之处，为后世临诊示范之作。

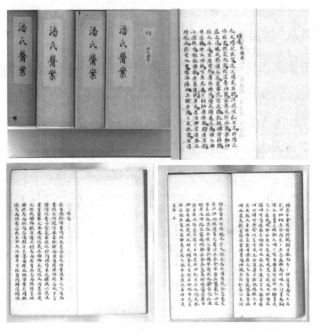

《潘氏医案》书影

《运气要诀》

潘申甫编著。本书是特为便于学生迅速掌握运气与人体的必然联系而编著，采用歌诀形式，用朴素的传统医学哲理，说明时令变化与主病的直接关系，既朗朗上口，又阐明了五行六气等主病，如"运气天时地化同，邪正通人五脏中，五脏受邪生五病，五病能该万病形，热合君火暑合相，盖以支同十二经，虽分二火原同理，不无微甚重轻情"。

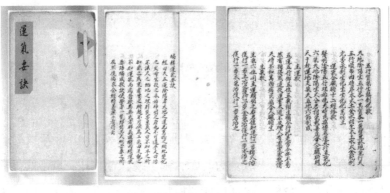

《运气要诀》（1890）书影

《揣摩集》

潘青时编著。精选潘申甫医案四十余例以供学生学习，要求能熟读至背诵，并反复思考推求各医案内容，透彻了解各病例的病因病机和论证施治，通过揣摩、发挥独立辨证能力。书中所选案中，有部分为复诊、三诊等，便于了解病情发展始终。如上搭手、肺痈、偏脑疽、肛痈、环跳疽等案，案语多俪，理法明确，方药兼顾，可谓中医外科之实验录。

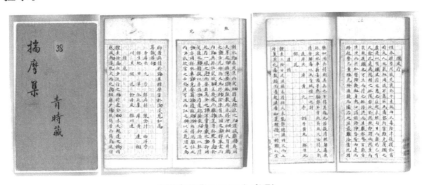

《揣摩集》（1903）书影

《丸散膏丹》

本书非潘氏独创，为潘申甫以重金收集国内药栈制作与完整配方，经过数十年整理，并请书家抄编成集，是具有研究价值的抄本。

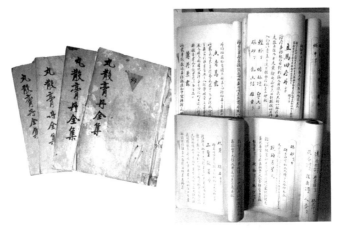

《丸散膏丹》书影（潘氏成春堂抄本，完成于1922年）

《合药书》

本书是潘氏自制的外科用药配方记录，以及部分合药的炮制方法。这些用药上承古方，并经历代门人弟子自己诊疗经验不断积累完善，改进出新，至今已成为一整套应诊外科用药的基药。此书根据丸散膏丹治病之功能分门别类，且颇具疗效。该书亦为潘氏门人必学必录的课本之一。本书目录根据外科疡症特点而分类。如按疾病需要有消散剂、去腐拔毒剂、定痛生肌剂、收敛剂、围护剂、提毒剂、涂敷剂等，并分别备有阴证、阳证专用药剂。又如按疾病名称而分类的有疔疮药、喉症药、眼症药、耳症药、止血药、跌打损伤药、痔症药等，以及升降提吊的合制配打锻炼法。

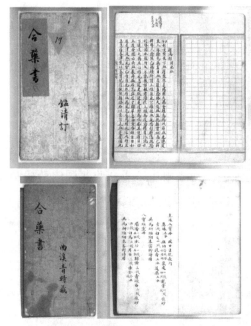

《合药书》（1903）书影

《效方歌诀》

潘鉴清编著。本书是面授课教材之一，为了便于学生熟读易记易携带，亦为学生临证查阅而备忘。歌诀按病名排列，一症一诗，每诗含症状、病因、选方用药，共一百九十九首，涉及病名二百余种。

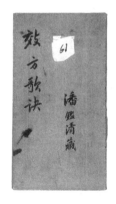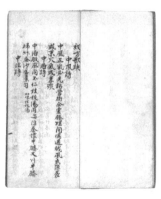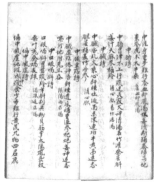

《效方歌诀》（1943）书影

《初学医法入门》

潘青时著。本书是潘青时于 1924 年为授教门生，集己之心得而作，内容所涉不多，辨证施治中选方择药尤为谨慎，句句经验坦述。如其自序中说："诸医书各有偏见，及不经之读，鉴行驳正，使学者不致模糊其境焉。"至今仍有临证参考价值。

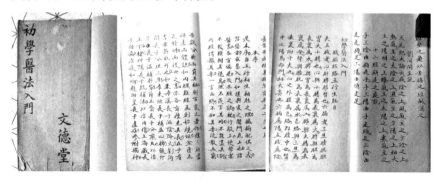

《初学医法入门》（1924）书影

《青囊秘授》

本书系潘青时整理的潘氏成春堂自制内服外用方剂。所录丸散膏丹之药方，主要治疗瘰疬、瘿瘤、痰核、结核、明痣等疾患。每药方注明应对之病症、用法和疗效。虽时隔百余年之久，其安全有效之疗法仍可借鉴。

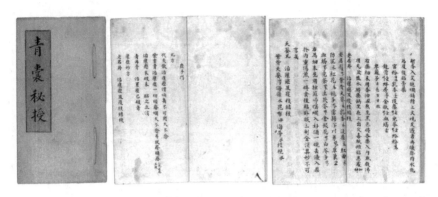

《青囊秘授》（1899）书影

《药性脉法》

潘青时编著，是初学中医对药性与脉诀运用的摘记及感悟。共分两部分：一是对雷公药性的寒温热平性摘解及对分经药性的分析；二是《濒湖脉诀》的摘选。

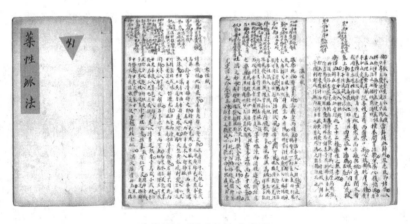

《药性脉法》（1924）书影

《外台择要》

潘青时编著。本书是潘青时阅读《外台秘要》时精选的记录，全册共三十八方案。如：石淋，病源石淋者，淋而出石也，肾主水，水结则化为石，救肾客砂石、肾虚为热，所乘热则成淋，其病之状，小便则茎里痛，溺下能卒出，痛引少腹，膀胱里急，砂从小便道出，甚者塞痛令闷绝……此类似泌尿系统结石，所用方剂如滑石散加石韦、乳石等，至今尚有疗效。

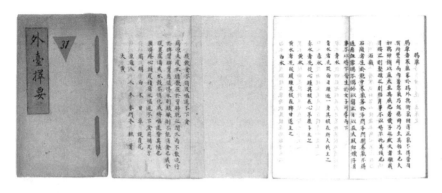

《外台择要》（1912）书影

《应验方歌》

潘青时著。本书以《内科汤头》为蓝本，精选部分临床实用方剂编成歌诀，附加注解。如以风温、湿温症分类的；有以治则分类的，如补养、和解、理气、理血、却风、却寒、清暑、利湿、润燥、泻火、治痰等十七种疗法，亦有以三焦分类的。

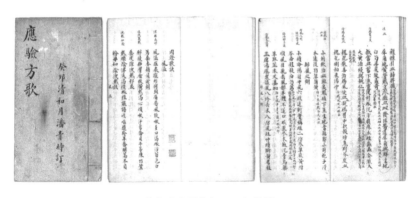

《应验方歌》（1903）书影

《察舌辨症》

本书是潘青时初学医时的读书笔记。潘青时在阅读清代吴坤安著的《感症宝筏》一书时，注重察舌法及察目法等望诊经验，并根据自己的理解，记录了察舌之部位和形色的变化，辨证内伤和六淫外感，以及病之深浅。如察目法中，若两目赤色，即火证也，而火证的兼症一般有口渴烦躁、六脉洪大等；若两目黄色，可谓湿热内盛之证。从学医笔记中，可以看出其对中医望诊的重视，至今，依然有临诊价值。

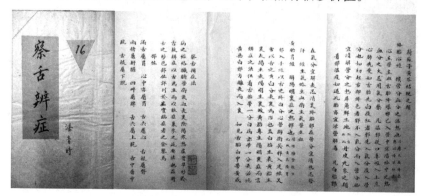

《察舌辨症》（1989年抄本）书影

《疡症论》

本书是潘青时自学手录笔记。所录内容除了摘录《内经》及诸多外科典籍中有关疡症辨证施治的论点外，还有潘氏先辈对某疾病的论证和治疗方法、所用方剂及用药经验。其中对治疗乳病、内痈、外疽、痔漏等顽症的医案，无论病因病机，还是辨证方面，都有独到之处。这是一本可供外科临床学习深究的理论参考书。

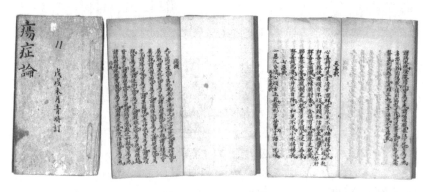

《疡症论》（1898）书影

《眼科药性》

本书为潘青时整理编辑，仿《本草药性撮拾联括》分寒热温辛作赋，调寄于赋，便于诵读切记，医者不惧失笔，只惧临证不慎。凡治外科疡疾者，必涉眼目之患，故专治眼科之药，诚应贯知。所以整理治眼之药而明其性能，当然也。

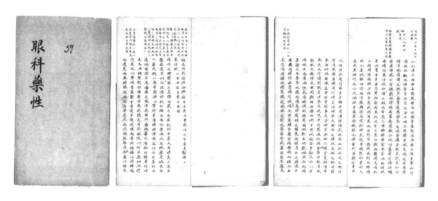

《眼科药性》（1901）书影

《妇科提要》

潘青时编著。本书共选录潘氏先辈医案一百六十八例，每案辨证达理，以妇人之特殊生理，并兼顾疡疾夹症。

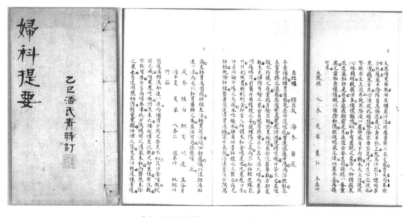

《妇科提要》（1905）书影

《本堂医案》

潘青时编著。本书由潘青时选录编辑，因所选案例系其父潘申甫及其本人的临证案例，故命名为《本堂医案》，以便学生学习揣摩。医案循理、法、方、药之规矩，阐疡症病因之由来，以四诊、八纲为辨证施治准则，且用阴阳、五行、脏腑、经络、三焦等学说贯穿于案例，体现潘氏外科之特色。

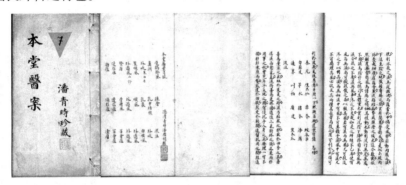

《本堂医案》（1920）书影

《合药良方》

　　潘青时编著。本书记载了潘氏中医外科临床各类常用外用药的组方、制法和用法，共分丸、散、膏、丹、杂集五部，都是精选的外科诸病良方。丸部载 8 种，散部载 98 种，膏部载 13 种，丹部载 26 种，杂集另有 9 种合药，有的药物还附有用药口诀。

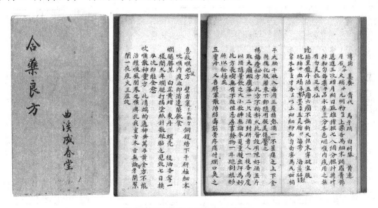

《合药良方》（1920）书影

《良方集录》

　　潘青时编著。本书集潘青时数年临诊中收集的治疗疑难杂症的经验效方，包括很多实用的丸散膏丹，很大一部分是外用药。记载涉猎外科、内科疾病，如喉科的丹痧，口齿科的牙痛，内科的黄疸、蛊胀诸疾的诊断和用药，颇有心得。也不乏收集一些民间单方和自制经验方等，不少组方至今尚有实用价值。

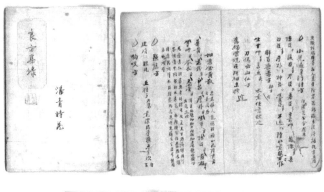

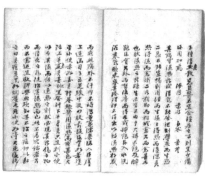

《良方集录》（1921）书影

《龙木论》

潘青时编著。本书是潘青时在临诊治眼疾外科中，读宋元无名氏撰的《眼科龙木论》的选录，并注释分类，其中内外兼治的丸散膏丹，眼症方歌及察舌辨症法等，是一本传统中医治疗眼疾的珍贵资料。

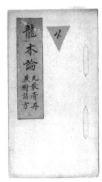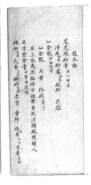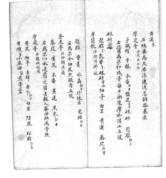

《龙木论》（1930）书影

《内经十二官》

潘申甫编著。《内经》十二官，乃人身脏腑之妙称，各脏腑司其职，尽所能，既分又合，相互作用。故内脏的病理变化，以及之间功能的失常，都是人体的病理反映。本书循经引典，论证十二官内脏平衡与否的生理状态和相互关系，帮助医者了解人体病症发生的客观规律，增强医者辨证论治能力。

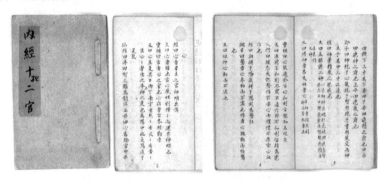

《内经十二官》（1889）书影

《肠痈》《流注》

本书为医案，共二册，是潘鉴清在 20 年代至 50 年代初亲笔记录的门诊医案留底，于 1954 年合订成册。本书介绍的病类似现代医学所称多发性肿疡（流注）和腹腔瘀血症（肠痈）。两者在中医外科可谓重症，好发于体力劳动人群。书中案例统称"肠痈""流注"。由于发病者性别、年龄、所处环境不同，一般多因并发症而使病情发生诸多变化。本书案例留底是按门诊序提取病案抄录的，并非选案。可让学生在临诊实践中，以此为蓝本，增强临床处方经验。本医案亦为本堂家族的行医藏本。

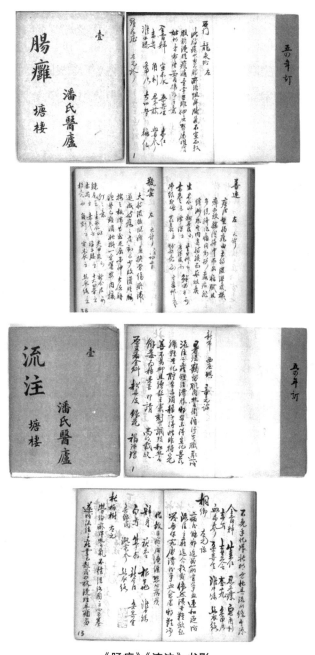

《肠痈》《流注》书影

《名家医案》

潘鉴清编著，共十册，是潘鉴清集数代潘氏先辈留下的名家医案稿整理而成。本书除选录潘氏本堂较有价值的医案外，还有相当部分选录自当时地方名医的医案留底，及潘氏家族求诊于名医的脉案留底，如金子久、莫尚古、凌晓五、姚耕山、祝宝山等，本医案既可为临诊医生提供难能可贵的学术经验，亦可为保存优秀的传统中医之宝贵经验传承作出贡献。

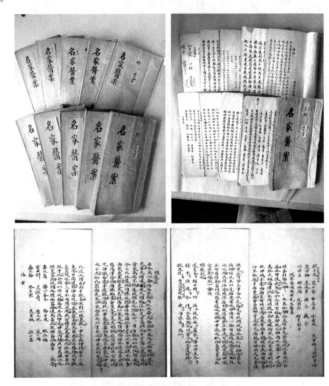

《名家医案》（1945）书影
（注：以上所有原本及图片由潘氏传人潘再初、俞建卫、余点保存）

《脉学歌诀》

《脉学歌诀》亦称《痈疽肿溃疡脉歌》，是诊断外疡疾病之脉法。系早年潘吉甫课徒之授本。先生以丰富的经验及扎实的理论基础，以歌词形式，阐述和分析了痈疽、肿疡、溃疡者在病情不同发展时期脉象的特殊表现。例如"肿疡散脉最为愁，毒盛气衰不克收，溃后见斯仍为道，宜投补固或无忧"，提醒医者，当肿疡脉散时，慎防邪盛正衰，致气血双阻，使肿疡难消难溃，若已溃者，则脓水难尽，不易收敛，故固本扶正，祛邪清毒，方可免除病情恶化，实为后学者仿之。

《痈疽辨证》

本书乃潘吉甫课徒教本。以诗歌形式阐明了潘氏中医外科对疮疡各症的辨证施治要点，浅显易懂，可从中了解潘氏中医外科的治疗特色和宝贵经验。

《外科汤头歌诀》

潘吉甫编著。本书除集结潘氏本堂经验方，还采纳了如《医宗金鉴》《疡医大全》《局方》《医学入门》《外科正宗》《证治准绳》《备急千金要方》等优秀方剂。

《疔疮一夕谭》

潘宝仁、荣波编著。书中《自序》云："吾国外科学之未能完全发达者，其故吾得而知之矣。神农至今，五千余载，其间名于世者，言传授则有师傅祖传之别，言治疗则有专治普通之分。其临症也，亦有洞见症结之术，手到病除之奇，则宣传既多，研究益密。然洎乎近世，其掺外科之术者，聆其言论，未能掺越乎前贤，察其治法，亦复困守其旧则何哉？

推其致是之由，实有数弊，奇方异术，专授子孙，血族衰微，广陵散绝，一也；一由良才专图权利，敝帚自守，方逐人亡，二也；间有大公为怀，乐于济众，不识文字，著者为难，三也；即能著书立说矣，限于资力，未能发刊一二抄本，难传久远，四也。余家数世业医，治兼内外，及门之子数百人矣，而外科中之诊断法、手法、刀针法、用药法、处方法、制药法等，或平时以言语授之，或临证以实习得之，著于篇者，间有几本，然为大凡非详论也。余承受家学，二十有余载矣。每思举祖传之心法，一己之发明，分科编书，以贡诸世，而学识平庸，文字谫陋，作而复辍，至再至三，然愚者千虑，必有一得，此书之作，亦犹是也。爰先将疔之一科，编聚成帖，书凡一十六章，曰疔之名称，曰疔之研究法，曰疗之发生部分，曰疗之形式及实质，曰疗之经过期，曰疗之原因，曰疗之症状，曰本病发生时之注意，曰疗之倾向形式，曰疗之类别，曰疗之治疗法，曰疗之特别转危之原因，曰疗之致死原因，曰疗之消减原因，曰疗毒性之流注症，曰疗毒性之游风症。"

《潘春林医案》

潘春林编著，1975年。本书按照中医外科疾病的分类，分为疗、疽、痈、流注、其他和外用方药等类。在各类疾病的前后分别写了病因、病机、内外治疗法则和临证经验，以提示潘老中医外科临证的理、法、方、药上的一致性。本书系据潘老生前讲述，记录整理的，治疗法则和按语均经过其本人审阅，其中部分按语是他亲自写的。所举方药炮制方法，是在潘老带领下经过操作实践的记实。最后一次修改整理和校核时，在《外痈临证经验录》中增添了"辨脓和排脓"，在《外用方药》后面增添了"外用药物配伍禁忌和注意事项"等内容，并对部分按语作了修改，尽可能说明医案中某些病名类似西医所称的哪些病，以利于西医生学习参考。本书共搜集医案五十七例。1936年以前三例，当时抗生素还未问世；1962年后，搜集的病例均不用抗生素；唯1952～1961年的十例，除时毒、走马牙疳和血风疮三例外，其余七例可能用过抗生素，由于没有记录，不能加以说明。

《外症内治切忌过用寒凉克伐》

本文为潘申甫再授弟子余步卿医案的诊疗经验之一，其内容肯定了外证疮疡的治疗与内病的治疗没有不同之处。必须抓住以四诊八纲的治疗原则，始终从整体观念着手。外病变化，直接反映了整体已失平衡，配合内治，这是中医治病的特色。故病邪在表，用解表法，驱邪外达；病在半表半里，则根据病位之不同，邪热之轻重，用清热、化湿、荡涤肠胃、芳香开窍等法，分别使邪从里而解。此时用药，因患者体质不同，或受邪深浅有殊，而用药多避寒凉和有刺激之药，以免伤及脾胃，或耗其元气。病者在邪衰期，余邪未尽，仍治余邪，用药不取暴性；正气损伤者，以治本为先，严禁寒凉、厚腻、克伐之品，使患者机体逐渐恢复常态。学习余老数十年临床经验，我们受益匪浅。

第二节 论著选释

《疡科歌诀》

头部

百会疽

百会疽生正顶颠，经名督脉是其缘；

膏粱火毒焮红见，平塌痰鸣必返泉。

透脑疽

透脑疽生百会前，原由督脉火邪煎；

软柔脓薄虚塌陷，红肿脓稠实肿坚。

侵脑疽

侵脑疽生透脑旁，原来湿火在膀胱；

穴名五处知其位，逆紫顺红细审详。

佛顶疽

佛顶疽生督上星，阴阳偏胜热邪凝；

无分虚实皆为险，黑陷延糜药不灵。

额疽

额疽究系火邪成，左右膀胱正督经；

顶陷紫焦平塌重，根收突耸肿红轻。

勇疽

勇疽眦后五分逢，胆腑端由怒火冲；

伏鼠形容浮面目，黄脓为吉黑为凶。

鬓疽

鬓疽胆腑与三焦，欲怒火凝风热招；

血少气多难腐溃，须防针灸失和调。

夭疽　锐毒

夭疽左耳后相生，锐毒须从右耳评；
此处皮薄当急救，胆经郁火上攻成。

耳后疽

耳后疽生耳折间，三焦风毒少阳炎；
有头红肿焮为顺，逆势迟疼黑陷坚。

耳发

耳发三焦风热横，初椒渐若露蜂房；
连轮肿痛因邪毒，紫血为凶吉见黄。

耳根毒

耳根毒属胆三焦，怒气相冲风火招；
痰核初形延伏鼠，清虚补敛可相疗。

玉枕疽

玉枕疽生督脉家，端由积热并风邪；
往来寒热兼麻痒，小如鹅卵大如茄。

脑后发

脑后发生玉枕涯，症由积热与风邪；
经归督脉分凶吉，顺见稠脓紫不佳。

脑铄

脑铄亦将督脉寻，精枯毒火上乘生；
烟煤黑色牛唇硬，未溃皮留腐烂形。

秃疮

秃疮风热化生虫，瘙痒难堪却不痛；
白疕如钱生发内，肥油膏擦服防风。

蝼蛄疖

蝼蛄疖即鳝拱头，大形小形各有由；
胎毒根坚多衣膜，又有暑热易痊收。

发际疮

发际疮生发际边，形如黍豆痒疼坚；

风邪湿热来相搏，肌厚肥人最缠绵。

油风

油风发脱痒难堪，一片皮红光亮干；
袭入风邪风燥血，养真海艾可相安。

白屑风

白屑风生面与头，原因肌热被风留；
久延燥痒搔无度，膏抹润肌疮免忧。

面部

颧疡　颧疽

颧疡颧疽两颧详，风热凝于手太阳；
内疏黄连疽克服，仙方活命饮疡尝。

颧疔

颧疔火毒在阳明，寒热交争木痒疼；
坚硬顶陷根蒂固，端由炙煿过餐成。

面发毒

面发毒生在颊车，阳明风热可相查；
焮疼肿硬津黄水，初少终多漫结疤。

痄腮

痄腮胃热是其端，初起嫩疼热复寒；
高肿而红风热盛，淡平湿热可相探。

颊疡

颊疡积热用阳明，红粟初生榴渐形；
寒药过敷多骨慎，脓稀难敛漏因成。

骨槽风

骨槽风火胃三焦，骨节留邪不易消；
腐烂穿腮仍硬痛，牙关紧急必难疗。

发颐

发颐肿痛热而寒，脉属阳明表未安；

疹症伤寒余毒蕴，咽喉若肿是凶端。

时毒

时毒初发类伤寒，漫肿无头在项额；

因感四时不正气，宜乎疏解自然安。

凤眉疽　凤眉疔

凤眉疽在两眉棱，样似瓜长引脑疼；

肝胆小肠膀腑热，根坚塌陷按疔名。

眉心疽　眉心疔　眉心疡

眉心疽起印堂方，硬肿为疽浮肿疡；

风热气凝归督脉，根坚木硬把疔防。

龙泉疽　龙泉疔

龙泉疽起在人中，麻痒坚疼风热攻；

平塌毒深防内陷，憎寒壮热与疔同。

虎髭毒　虎髭疽　虎髭痈　虎髭疔

虎髭毒发下颏生，邪留肾胃是其因；

疽形木硬痈红肿，寒热烦呕麻痒疔。

燕窝疮

燕窝疮从下颏生，如攒粟豆痒兼疼；

时津黄水奇瘙痒，此症端由湿热成。

雀斑

雀斑多从面部生，色黄碎点显其形；

源由火郁于孙络，更夹风邪外搏成。

颏痈

颏痈又号是承浆，此乃阳明积热昌；

颏上生痈为易愈，如生颏下漏须防。

恋眉疮

恋眉疮症两眉沿，若癣流脂痒痛连；

热毒原从胎内受，孩提患此最延绵。

腮颔发

腮颔发生脸腮间，又号腮痈是一源；
证属阳明风热致，神昏喘急命难延。

过梁疔

过梁疔是肺刑伤，须向山根定此方；
呕恶烦言邪内陷，肢清汗冷命将亡。

疔疽

疔疽鼻下及腮生，肿痛如疮恶血淋；
厚味膏粱成此症，多由火毒阻阳明。

面游风

面游风症属阳明，混热兼风过食辛；
黄水时流推湿热，若然津血燥风征。

项部

脑疽　偏脑疽

脑疽项正督经详，左右名偏属太阳；
督脉上升为易愈，膀胱凝降却难良。

天柱疽

天柱疽生天柱尖，上焦郁热督经淹；
灸之有疱方为顺，色黑形凹命不延。

鱼尾毒

鱼尾毒随发际生，膀胱湿热是其因；
稠脓溃出消疼痛，左右逢之浅且轻。

马刀疬

马疬肝胆气滞来，形长石硬不能推；
静养怡情曾无害，根坚腐烂却有灾。

结喉痈

结喉痈发项前中，热积肺肝向任攻；
不急针溃防内溃，咽喉穿破奈收功。

夹喉痈

夹喉痈发结喉旁，肝胃二经火毒疮；

防有痰壅妨咳嗽，黄连消毒饮堪尝。

上石疽

上石疽生颈项旁，坚如石硬色如常；

肝经郁结因凝滞，溃敛难犹瘰疬疮。

失荣

失荣耳下项肩生，气血停留恚怒因；

愈溃愈坚翻胬肉，难收难敛露鸠形。

钮扣风

钮扣风生胸颈间，邪风袭里痒瘟延；

津淫成片津黄水，表散余邪自可痊。

颈痈

颈痈在颈两旁生，痰热风温致结成；

此属少阳三焦部，阴虚郁火亦能凝。

气颈

气颈肝脾气郁来，喜消怒长各相随；

茶汤饮食殊难下，畅彼情怀可笃培。

百脉疽

百脉疽生漫肿形，环回颈项痛无停；

焮红气逆常咳嗽，毒窜咽喉症不轻。

瘰疬

瘰疬三阳大小分，项前颈后侧旁生；

痰筋气湿名虽异，恚忿兼乎热郁成。

背部

发背（上中下）

三发火毒督经详，中发属肝却对心；

上发肺兮天柱下，下发属肾脐后凝。

上搭手

上搭手生在肺俞，由于气郁热痰壅；

太阴在右肝经左，左右虽分号却同。

中搭手

中搭手生四脊旁，七情忿怒火成疡；

因寒因热分虚实，穴属膏肓足太阳。

下搭手

下搭手生足太阳，肓门冗处细端详；

端由水竭火炎致，腐烂无休恐透肠。

莲子发

莲子发名取象形，膀胱与胆毒凝成；

形斜平塌侵督重，高肿形长半背轻。

蜂窝发　竟体疽

蜂窝发正似蜂房，肩后还寻与脊旁；

满背根横名竟体，脾经积热发其疮。

阴阳二气疽

阴阳二气疽脊旁，软硬循环变不常；

营卫不和由内损，应期脓溃可无妨。

串疽

串疽背胁串通生，积愤原来郁火凝；

漫肿渐红多臖痛，形虽有异色相同。

酒毒发

酒毒发生满背间，皮形不变似弹拳；

根坚麻木连心痛，药酒膏粱系是原。

连珠发

连珠发若贯珠形，在背微红色淡成；

营血火邪兼酒色，阴囊作肿骨筋疼。

禽疽

禽疽数块疹之形，拘急麻木不作疼；

红紫犹如拳打状，风邪时气两相争。

丹毒发

丹毒发如汤火伤，连生细瘰渴非常；
因投丹石成斯症，红活能生紫黯亡。

痰注发

痰注发如布袋形，按之木硬觉微疼；
不红不热皮常样，惟有湿痰郁滞成。

黄瓜痈

黄瓜痈在背旁生，火毒留于足太阴；
高肿寸余长尺许，四肢麻木引心疼。

腰部

双肾俞发　单肾俞发

肾俞发把肾俞推，酒色兼乎湿热单；
怒火房劳双偶配，或滋或补在灵丹。

中石疽

中石疽生腰胯间，寒凝瘀聚甚缠绵；
坚如石兮皮不变，木硬难消痛引年。

缠腰丹

缠腰丹有湿干殊，干属肝心风火疵；
湿系肺脾留湿热，周环一遍莫医治。

眼部

眼胞菌毒

菌毒生于眼睫边，形如小菌黄而亮；
头粗蒂小徐垂出，脾湿兼乎郁热缘。

眼丹

眼丹上下肉轮生，肿软下垂风盛因；
坚硬焮红偏热盛，荆防败毒服之灵。

针眼

针眼原须眼睫寻，洗消早治不留根；

甚为赤痛脓针愈，破后风侵浮肿生。

漏睛疮

漏睛疮于大眦生，肝家风湿热邪凝；

脓稀难敛脓稠易，穴在睛明细审详。

眼胞痰核

眼胞痰核湿痰凝，皮色如常推动灵；

豆枣形容分大小，倘从皮里溃难平。

粟疮　椒疮

粟疮椒疮胞内生，胃脾血热是其征；

椒疮赤硬热难愈，黄软粟疮湿易平。

鼻部

鼻疳

鼻疳生于鼻柱间，肺经郁火督之源；

根坚色紫常木痛，活命千金托里痊。

鼻疔

鼻疔生于鼻孔中，肺经火毒上攻冲；

脑门引痛防呕哕，甚则唇腮肿又逢。

鼻渊

鼻渊浊涕鼻中流，胆热移于脑髓由；

外感风寒凝郁火，久虚益气又须求。

鼻䘌疮

鼻䘌疮多稚子生，风邪热毒肺经评；

痒而不痛形红紫，斑烂浸淫脓汁淋。

鼻疮

鼻疮初起燥而干，如火炎兮肿痛传；

壅热肺经攻鼻窍，清凉解散自然安。

鼻痔

鼻痔初起榴子形，久垂紫硬息常停；

肺经热郁兼风湿，外用硇砂木笔平。

酒皶鼻

酒皶鼻生准及边，风寒外束血凝缘；

端从胃火熏于肺，宣郁散瘀自可痊。

肺风粉刺

肺风粉刺肿而疼，疙瘩如同黍屑形；

外治宜敷颠倒散，肺经血热是其因。

鼻肿

鼻肿原由肺火煎，痛疼苦楚肿如拳；

方须解郁汤频进，此患何疑不肯痊。

瘜肉

瘜肉生于鼻孔中，上焦积热是为壅；

水桃模样如绵软，呼吸常停鼻欠通。

耳部

黑疔

黑疔耳窍暗藏生，火毒上攻属肾经；

色黑根深如椒目，破流血水法当清。

耳疳　震耳　缠耳　停（聤）耳　风耳

耳疳黑色臭脓淋，青震白缠黄色聤；

胃湿相兼肝火炽，风红血热只宜清。

耳衄

耳衄上焦血热成，无端鲜血窍中淋；

症由肝火清肝治，胃热还须地麦灵。

耳痔　耳菌　耳挺

痔菌挺从耳窍生，肾肝胃火结凝成；

闷痛微肿无损破，栀子清肝效最神。

耳痛

耳痛之症耳中生，内外焮红肿痛增；
醇酒膏粱曾过饮，胆肝怒火是其源。

旋耳疮

旋耳疮生绕耳缝，肝脾湿热实相冲；
时津黄水如刀裂，随月盈亏缓奏功。

口唇齿部

口疮

口疮红动烂斑居，白点龟纹心肾离；
口渴心脾炎上致，艳红为实淡红虚。

鹅口疮

鹅口疮兮白点形，心脾蕴热小儿生；
当初都是胎中热，甚至咽喉叠肿疼。

口糜

口糜阳旺秉阴虚，湿郁膀胱热郁脾；
累及咽喉红痛甚，法当分解又何疑。

口疳

口疳四白却相逢，湿热都从胃口冲；
此患缠身须早治，唇腮已蚀药无功。

反唇疔　锁口疔

反唇疔发唇里棱，锁口疔从嘴角生；
粟米肿坚麻痒痛，心经胃脾火邪成。

唇疽

唇疽上下两唇生，寒热交争毒气深；
色紫根坚兼木痛，胃脾积热是其因。

茧唇

茧唇如豆茧形同，积火凝于脾胃中；
溃后开花坚痛逆，三消九变定然凶。

唇风

唇风都是下唇生，破裂流浆痒又疼；
风盛有如唇𬌗动，端由风火结阳明。

牙衄

牙衄血从牙缝抛，实多口臭齿坚牢；
渗流淡血虚延烂，胃肾经中热甚焦。

牙宣

牙宣初起肿牙龈，日渐腐颓久露根；
恶热恶寒当细别，胃经客热风寒侵。

钻牙疳

钻牙疳症发牙根，积热原由肝胃经；
突出骨尖如刺痛，拨开患处用神针。

牙疔　黑疔

牙缝牙疔胃火成，大肠湿热亦堪生；
肿如粟米连腮痛，麻痒相兼是黑疔。

牙痈

牙痈胃热肿牙床，寒热交争痛楚当；
脓水破流收口少，寒凉多骨又须防。

走马牙疳

走马牙疳症勿轻，牙根腐烂臭难闻；
多由疹痘余邪致，落牙穿腮命必沉。

齿䘌

齿䘌牙中出小虫，齿根腐烂血兼脓；
胃经瘀湿兼风热，口臭由于火盛冲。

齿䶆

齿䶆阳明风热盛，牙根腐烂臭脓淋；
遇风痛甚久宣露，白马悬蹄塞入灵。

牙捶

牙捶端由胃火成，内外牙龈两相生；

焮红肿硬时疼痛，外擦金丹效若神。

马牙

马牙只归小孩生，胎中受热风束成；
但看牙龈形白点，须将针破墨磨灵。

牙漏

牙漏无非火郁成，久延穿蚀热渊深；
肾经消瘤成斯症，又有胃心积热成。

舌部

紫舌胀

紫舌胀症属心经，炎炎火热血壅疼；
紫筋用法衣针刺，外擦冰硼效最灵。

痰包

痰包舌下似匏生，结肿如绵光软形；
火盛痰涎流注致，色黄木痛是其因。

舌衄

舌衄无非心火炎，忽生小孔如针尖；
筋头色紫须防腐，鲜血时流比涌泉。

重舌

重舌心脾蕴热成，状如小舌著其名；
内投方剂须清火，外用冰硼擦最灵。

痰核

痰核端由舌上生，心脾郁热是其因；
形留强硬多疼痛，外擦冰硼法亦灵。

重腭疮

重腭疮于上腭来，外无寒热内生烦；
形似梅子心脾热，禁用刀针解毒裁。

舌疔

舌疔舌上突然生，寒热交争紫疱形；

疼痛应心兼木硬，心脾火毒又其因。

舌疳　瘰疬风

舌疳火毒发心脾，腐烂缠绵莫可医；
透舌穿腮成瘰疬，徒延岁月命归西。

舌痹

舌痹舌强木不仁，心多烦扰气难伸；
忧思暴怒兼痰火，芥穗雄黄可细寻。

喉部

紧喉风

紧喉风症忽然生，肺胃痰涎积热成；
复受邪风风热搏，清咽利膈最为灵。

慢喉风

慢喉风属体虚人，色淡咽干忌五辛；
缓肿脉微唇色白，法宜补益又须清。

喉闭　酒毒喉闭

喉闭肺肝火盛由，风寒相搏肿咽喉；
延项外肿且疼痛，酒毒尤宜仔细求。

哑瘴喉风

哑瘴喉风肿痛咽，牙关紧急不能言；
风痰涌塞咽膈上，火盛生痰风搏源。

弄舌喉风

弄舌喉风胀闷因，心脾实火外寒凝；
痰涎堵塞声音哑，肿在咽喉却痛疼。

喉疳

喉疳初觉刺喉中，酸水甜涎色淡红；
肾火上炎金受克，失音臭腐奈期松。

喉癣

喉癣咽干苔藓生，时增燥裂木红疼；

端由胃火熏蒸肺，霉烂延开蚁蛀形。

上腭痈

上腭痈如紫核萄，舌难伸缩口难嚣；

热固心肾三焦积，红涕时流寒热交。

锁喉毒

锁喉毒在耳前生，心与小肠积热因；

复感风寒凝结致，形如瘰疬渐攻成。

喉蛾

喉蛾生在两喉旁，关后难施前易商；

单重双轻红肿痛，肺经积热受风伤。

喉瘤

喉瘤郁热肺经因，损气原由多语成；

不犯不疼圆眼象，红丝相里贵清金。

胸部

甘疽

甘疽气结并忧成，初色青青谷粒形；

渐若瓜蒌添紫样，溃迟防毒内攻心。

膻中疽

膻中疽起粟米形，色紫坚分渐痛疼；

脏腑不和生毒火，位居气海症非轻。

脾发疽

脾发疽生心下旁，脾经积热火为殃；

初时粟粒时寒热，顶耸根收速溃昌。

井疽

井疽心火发中庭，肌热唇焦渐肿疼；

红活易医凶黑陷，经年不愈必穿心。

蜂窝疽

蜂窝疽俨若蜂窝，溃后脓流数十窠；

色紫疼寒寒热作，心经火毒炽而多。

蠹疽

蠹疽每向缺盆生，胆胃之中积热成；
色紫坚兮疼痛作，方须六一散如神。

箕疬痈

箕疬痈生在乳旁，焮疼红肿硬成疡；
宣凝导滞兼温补，包络寒痰脾郁伤。

乳部

外吹　内吹

吹乳须分内外因，内吹胎热肿红疼，
外吹乳汁壅于络，禁忌胎前产后斟。

乳疽　乳痈

乳疽木硬色无红，肿硬焮红号乳痈；
胃火兼乎肝气郁，清肝解郁并和营。

乳发　乳漏

乳发如痈胃火因，世间男女亦皆生；
焮疼溃久防成漏，肌不成春脓水清。

乳中结核

乳中结核郁肝脾，梅李之形定不移；
皮色如常时隐痛，成岩为重成劳轻。

乳劳

乳劳初核肿坚疼，渐大如盘散漫根；
未溃先糜灰点样，败脓津久又劳成。

乳岩

乳岩气郁肝脾经，溃后翻花寒热困；
顶透紫光先腐烂，时流污水日增疼。

乳痰结核

乳痰结核乳中央，渐渐成脓溃破昌；

症系阳明痰气郁，肝经气滞又须详。

乳癖

乳癖厥阴郁积成，喜消怒长若卵形；
逍遥散去生姜薄，加入瓜蒌陈半参。

腹部

幽痈

幽痈脐上七寸生，厚味兼乎气郁凝；
肠胃不通成火毒，咬牙寒战欲攻心。

中脘疽

中脘疽由胃火成，脐上四寸隐知疼；
根坚漫肿无红热，咳嗽脓痰命不存。

吓痈

吓痈脐上方三寸，任脉经中建里寻；
暴肿焮疼凶黑陷，七情郁火早相凝。

冲疽

冲疽脐上二寸生，心火炽兮任脉侵；
高肿焮红先溃吉，脓清色紫逆知音。

脐痈

脐痈毒发正脐方，心火流于大小肠；
无热无红须用灸，根盘肿大不宜针。

少腹疽

少腹疽生脐下边，七情火郁属绵延；
焮红胖肿非难治，腐烂根坚未易痊。

腹皮痈

腹皮痈发腹皮间，皮里隐疼膜外连；
腹疼无休因火郁，右关沉数病之缘。

缓疽

缓疽少腹两旁生，红热全无硬又疼；

气滞脾经寒积久，痛连腰腿效难成。

肚痛

肚痛火毒踞脾经，大小肠中积热生；
溃出稠脓为易治，穿通膜里命难存。

腋部

腋痈

腋痈暴肿腋间生，症属肝脾血热成；
色赤焮疼寒热作，初起服药解宜清。

腋疽

腋疽初起核之形，肝怒脾忧气血凝；
将溃色红微有热，治好前症法宜清。

黯疔

黯疔每向肱肢生，寒热交争痛引身；
硬若钉头兼有痒，治详疔部自然平。

肋部

肋疽

肋疽火毒在肝经，郁怒而成结肿疼；
梅李初形渐紫大，须防攻里砭先行。

渊疽

渊疽腋下三寸生，肝胆两伤症不轻；
不热不红迟穿溃，透膜似出小儿声。

丹毒

丹毒肝脾热极生，肋腰色赤走如云；
化斑解毒汤宜进，呕哕昏迷毒陷心。

胁痛　胁疽

胁痛肋下软间生，焮热色红高肿疼；
肝胆二经凝怒火，疽坚平塌不红分。

内痈部

肺痈

肺痈肺热复伤风，咳嗽痰稠臭是脓；
自汗隐知中府痛，旁穿胁肋定然凶。

大肠痈　小肠痈

大小肠痈湿热凝，或留瘀血亦能成；
大生脐侧天枢穴，小在关元脐下疼。

胃痈

胃痈中脘穴中疼，脐上挨排四寸临；
寒热交争如疟状，饮食之毒七情成。

脾痈

脾痈之症发章门，脐侧排开六寸停；
高上二寸安位置，原来瘀血湿邪凝。

肝痈

肝痈愤郁气凝成，穴属期门隐隐痛；
便溺艰难胸胁疼，清肝滋肾效堪呈。

心痈

心痈巨阙穴中疼，火炽心经热毒成；
面赤口干寒热甚，从来肠热总宜清。

肾痈

肾痈之症在京门，寒热往来隐隐疼；
腹肋有如䐜胀满，房劳兼夹外邪乘。

三焦痈

三焦痈在石门生，脐下安排二寸寻；
湿热遇寒凝结致，生黄豆嚼内痈门。

肩部

肩中疽　疵痈

肩中疽症发肩中，高肿焮红号疵痈；
胆与三焦经积热，初宜解散后透脓。

干疽　过肩疽

干疽症发在肩前，经属大肠湿热缘；
肩后小肠经所过，疽名便把过肩填。

髎疽

髎疽肩后腋涯伤，歧缝之间属小肠；
风火相凝坚硬痛，荆防败毒服之良。

肩风毒

肩风毒每发肩梢，风湿稽留化热招；
经属大肠红肿痛，投方表汗不时消。

乐疽

乐疽前腋骨凹生，血热兼乎气郁成；
包络经中多阻凝，溃迟大补用之灵。

臑肘部

臑痈　藕包毒

臑痈风火或风瘟，肩肘周环赤肿疼；
毒号藕包鹅卵象，三阳臑外内三阴。

鱼肚发

鱼肚发如鱼肚形，青灵穴处赤焮疼；
心经火毒端凝结，治按痈疽肿溃门。

石榴疽

石榴疽起肘尖上，三焦相火湿兼疼；
穴名天井身寒热，肿硬如榴疼痛因。

肘痈

肘痈围绕肘之间，风火邪留心肺缘；

势小无非成疖毒，焮疼高肿作痈焉。

臂部

臂痈　臂疽

臂痈绕臂红肿疼，外属三阳内三阴；

营卫不调风逆里，痈疽迟速自分明。

腕痈

腕痈风火属三阳，肉薄皮浇腕背伤；

腐烂迁延防露骨，荆防败毒散宜尝。

兑疽

兑疽手腕太渊生，里面横纹动脉边；

气滞忧思风火结，最为险候渺天年。

穿骨疽

穿骨疽将间使逢，包络蕴热结凝成；

横纹之上将二寸，毒重根深穿骨疼。

骨蝼疽

骨蝼疽臂外廉生，经属阳明肿硬疼；

七恶五善宜细别，怒忧气郁结凝成。

蝼蛄串

蝼蛄串臂内廉间，思虑伤脾脾气粘；

筋骨有如流失中，经居包络与心连。

陈肝疮

陈肝疮又蚤疽当，两臂皆生发少阳；

四五相连如节肿，六经满布定然亡。

脉骨疔

脉骨疔形硬似钉，焮疼倍甚是疽名；

热藏包络留邪火，若有红丝毒更深。

手部

手发背

手发背初芒刺形，三阳风火湿邪凝；

溃深露骨终难愈，烂浅鲜红效易成。

掌心毒　穿掌毒

掌心毒在掌心生，包络经中积热成，

偏向掌边穿掌毒，初宜发汗次宜清。

虎口疽　合谷疔

虎口疽从合谷生，大肠湿热结凝成；

根深作痒焮疼痛，红线上攻合谷疔。

病虾

病虾手背似虾形，属手三阳热毒成；

赤肿焮疼防腐烂，黄连消毒饮宜吞。

手丫发

手丫发在手丫寻，湿热于是太阴凝；

合谷之中名虎口，欲治详须考疔门。

调疽　断指

调疽大指木麻生，热毒由来积肺经；

六日须针脓血吉，倘然黑烂断指名。

蛇头疔　天蛇毒

蛇头疔硬疱形呈，毒号天蛇闷肿疼；

二症俱兼脾火致，看生何指辨其经。

蛇眼疔　蛀节疔　蛇背疔

蛇眼疔生指甲边，节中蛀疔痛而坚；

如生甲后名蛇背，此症端由火毒炎。

蛇腹疔　泥鳅疽

蛇腹疔从指内生，形如鱼肚痛无休；

指前通肿泥鳅症，脏腑无非火毒由。

代指

代指生于指甲身，时时疼痛应心经；
重为脱甲轻脓少，伊始端由血热成。

蜣螂蛀

蜣螂蛀属体虚人，指节坚兮蝉肚形；
寒气湿痰凝滞致，脓清溃久恐痨成。

痀疮

痀疮指掌数茱萸，两手对生痒痛奇；
风湿留于肤腠里，破津黄水火虫居。

狐尿刺

狐尿刺生手足间，初红渐紫腐难痊；
螳螂精汁染诸物，误触肌肤痛不眠。

鹅掌风

鹅掌风兮发掌心，皮肤燥裂癣形呈；
杨梅余毒兼营燥，后受风邪阻滞成。

镟指疳

镟指疳生四末尖，脾家湿热久稽淹；
指头破烂常流水，燥湿生肌散可痊。

下肾部

悬痈

悬痈症发会阴间，渐似桃兮莲子原；
亏损三阴兼湿邪，久防漏孔泻真元。

穿裆发

穿裆发在会阴前，忧虑劳伤湿郁源；
顺则焮红平塌逆，腐深漏溺敛收艰。

跨马痈

跨马痈生大腿根，肾囊侧面夹空生；
肾肝湿火因凝致，溃后忌寒始溃清。

便毒

便毒须从腿缝看，忍精损肾怒伤肝；

溃前托理透脓用，溃后八珍共十全。

肾囊风

肾囊风发属肝经，湿热风邪外袭成；

麻痒搔流脂水热，甚为疙瘩火燎疼。

肾囊痈

肾囊红肿发为痈，焮痛口干寒热逢；

湿火流于肝肾处，溃深睾露必然凶。

肾岩

肾岩绝症翻花形，肝肾素亏相火乘；

腐烂龟头如榴子，相将大补阴丸形。

肾疳

疳疮统号有三因，欲火未偿溺涩疼，

皮肿亮红梅毒致，药涂房术瘰疮生。

阴疮　阴挺　阴癫

阴疮总号妇人生，各有形容各属经；

阴挺如蛇脾不足，阴癫气血两虚评。

阴脱　阴蚀　阴肿

阴脱忧思过度成，胃虚阴蚀显其名；

劳伤血分为阴肿，随症施方诸症平。

臀部

鹳口疽

鹳口疽生尻尾尖，经由督脉湿痰源；

鱼肫肿痛稠脓顺，少壮收功老不痊。

坐马痈

坐马痈居督脉经，尻尖略上定其形；

端由湿痰坚凝致，紫水凶兮肿溃灵。

臀痈

臀痈之症属膀胱，湿热凝成发此疡；

臀肉半爿偏厚处，最宜红活顶高昌。

上马痈　下马痈

上马痈兮发左臀，右臀下马显其名；

膀胱湿热兼忧愤，位置排于股摺纹。

涌泉疽　涌泉痈

涌泉疽发在长强，经络须将督脉详；

刺出白脓方属顺，端由湿热沛然横。

脏毒

脏毒肛门似李形，虚实内处细评衡；

阴虚湿热肛门内，醇酒勤劳肛外生。

坐板疮

坐板疮生腿与臀，形如粟豆痒焮疼；

暑邪湿热凝肌肉，芫蘽川椒水燉淋。

股部

附骨疽　咬骨疽

附骨疽于股外成，内名咬骨属三阴；

体虚寒湿乘虚入，疼痛不红不热因。

股阴疽

股阴疽发近阴囊，大股之中合缝旁；

七情不和忧愤致，缠绵难敛罕良方。

股阳疽

股阳疽属少阳经，股外胯尖之后生；

风湿寒凝形漫肿，脓深至骨不红焮。

横痃　阴疽

横痃居左属三阴，症号阴疽在右寻；

漫肿坚疼连卵痛，七情郁滞摺纹凝。

伏兔疽

伏兔疽以伏兔生，形如伏兔不宜针；
膝膑之上排六寸，火毒端由胃腑凝。

环跳疽

环跳疽由足少阳，生于环跳穴中央；
腰难伸屈兼楚痛，风湿寒凝发此疡。

肚门痈

肚门痈从股肚翔，膀胱湿热逗留伤；
平坚木痛难生候，高肿焮疼速溃昌。

箕门痈

箕门痈位在箕门，湿滞脾经红肿疼；
营卫不和风热搏，须针恶血解宜清。

腿游风

腿游风起若红云，营卫之中风热侵；
外用刀针流恶血，内投清解自能平。

青腿牙疳

青腿牙疳何故逢，只缘上下不交通；
阴寒闭结炎阳火，黑血须针活络宗。

附骨虚痰

附骨痰生大腿旁，酸痛漫肿色如常；
先天不足三阴损，脓水清稀漏管防。

阴包毒

阴包毒在股中生，风热相兼湿浊凝；
经属厥阴阴包穴，须将托里趁时行。

大腿痈

大腿痈生大腿旁，三阴内侧外三阳；
由于湿热疮红肿，色白阴邪凝结伤。

膝部

膝痈　疵疽

膝痈膝盖肿红疼，又号疵疽色淡分；

软属顺兮坚硬逆，肝脾与肾有邪乘。

膝眼风

膝眼风从鬼眼生，外邪侵袭体虚人；

寒多锥刺风走注，胖肿原来湿胜成。

下石疽

下石疽从膝上生，坚如顽石引筋疼；

皮肤不变殊难溃，症属血滞外寒凝。

缓疽

缓疽血滞外寒凝，肿硬如馒膝上生；

紫黯溃迟多木痛，久延腐烂补宜增。

委中毒

委中毒在腘缝生，木硬微红碍屈伸；

胆热渐流膀胱致，如其速溃湿邪凝。

上水鱼

上水鱼生委中旁，摺纹又向两稍翔；

长如鱼样形紫色，血热遇寒血瘀伤。

鹤膝风

鹤膝风兮软肿疼，风寒与湿入三阴；

挛风缓湿痛寒胜，双重单轻胖肿疼。

腿部

合阳疽

合阳疽在合阳生，便向委中之下寻；

湿滞膀胱成火毒，法宜渗导又宜清。

三里发

三里发如牛眼形，胃经积热并伤筋；

渐增肿痛青尤黑，膝下外旁三寸寻。

腓腨发

腓腨发症属膀胱，积热凝于腿肚方；

高肿焮疼脓血吉，疮平紫暗定然亡。

黄鳅痈

黄鳅痈生腿肚旁，焮疼硬肿若鳅长；

肝脾湿热微红色，顺出稠脓逆败浆。

青蛇毒

青蛇毒症见形长，腿肚下兮紫块僵；

肾弱膀胱留湿热，蛇头刺出血为良。

接骨发

接骨发须踝后生，膀胱湿热结凝成；

平坚为逆焮红顺，迟溃伤筋缺踵行。

附阴疽

附阴疽发内踝上，正在三阴交会方；

赤肿坚兮鸡卵大，三阴交会湿凝成。

内踝疽　外踝疽

内外踝疽寒湿成，血凝气滞阻于经；

三阳外侧三阴里，初用宣通蒜灸灵。

穿踝疽

穿踝疽乃系脾经，踝骨串通寒湿凝；

高肿为阳阴闷肿，久淋清水漏须斟。

驴眼疮

驴眼疮兮胫骨居，脾经湿毒阻于肌；

疮边紫黑兼疼痛，臭水淋漓及早医。

湿毒流注　瓜藤缠

湿毒流注腿胫生，顶如牛眼肿兼疼；

数枚绕胫瓜藤缠，暑热湿寒在膝凝。

肾气游风

肾气游风腿肚生，如云游走火烘疼；

证由肾火留于内，气滞膀胱风又乘。

臁疮

臁疮内外两宜分，外属三阳湿热成；

内属三阴虚夹湿，外臁易治内难平。

鳝漏

鳝漏生于腿肚间，孔如钻眼水涟涟；

端由湿热侵乘发，痒痛相兼不易痊。

四弯风

四弯风发四弯间，风袭留于腠理缘；

搔破流脂仍作痒，形如湿癣甚缠绵。

风疽

风疽生胫曲凹中，搔痒皮伤津汁脓；

烦热肌红增肿痛，只缘血脉被邪冲。

足部

足发背

足发背由胆胃经，七情再把六淫论；

须详善恶分凶吉，细辨疮疽定死生。

涌泉疽

涌泉疽发足心中，由肾虚兮湿热壅；

痈浅速穿真易溃，疽深黑陷药无功。

脱疽

脱疽生在足指间，黄疱如椒黑烂延；

肾竭血枯成五败，无分新腐必归泉。

敦疽

敦疽足指肿痛生，出血脓兮红活轻；

寒湿相兼宜早治，证由脾肾损伤因。

甲疽

甲疽剔甲受其殃，或有甲长嵌肉伤；
胬肉高生疼痛甚，法宜化胬效非常。

足跟疽

足跟疽发脚挛根，紫肿无殊兔咬形；
溃破脓清难敛口，阳跷积热更伤筋。

厉痈　四淫

厉痈势小足旁生，足上足涯号四淫；
疽属三阴亏损重，三阳湿热发痈轻。

臭田螺

臭田螺症最缠绵，湿注阳明渗湿痊；
搓破皮糜腥水臭，脚丫痒痛白斑连。

土栗

土栗生在足跟旁，肿若琉璃亮色黄；
行路崎岖筋骨损，宣通壅滞最为良。

冷疔

冷疔寒湿足跟生，疼痛难当紫疱形；
黑烂孔深流血水，神灯照法用之灵。

脚气疮

脚气疮以膝下生，破津黄水躁心神；
原因风湿来相搏，体热胎红犀角灵。

牛程蹇

牛程蹇在足心生，冷水寒风侵袭成；
气滞血凝增硬埂，法宜鸽粪滚烫熏。

田螺疱

田螺疱在足心生，里湿外寒蒸郁成；
数疱连生皮甚厚，破津臭水烂而疼。

无定部

红茧疗

红茧疗如血靸形，心营火毒逆脾经；

背胸四末皆堪发，败毒清心效如神。

湿痰流注

流注名同源不同，湿痰瘀血并寒风；

稽留肌肉骨筋处，漫肿无头色不红。

五瘿（气血筋石肉）六瘤（气血脂筋骨肉）

五瘿阳证六瘤阴，瘿气血筋石肉分；

瘤气血脂筋骨肉，六淫痰滞七情评。

多骨疽

多骨疽由骨水虚，生疮溃久后寒踞；

初生患处胎元受，骨出无休骨胀医。

结核

结核原同果核形，皮里膜外结凝成；

或因怒火湿痰致，又有风火气郁生。

痼发

痼发皆由外感生，缩伸动处每成形；

四肢沉重心烦甚，漫肿无头寒热增。

瘭疽

瘭疽感受瘴烟成，随处相生痛应心；

腐烂伤筋兼着骨，小如粟米大梅形。

黄水疮

黄水疮如粟米形，起时作痒破时疼；

胃脾湿热兼风搏，黄水浸淫更复生。

瘴疽

瘴疽因受瘴邪成，内伏骨筋久痛增；

初黑渐青拳打状，急砭恶血复脓轻。

杨梅

杨梅结毒毒渊深，失志原于劫药吞；

日久毒潜藏骨髓，经虚外达显其形。

丹毒

丹毒如云成片红，湿寒风火肉中壅；

从胸走出四肢顺，肢上攻于胸腹凶。

赤白游风

赤白游风若粟形，表虚风袭气血凝；

焮红疼肿还兼痒，赤白须从气血分。

火焰疔

疔名火焰发心经，往往生于唇指根；

心作烦时神恍惚，红黄小疱痒麻疼。

紫燕疔

疔发肝系紫燕名，每于筋骨间相因；

神昏邪视多惊惕，三四日中烂骨筋。

黄鼓疔

黄鼓疔生黄泡形，脾经火毒上攻成；

四肢麻木烦干甚，每在腮颧咀角生。

白及（刃）疔

白及（刃）疔兮发肺经，多生鼻孔伏其根；

破流脂水兼疼痒，咳吐痰涎气急增。

黑靥疔

黑靥疔兮发肾经，黑斑紫疱硬如钉；

毒为极重疼牵骨，惊悸沉昏露目睛。

红丝疔

红丝疔乃起红丝，火毒攻心治勿迟；

斑点疹形心前后，羊毛疔症又须知。

翻花疮

翻花疮似菌形生，血燥肝虚怒气成；

鲜血淋漓无痛痒，疮疡溃后显其形。

血风疮

血风疮症偏身生，搔破流脂粟米形；

肝肺脾经风湿热，久延燥痒血津津。

【阐释】如前所述，潘氏外科诊治疾病，很重视病位，因关乎病变与脏腑经络的联系，辨证更能切中病机和要害，处方用药更具针对性。如此简要精练的歌诀，断非学验俱丰的临床大家，不能为之。

《详注周身名位骨度》

头　注：头者，人之首也，凡物独出之首皆名头。

脑　注：脑者，头骨之髓也，俗名脑子。

巅　注：巅者，头顶也，巅顶之骨俗名天灵盖。

囟　注：囟者，巅前之头骨也，小儿初生未合名曰囟门，已合名曰囟骨，即天灵盖后合之骨。

面　注：凡前曰面，凡后曰背，居头之前故曰面也。

颜　注：颜者，眉目间名也。

额头　注：额前发际之下，两眉之上名曰额，一曰颡者，亦额之谓也。

头角　注：额两旁棱处之骨也。

鬓骨　注：即两太阳之骨也。

目　注：目者，司视之窍也。

目胞　注：目胞者，一名目窠，一名目裹，即上下两卫目外之胞也。

目纲　注：目纲者，即上下目胞之两睑边，又曰睫，司目之开合也。

目内眦　注：目内眦者，乃近鼻之内眼角，以其大而圆，故又名大眦也。

目外眦　注：目外眦者，乃近鬓前之眼角也，以其小而尖，故称目锐眦也。

目珠　注：目珠者，目珠精之俗名也。

目系　注：目系者，目精入脑之系也。

目眶骨　注：目眶者，目窠四围之骨也，上曰眉棱骨，下即颅骨，颅骨之外即颧骨。

颅　注：目下之眶骨，颧骨内下连上牙床者也。

腭骨　注：腭者，即鼻梁，山根也。

鼻　注：鼻者，司嗅之窍也，两窍之界骨名曰鼻柱，下至鼻之尽处名曰准头。

頄　注：頄者，颐内鼻旁间近生门牙之骨也。

颧　注：颧者，两旁之高起大骨也。

顣　注：顣者，俗呼为腮，口旁颊前凹之空软处也。

耳　注：耳者，司听之窍也。

蔽　注：蔽者，耳门也。

耳郭　注：耳郭者，耳轮也。

颊　注：颊者，耳前颧侧面之两旁之称也。

曲颊　注：曲颊者，颊之骨也，曲如环形，受颊车骨尾之钩者也。

颊车　注：颊车者，下牙床也，骨总裁诸齿，能咀食物故曰颊车。

人中　注：人中者，鼻柱之下，唇之穴名水沟。

唇　注：唇者，口端也。

吻　注：吻者，口之四周也。

颐　注：颐者口角后顣之之下也。

颏　注：颏者，口之下唇至末之处，俗名下巴壳也。

颌　注：颌者，颏下结喉上两侧肉之空软处也。

齿　注：齿者口龈所生之骨也，俗名曰牙，有门牙、虎槽牙、上下尽根牙之别。

舌　注：舌者，司味之窍也。

舌本　注：舌本者，舌之根也。

颃颡　注：颃颡者，口内之上二孔，司分气之窍也。

悬雍垂　注：悬雍垂者，张口视喉上似乳头之小舌，俗名碓嘴。

会厌　注：会厌者，覆喉管之上窍，似皮似膜，发声则开，咽食则闭，故为声音之户也。

咽　注：咽者，饮食之路也，居喉之后。

喉　注：喉者，通声息之路也，居咽之前。

喉咙　注：喉咙者，喉也，肺之系也。

嗌　注：嗌者，咽也，胃之系也。

结喉　注：结喉者，喉之管头也，其人瘦者多外见颈前，肥人则隐于肉内多不见也。

胸膺　注：胸者，缺盆下腹之上，有骨之处也；膺者，胸前两旁高处也，一名臆，胸骨肉也，俗名胸膛。

髑骬　注：髑骬者，胸之众骨名也。

乳　注：乳者，膺上凸起两肉，有头，妇人以乳儿者也。

鸠尾　注：鸠尾者，即蔽心骨也，其质系脆骨，在胸骨之下，歧骨之间。

膈　注：膈者，胸下腹上之界内之膜也，俗名罗膈。

腹　注：腹者，膈之下曰腹，俗名肚；脐之下曰少腹，曰名小腹。

脐　注：脐者，人之初生胞带之处也。

毛际　注：毛际者，小腹下横骨间丛毛之际也，下横骨俗名尽骨。

篡　注：篡者，横骨之下，两股之前，相合共结之凹也，前后两阴之间名下极穴，又名屏翳穴、会阴穴，即男女阴气之所也。

睾丸　注：睾丸者，男子前阴两丸也。

上横骨　注：上横骨在喉前宛宛中，天突穴之外，小湾横骨旁，接柱骨之骨也。

柱骨　注：柱骨者，膺上缺盆之外，俗名锁子骨也，内接横骨，外接肩胛也。

肩解　注：肩解者，肩端之骨节解处也。

髃骨　注：髃骨者，肩端之骨也，即肩胛骨头臼之上棱骨也，其臼接臑骨上端曰俗肩头，其外曲卷翅骨肩后之棱骨也，其下棱骨在背肉内。

肩胛　注：肩胛者，即骨之末，层片骨也，亦名肩髆，俗名镰板子骨。

臂　注：臂者，上身两大肢之统称也，一名肱，俗名胳膊，胳膊中节上下骨交接处名曰肘，肘上之骨曰臑骨，肘下之骨曰臂骨，臂骨有正辅二骨，辅骨在上短细偏外，正骨居下，长大偏内，俱下接腕骨也。

腕　注：腕者，臂掌接交处，以其宛屈故名也，当外侧之骨名曰高骨，一曰铣骨，亦名踝骨。

掌骨　注：掌者，手之众指之本也，掌之众骨名壅骨，合凑成掌，非块然一骨也。

鱼　注：鱼者，在掌外上之隆起，其形如鱼，故谓之鱼也。

手　注：手者，上体所以持物。

手心　注：手心者，即掌之中也。

手背　注：手背者，手之表也。

指骨　注：指者，手指之骨也，第一大指名巨指；在外二节本节在掌第二名食指，又名大指之次指，三节在外本节在掌第三中指又名将指，三节在外，本节在掌第四名无名指，又名小指之次指，三节在外，本节在掌，第五指为小指，三节在外本节在掌，其节交接处皆有碎骨筋膜联络。

爪甲　注：爪甲者，指之甲也也，足趾同。

岐骨　注：岐骨者，凡骨之两义者皆名岐骨，手足同。

臂臑　注：臂臑者，肩髃下内侧对腋处，高起软白肉也。

胁肋　注：胁者，腋下至肋骨尽处之统名也；曰肋者，胁之单条骨之谓也，统胁肋之总又名胠。

季胁　注：季胁者，胁下至下肋骨也，俗名软肋。

䏚　注：䏚者，胁下无肋骨空软处也。

脑后骨　注：脑后骨者，俗呼为脑勺。

枕骨　注：枕骨者，脑后骨之下隆起者是也，其骨或棱或平或长或圆不一。

完骨　注：耳后之棱骨名曰完骨，在枕骨下两旁之棱骨也。

颈项　注：颈项者，颈之茎也，又曰颈者，茎之侧也，项者茎之后也，俗名脖颈。

颈骨　注：颈骨者，头之茎骨，肩骨上际之骨，俗名天柱骨也。

项骨　注：项骨者，头后茎骨之上三节圆骨也。

背　注：背者，后身大椎以下腰以上之统称也。

膂　注：膂者，夹脊骨两旁肉也。

脊骨　注：脊骨者，脊膂骨也，俗名脊梁骨。

腰骨　注：腰骨者，即脊骨十四椎下、十五十六椎间尻上之骨也，其形中四，上宽下窄，方圆二三寸许，两旁四孔，下接尻骨上际也。

胂　注：胂者，腰下两旁髁骨之上肉也。

尻骨　注：尻骨者，腰骨下十七椎、十八椎、十九椎、二十椎、二十一椎五节之骨也，上四节纹之旁，左右各四孔，骨形内凹如瓦，长四五寸许，上宽下窄，末节更小如人参芦形，名尾闾，一名骶骨，端一名橛骨，一名穷骨，在肛门后其骨上外两旁形如马蹄，附着两踝骨上端，俗名胯骨。

肛　注：肛者，大肠下口也。

下横骨、髁骨、楗骨　注：下横骨在少腹下，其形如盖，故名盖骨也，其骨左右两大孔，上两分出向后之骨，首如张扇，下寸许，附着于尻骨之上，形如马蹄之处，名曰髁骨；下两分出向前之骨末如楗柱在于臀内，名曰楗骨，与尻骨成鼎足之势，为坐之主骨也，妇人俗名交骨，其骨面名曰髎，侠髎之白名曰机，又名髀，棍外接股之髀骨也，即环跳穴处，此一骨五名也。

股　注：股者，下身两大肢之统称也，俗名大腿，小腿中节上下交接处名曰膝，膝上之骨曰髀骨之大骨也，膝下之骨曰胻骨，胫之大骨也。

髀骨　注：髀者，膝上之大骨也，上端如杵，接于髀枢，下端如锤接于胻骨也。

胻骨　注：胻骨者，俗名臁胫骨，其骨两根在前者名成骨，又名髀骨，形粗，膝外之骨突出也，在后者名辅骨，形细，膝内侧之小骨也。

伏兔　注：伏兔者，髀骨前膝之上起肉似俯兔故曰伏兔也。

膝解　注：膝解者，膝之关解也。

膑骨　注：膑骨者，膝上之盖骨也。

连骸　注：连骸者，膝外侧二高骨也。

腘　注：腘者，膝后屈处，俗名腿凹也。

腨　注：腨者，下腿肚也，一名腓肠，俗名小腿肚。

踝骨　注：踝者，胻骨之下，足跗之上两旁，突出之高骨在外为外踝，在内为内踝也。

足　注：足者，体所以趋走也，俗名脚。

跗骨　注：跗者，足背也，一名足跌，俗称脚面，跗骨者足趾本节之众骨也。

足心　注：足心者，即踵之中也。

跟骨　注：跟者，足后跟之骨也。

趾　注：趾者，足之指也，其数五，名为趾者，别于手也，居内之大者名大趾，第二趾名大趾之次趾，第三趾名中趾，第四趾名小趾之次趾，第五趾居外之小者名小趾，圆骨形突者名核骨。

三毛 注：足大趾爪甲后为三毛，毛后横纹为聚毛。

踵 注：踵者，足下面着于地之谓也，俗名脚底板。

丙子孟秋下澣云伯录于曲溪爱月庐内

《分经药性赋》

（一）手太阴肺经用药赋

肺主五脏之华盖，出声音而泽逮皮肤，亦为百脉之宗筋，通呼吸而权归清肃。实则梦兵戈之竞扰，虚则梦田野之平所。有余则喘嗽，泻必辛凉；不足则气微，补须酸属。

人参甘温微苦，补肺中元气，而虚胀自除。法在塞因塞用，非实热所可沾唇。

沙参甘苦微寒，补肺中真阴，而火刑可却。治由专任专成，岂寒客所宜染指。

注：分南北沙参二种。南沙参养阴润肺、益胃生津效力较北沙参弱，但具有祛痰补气作用，用于肺燥咳嗽及温热病后气液不足为宜。

东洋参微温而苦，擅和脾益胃之功。

西洋参苦寒微甘，得降火生津之旨。

杏仁辛温甘苦，宣肺气而行痰，散风寒而解表，利胸膈之郁结，通大肠之气壅。

竹叶辛淡甘寒，消痰涎而清热，凉心火而缓脾，除上焦之风邪，清气冲之咳逆。

前胡辛以畅肺解风寒，甘以入脾理胸腹，苦泄厥阴之热，寒散太阳之邪，下气甚佳，消痰有效。

薄荷辛以通窍散风邪，升以发汗搜肝气，香开胸膈之满，凉清肺金之热。失音可救，痰嗽更宜。

燕窝甘平，养肺阴，理虚劳之圣药，止咳嗽之无休。

蝉蜕甘寒，除风热，清声音之良方，疗惊痫而有益。

百部甘苦微温，利肺金之受刑，能使诸嗽立止，疗小儿之疳积，可望诸虫渐除。

栝楼甘寒苦润，清上焦之火邪，能使痰气下降，涤胸膈之郁热，可望津液上承。

香薷辛温，为炎天解表邪之妙品，乃夏月清阴暑之灵根。

麦冬甘苦，退肺内潜藏之伏火，生肺中不足之辛金。

紫菀辛温而润，得保金之功能，开喉痹而通利。

白及苦涩而辛，得秋金之令，能化瘀血而生新。

海粉甘寒，消痰而清热。注：为蛤蜊粉之别名。

山药甘平，益胃而涩精。

桔梗味苦辛平，表散寒邪，开提气血，清肺热以治痈痿，通鼻塞而理咽喉。

百合味甘而平，润肺宁心，清热止嗽，利二便以治浮肿，止涕泪而定癫惊。

贝母甘辛微寒，涤热清心，消痰润肺，喘咳红痰有藉，胸中郁结无虞。

注：贝母分川贝母、浙贝母二种，川贝母功用润肺散结、止嗽化痰。治虚劳咳嗽，吐痰咯血。浙贝母功用清热化痰、散结解毒，治风热咳嗽、肺痈、瘰疬、乳痈等。

南星味苦而辛，疗痫治惊，攻坚拔肿，破血行胎可虑，风湿麻痹须寻。注：为天南星之别名。

莱菔子气辛性温，除膨胀，消食积，主下气而散寒。生研能吐风痰，而疮疹可发；炒熟能除喘咳，而肿毒亦消。

桑白皮辛甘而寒，利二便，止嗽痰，泻肺火而解渴。枝可消食定喘，而祛风养筋；叶可明目祛风，而长发止汗。

茅根甘寒，清火兼行水。花能止血，而热亦清，诚能溃脓，而邪外托。注：为白茅根之别名。

苏叶味辛，祛风而散寒。子则开郁而气能降；梗则顺气而胎保安。

注：为紫苏叶之别名。

牛蒡子气辛苦寒，散肿毒之疮疡，而喉痹可理。

马兜铃辛苦而寒，清肺金之火邪，而嗽痰可革。

射干苦寒，消心脾老痰，疗喉痹咽干。

海石咸寒，化上焦老痰，消瘿瘤结核。注：为海浮石之别名，又名浮海石。

天冬甘苦大寒，清金降火，而水彻上源。

花粉酸甘微苦，助胃生津，而热从下出。注：为天花粉之别名。

乌梅肉酸温，涩肠敛肺，血痢尤灵。

白芥子辛温，利气豁痰，虚人宜禁。

枯芩苦寒，泻肺火而清气，治火嗽而降痰。注：即黄芩。

马勃辛平，清肺火而解热，主喉痹而痛定。

白前辛甘微寒，能止嗽而快膈，主降气而下痰。

五味子甘酸咸温，能敛肺而生津，定喘嗽而滋肾。

葶苈子苦辛大寒，有喜逐水气之能，泄阳分气闭之病。痰饮可理，散结调经。

旋覆花辛苦咸温，治肺经脏腑之病，有通利血脉之能。下气消痰，行水更胜。

肺苦气逆，急食苦以泄之；肺欲收敛，急食酸以收之。用酸补之，以辛泻之。

（二）手阳明大肠经用药赋

大肠当脐右叠回，称庚金之腑，转输糟粕，为传道之官。实积而肠满不通，泻须远热；阳虚而肠鸣泄痛，补不宜寒。

麻仁甘平滑利，润肠中之燥结，疗难便而缓脾。注：全名为火麻仁。

黄芩苦寒胜热，泻中焦之火邪，除脾家之湿热。

桃仁苦平微甘，破大肠之血滞，而新血亦生。

大黄大苦大寒，涤肠胃之塞壅，而瘀热能理。

禹余粮甘平性涩，止痢治血崩。

白头翁味苦性寒，能消痈止热痢。

玄明粉辛甘咸冷，去胃家之实热，而肠中宿垢堪平。注：为芒硝经风化失去结晶水而成的无水硫酸钠。

樗白皮苦涩而寒，去肺胃之陈痰，而久痢肠风有益。注：别名椿根皮。

诃子苦温，开音止渴，并治滑泄之疴。

锁阳甘温，益精补阴，正属温润之剂。

淫羊藿甘温，入肝与肾，理四肢兮补命门。

牵牛子辛热，逐水消痰，利二便兮息风秘。

炙卷柏辛温，治脱肛肠风而下血。

豨莶草辛苦，主泄泻、风湿之疮疡。

地榆酸苦微寒，主收敛，入下焦，除血热肠风血痢。

槐角性寒而苦，走大肠，清肝胆，治诸痔温养阴疮。

槟榔辛苦而温，破胀攻坚，疏后重而行痰宜进。

枳实酸寒而苦，行痰破气，利胸膈而水肿堪尝。

（三）足阳明胃经用药赋

胃为仓廪之官，平调则五脏安妥；又为水谷之海，宽畅则六腑冲和。审虚寒兮骨节皆痛，验实热兮口舌干枯。

藿香辛甘微温，开胃止呕，而中州得令。

丁香辛温纯阳，泄肺温胃，而冷逆可平。

神曲辛甘而温，消食化痰，而调中为圣。

豆卷味甘性平，破血消水，而胃热尤神。注：全名为大豆黄卷或大豆卷。

柏子仁性甘而平，气香以透心脾，性润而滋肝肾。

人中黄味甘而寒，泻五脏之热，顿入肠胃之经。

海金沙以甘寒之性，清血分之热于太阳，领釜底抽薪之义。

山楂肉得甘酸之味，去油腻之停于仓廪，表胃中磨积之名。

黑姜辛苦大热，除脏腑之沉寒，去胃中之痼冷。注：即炮姜。

厚朴辛苦而温，主客寒之犯胃，使湿气之难侵。

煨姜微散而微燥，止呕和胃而称奇。

姜汁性润而辛温，噎膈反胃为良剂。

白芷味辛性温，订芳香上透之功，行肺胃大肠之脉，主治排脓活血，堪平风湿痛疽。

升麻甘辛微苦，有表散风邪之效，具升散火郁之能，切忌阴虚火升，兼理后重下痢。

蜜糖甘润，滋肠胃之燥枯。

猬皮苦平，主胃中之气逆。

麦芽甘温益胃，主消食而健脾。

谷芽甘温快脾，主开胃而下气。

米仁甘淡微寒，益胃土而胜水，补肺金而除蒸。注：为薏苡仁之别名。

竹茹甘而微寒，开胃土之炎邪，清肺金之燥烈。

砂仁辛温香窜，乃开胃和中之要药，吐泻均宜。

枳壳苦酸微寒，为逐痰破气之神方，脾虚无益。

石膏甘淡寒辛，止渴而并生津，降火而清胃热。

石斛咸寒甘淡，止汗而除虚热，平气而更安神。

生姜辛温，宣肺解郁，而畅胃开痰，发表祛寒，而定呕除咳。

干姜辛热，开胃扶脾，而宣诸脉络，逐寒发表，而燥湿温经。

葛根辛甘性平，升举脾阳而退热，鼓舞胃气而生津。

茯苓甘平淡渗，下通膀胱而利湿，功益脾土而宁心。

（四）足太阴脾经用药赋

脾为谏议之官，四肢是主，又为仓廪之本，万物归根，实则饮食消而肌坚肤泽，虚则身体瘦而气黯神昏，辨性味而欲甘欲缓，省生冷而宜热宜温。

白术甘苦而温，消胃腑之痰涎，去周身之湿痹，和中而止泻，燥湿以补脾。

苍术苦温辛烈，解六郁之神方，升胃中之阳气，逐痰而除湿，燥胃以强脾。

甘草味甘，生补脾胃之不足，而泻心火，炙补三焦之元气，而散表寒。

黄芪甘平，生固表而补肺，虚火可泻，炙补中而益气，阴毒能医。

益智辛热，能固气而涩精，开郁结，摄唾涎，补心气之不足。_{注：}全名为益智仁。

党参平甘，主除烦而疗渴，健坤阳，舒转运，补中气之微虚。

蒸饼甘平，利三焦，通水道，得化积而养脾。

饴糖甘温，益气力，润痰涩，能缓中而止嗽。

秫米甘寒，主阴虚阳盛，妊娠漏黄汁是医。_{注：为粟米之别名。}

御米甘寒，能润燥厚肠，翻胃吐白涎可救。_{注：为罂粟之别名。}

银花性属平甘，除热解毒而补虚养血，疗风而止渴。_{注：全名为金银花。}

陈皮辛温而苦，调中消痰而导滞，利水止嗽而破症。_{注：为橘皮之别名。}

肉果辛温，主理胃而暖脾，虚泻援引。_{注：为肉豆蔻之别名。}

黄精甘平，主补中而益气，风湿须寻。

半夏辛温体滑，斯有除湿化痰之效，兼具健脾和胃之能，胸下之坚满堪通，痰厥之头疼可进。

辛夷辛温轻浮，爱其解肌利节之权，还擅通窍温中之柄，胃中之清阳能助，九窍之风热可平。

脾居五脏之中，因散精而归肺，寄旺四时之内，称阴土而主肌，须详外损，有余中不足，当审内伤不足中有余，职主消磨，喜燥总由于恶湿，后天倚赖，补肾又不若健脾。

（五）手少阴心经用药赋

心为君主出神明，位定离宫之灵爽，先存寡欲，见人道之光明，虽若无为，并天时之长养，虚寒则恐怯其情思，实热必癫狂其形像，心阳不足，补须参附堪知，离火有余，泻用芩连可想。

丹参气平味苦，入心与包络，定血虚神志之难安，主癥瘕瘀凝之不散。

郁金甘苦寒辛，入心与包络，疗产后攻心之败血，治妇人逆行之月经。

苦参大苦大寒，消痈解毒，胜热杀虫，有治疸黄溺赤之功，有固梦遗滑精之效。

元参苦甘微寒，降火滋阴，除烦止渴，入心肺以清上焦之火，入少阴以滋肾水之精。

石莲子味苦性寒，止噤痢而除烦，去湿热而开胃。

寒水石大寒咸辛，治口渴之水肿，疗时气之热蒸。

黄连入心泻火，性存大苦而大寒，凉血镇肝，功归解郁而解渴，治热毒之泻痢，疗火郁之心疼。

淡豉泄肺解肌，得苦寒无毒之性，调中下气，除疫气瘴气之能，治烦躁之难眠，疗懊憹之满闷。

珍珠味甘咸寒，治痘疔、疗惊热，镇心神以安魂，又止阴精遗泄，而白浊亦平。

琥珀味甘而平，消瘀血、破癥瘕，定魂魄以宁心。又使肺气下行，而膀胱通顺。

莲肉甘平涩精，心肾交而君相之火邪俱靖，肠胃厚而泻痢之滑脱均收。

芡实甘涩而平，能益脾而虚寒之泄泻无虞，主封髓而带浊之淋漓有赖。

天竺黄甘而微寒，能豁痰而治惊痫，识镇肝之力奇。

龙眼肉甘平而润，能悦胃而顿神魂，谙培脾之功备。

茯神淡渗甘平，能使心气内安其宅，赖此包容，至于太和。

远志温苦而辛，能通肾气上达于心，资其宣导，臻于纯粹。

金箔辛平有毒，安镇灵台，神魂免于飘荡，辟除恶祟，脏腑搜其伏邪。

朱砂甘寒有毒，解乎胎热，明目只是清肝，定厥癫狂，多服令人愚昧。

龙骨甘涩，固肠益肾是其长，媲龙齿以安魂，而痫惊可镇。

虎骨辛温，定痛辟邪非所短，配虎睛以安魄，而精魅能攻。注：能治惊悸、癫痫。

（六）手太阳小肠经用药赋

受盛而化物，职在小肠，扬清而又激浊，渗入膀胱，为丙火之腑，上则奉命乎心阳，行未时之令，下则直接乎大肠，君火倍难措折，导赤散宜尝；郁热自当瀹决，八正散最良。

牛膝酸苦而平，系肝肾之引经，为淋症之要药，生则散恶血而破痕，蒸能理腰膝而强筋。

猪苓淡渗甘苦，消肿胀而最适，能泄滞而除淋，升则开腠理而解肌，降则行水道以利湿。

石韦甘苦微寒，通膀胱而能利水，清肺金以滋化源。

泽泻甘咸微寒，利小便而入膀胱，泻肾火而兼祛湿。

海藻咸苦而寒，能消瘰疬与瘕症，而散结核。

昆布性雄而滑，能消瘿瘤与阴癀，而化顽痰。

瞿麦苦寒，降心火，利小肠，能逐膀胱之热邪，为治淋之坚药。

萹蓄苦平，利小便，治黄疸，能疗女儿之阴蚀，乃杀虫之灵丹。

地肤子甘苦而寒，除虚热，入膀胱，通淋而利小便。

大小蓟甘苦而凉，入下焦，疗血痢，破瘀而并生新。

大腹皮辛以泄肺，温以和脾，皮肤之水能逐，心腹之气可开，兼治霍乱而更适。

绵茵陈苦而燥湿，青而入肝，解中下之蓄邪，散五脏之火毒，又疗诸黄而最神。注：为茵陈蒿之别名。

冬葵子甘寒淡滑，润大肠以利小肠，花亦得带下血淋之力。

车前子味甘性寒，开水窍以固精窍，叶又得通淋明目之能。

至若考其源本，本腑阑门下口寻，上承胃下之幽门，开提合法滓无蓄，法用疏通水液澄。

（七）足太阳膀胱经用药赋

膀胱守州都之职，津液藏而又号黑肠，申时行壬水之交，气化出而咸推肾表，赤白带由小肠而入于胕经，水气淫，因胀满而塞其渗道，净府之洁当知，鬼门之开宜晓。

麻黄辛苦而温，为太阳营方，治发热无汗卫实之人，主寒邪不得外通之剂，能开闭拒之腠理，散火郁于肺金。

藁本辛温雄壮，为太阳风药，治寒气客于巨肠之脉，主头痛连于巅顶之中，祛风以其上行，去湿偏能下达。

防己苦寒大辛，能却下焦之湿滞，兼泻血分之热邪。

木通辛淡甘平，上清心肺之火邪，下导膀胱之圣药。

滑石淡渗寒滑，上清化源，下走膀胱，导六腑之湿热，通九窍之津阴。

通草气寒味谈，上达胃气，下行肺热，能使乳汁流通，可灭火邪之虐。

桂枝辛甘而温，解肌表之邪而止汗。

蔓荆辛平味苦，治头之痛而搜风。注：全名为蔓荆子。

羌活辛苦性温，入太阳，理游风，兼入肝肾气分，得解表利节之功。

防风辛甘微温，走太阳除头痛，又行脾胃二经，为胜湿祛风之剂。

黄柏微辛苦寒，沉阴下降，洵属膀胱引经，能通相火之炎于癃闭。

乌药辛温香窜，上入肺脾，下行膀胱与肾，能疏邪逆之气于胸腹。

如或在上之气不施，则往入大肠而为泄，在下之气不施，则苦于不出而为癃。

（八）足少阴肾经用药赋

出伎巧而作强，主封藏而充骨，属癸水之肾脏，应北方之黑色，右命门，女子为系胞之源，左名肾，男子系藏精之室，诊候两分于水火之繇，受病同归于膀胱之职。

独活辛苦微温，而伏风可理，疝瘕奔豚，由风寒湿客于肾家者可食。

细辛辛温散寒，而头痛堪治，口疮喉痹，因少阴火出于实候者宜沾。

附子辛甘大热，补元阳，坚筋骨，可休胃脘之冷疼，祛寒湿，消癥瘕，扶消沉阴之效药。

肉桂辛甘大热，治腹痛，止奔豚，伟绩皆由于助火，通血脉，定惊痫，奇功端赖乎平肝。

苁蓉甘酸咸温，滋润五脏，兼补命门相火。

萸肉酸涩微温，宣通九窍，能护癸水元精。

川续断辛苦微温，理筋骨而止胎漏血崩，女科需为上品。

地骨皮甘淡而寒，靖虚炎而退外潮内热，立方屡有奇勋。

菟丝子辛甘而温，温补三阴，而阳氛不馁。

蛇床子辛苦而温，能补命门，而风湿自泯。

金毛狗脊甘苦而温，强机关，利俯仰，堪坚肾而滋肝。

冬虫夏草味甘性平，已劳嗽，化血痰，可保肺而益肾。

胡麻味甘而平，入肝而滋血，肌肤之瘫痪皆除。注：为黑脂麻之别名。

杜仲甘温微辛，益肾而添精，腰膝之酸疼易尽。

海螵蛸咸温，性能收涩，有软坚止滑之能。

金樱子酸涩，扃钥元精，合闭蛰封藏之根。

熟地甘而微温，滋肾水而封填骨髓，利血脉而补益真阴，三阴虚损可服，胸膈凝滞须斟。

知母苦滑寒辛，利膀胱而兼泻胃热，泻肾火而上清肺金，肢体浮肿宜寻，有汗骨蒸当进。

覆盆子甘涩而温，美颜色，补肝虚，治肾水之虚羸，女子不克受孕。

胡芦巴苦温纯阳，暖丹田，壮元气，治肾脏之虚冷，阳气不得归元。

淡秋石咸平，降火滋阴，而骨蒸有藉。

瓦楞子咸平，消痰破血，而癥瘕堪痊。

沙蒺藜味苦性温，守封髓之常，固收精窍。注：为沙苑子之别名，又名潼蒺藜、潼沙苑、沙苑蒺藜。

旱莲草甘酸而寒，禀纯阴之质，补益先天。注：为墨旱莲之别名。

御米壳酸涩而平，能敛肺而涩肠，治久嗽而固肾。注：为罂粟壳之别名。

女贞子甘苦而凉，安五脏而明目，除虚火而补阴。

赤小豆甘酸平，能通便而行水。

黑大豆甘而寒，能补肾而镇心。

牛黄苦甘而凉，清心解热，而利痰凉惊。

鹿茸甘咸而温，助阳健骨，而补髓添精。

（九）手厥阴心包络经用药赋

心包为相火之脏，实乃裹心之膜，受少阴之交，连三焦之络，奉承主上，能呈喜乐之情；职守膻中，不啻人臣之托，功居外卫，使都城无震动之虞，力重内援，俾深宫乏热邪之索。

羚羊角味苦咸寒，专趋血海，益真阴而血痢无虞，直达东方，泻肝火而昏冒有赖，祛风明目，惊骇狂越总驱除，解毒散瘀，瘰疬痈疽通解散。

犀角尖酸苦咸寒，散风泻肝，明昏目而痰壅都扫，清心解热，去狂邪而惊悸可操，攻毒透斑，发背痈疽咸雾释，清解胃热，崩淋吐血尽冰消。

连翘味苦微寒，而性升浮，能散诸经之气血。

栀子轻飘泻火，而工屈曲，能通郁结之炎蒸。

代赭石入肝与心包，取其重以镇虚热。

石菖蒲芳香开心孔，妙在苦而性辛温。

（十）手少阳三焦经用药赋

三焦分乎上中下，出水道而决渎有司，治病该乎头腹足，统脏腑而经络分支。

秦艽燥苦而辛，统治湿胜风淫，却又荣筋活血，二便滑利者休，下部虚寒者忌，而兼之身挛当服。

木香辛苦而温，主三焦气分，治九种心疼，利气宽中不可缺，消食开郁不可无，而并为后重宜增。

佛手柑辛苦酸温，理上焦之气而止呕，健脾土之虚而益胃。

参三七甘苦微温，破伤损之疮而散血，入肝胃之经而止疼。注：为三七之别名。

没药味苦而平，破瘀血而疼痛自止，散结气而壅肿渐除。

乳香辛苦而温，理风冷而和中止痛，补腰膝而活血舒筋。

白豆蔻辛热，流布三焦，温暖脾胃，而吐逆不升。

黑山栀苦寒，曲行小便，寒泄热邪，而烦呕可革。

橘核苦平，治疝痛而何难。

柿蒂苦温，止呃逆而倍适。

青皮辛苦而温，能疏肝而泻肺，破滞气以消痰。

木瓜酸涩而温，能敛肺而伐肝，调营卫以祛湿。

制香附辛香苦甘，通行八脉十二经，能开六郁，乃气病之总司，为女科之圣药。

元精石咸寒而降，主治下虚与上盛，救阴助阳。得太阴之精气，有拯逆之神功。

益母草微苦辛寒，去瘀血，止崩漏，调月经，子能顺气逐风，属辛散滑利之品。

补骨脂辛苦大温，暖丹田，壮元阳，缩小便，主治虚寒喘嗽，抱纳气归肾之雄。

山豆根苦寒，泻心火以保辛金，去肺与大肠之风热。

海松子甘温，除诸风以开胃气，润肺金大便之虚癖。

威灵仙辛温而咸，散湿祛风，疏五脏而偏行经络。

阳起石咸温无毒，破癥消水，补一肾而培植命门。

使君子甘温，止泻杀虫，为消积治疳之品。

刀豆子甘温，温中止呃，乃归元下气之能。

（十一）足少阳胆经用药赋

胆膺决断之权，官名中正；腑无秽浊之传，声称清净。娱情恬澹，依然王道之无私；矢志担承，俨若将军之执竟，禀无输无受之资，托半表半里之病。

丹皮微寒苦辛，退无汗之骨蒸，泻血中之伏火，行手足少阴并厥阴，治疮疡烦热与惊痫。注：为牡丹皮之别名。

柴胡微寒而苦，主治阳气下陷，能引清气上行，平厥阴少阳之邪热，散十二经脉之疮疽。

菊花甘苦微寒，平肝木，益肺肾，而心火顿除，散湿痹，除头眩，而目翳堪去。

钩藤甘苦微寒，除心热，平肝风，而惊啼颇效，疗目眩，发斑疹，而舒筋称奇。

五加皮性系辛温，明目舒筋，克归功于藏血之海，益精缩便，更得力于闭蛰之官，风湿宜求，疝家专掌。

郁李仁辛苦甘温，润达幽门，而关格有转输之妙，宣通水府，而肿胀无壅遏之嗟，破血有效，津损非宜。

常山寒而辛甘能行水而引呕，可却积饮老痰之病。

草果性存辛热克除痰又消食，更治太阴独胜之寒。

预知子性属苦寒，杀虫疗蛊，理痃癖而气块能消，止烦闷而小便堪利。注：为八月札之别名。

酸枣仁味系甘酸，益胆滋肝，疗胆虚而阴气克助，敛虚汗而心君可安。

（十二）足厥阴肝经用药赋

将军而兼谋虑，锐不可当，窍目而为罢极，魂之所藏。性曾急迫仓皇，早申宽解慰安之义；木欲扶苏条达，故有酸泻辛补之方。

当归辛温甘苦，为阴中之阳方，治阴虚而阳无所附，又为血中之气药，使气调而血有所归。

芍药酸苦微寒，补脾虚之内损，营卫和而腠理皆充，泻肝火之上升，胁痛除而脘疼不作。注：为白芍药。

泽兰甘苦辛温，主经候可通，癥瘕可散，消水总由耗伤之品，舒郁亦由气味之香。

天麻辛温无毒，治语言不遂，麻木不仁，去湿兼有除惊之功，却风又入厥阴之络。

龙胆草大苦大寒，泻肝胆之火邪，而下焦之湿热顿去。

夏枯草辛苦微寒，散厥阴之郁火，而目珠之夜痛堪医。

降真香辛温，行瘀滞之血如神，止金疮之血至验。

海桐皮苦平，理腰膝之疼若圣，除风湿之害称奇。

蒲黄味甘而平，疗诸疮疖，消瘀通经，心腹膀胱之热，一攻而殆尽。

首乌苦涩甘温，补益肝肾，调和气血，产后崩带之病，倾倒而无遗。

艾叶苦辛而温，得纯阳之性，能垂回绝之元阳，理气血，走三阴，而吐衄崩带有藉。

青蒿子味苦而寒，受少阳之精，能治阴分之伏热，清暑邪，走肝胆，而目疾风毒无虞。

茜草根酸而咸温，行血止血，得通经导滞之能。

密蒙花甘苦微寒，明目润肝，为涤热和营之用。

全虫辛平有毒，逐肝风，透筋骨，而并治惊痫。注：为全蝎之别名。

天虫咸辛而平，化风痰，平惊痫，而兼疗齿痛。注：为白僵蚕之别名。

萆薢甘苦性平，主风寒湿痹，腰膝作疼，既可去膀胱宿水，反能止失溺便频。

沉香辛温甘苦，主下气调中，心腹作痛，已堪去脾土痰涎，更可疗肌肤水肿。

百药煎甘酸，去咳嗽之痰，无殊掌示，疗热渴之病犹若神灵。

五灵脂甘温，止血气之痛，无异手捎，行冷滞之瘀尤同仙术。

刺蒺藜辛苦而温，能疏肝而泻肺，癥瘕不散者可尝。

延胡索辛苦而温，能行气而通经，瘀滞有余者可食。

荆芥辛苦而温，入厥阴又入太阴，行气分兼行血分。力备轻宣，而血中之风邪可去；功能发表，而膜外之风从汗消。

芎藭辛温升浮，为厥阴主药，乃少阳引经。上行头角，畅清阳之气，而止痛疼；下行血海，养新血之生以通壅塞。注：为川芎之别名。

钟乳石甘温，益精壮阳，下焦之虚弱宜宝，止嗽解渴，上部之虚损堪珍。

花蕊石酸涩，专走肝经，金疮之流血至效，能化瘀血，胎衣之不下殊灵。

吴茱萸辛苦大热，能镇逆而疏肝，可温中而除湿。

刘寄奴味苦而温，能下胀而止血，可通经而破症。

紫草甘咸而寒，入厥阴而凉血，解毒邪而最神。

红花辛苦甘温，入肝经而活血，疗产后之血凝。

苏木辛温，宣表里之风邪，除新旧之瘀血。

芦荟苦寒，解胸膈之烦闷，疗稚子之病惊。

桑寄生苦甘，活络舒筋在所胜。

枸杞子甘温，滋肝益肾乃其能。

青黛咸寒，泻郁火于肝家，治黄疸之君药。

紫参苦寒，消肝脏之痞块，为血积之殊珍。

鲜生地甘苦大寒，能泻丙火，诸经之血热可平，又清燥金，而吐衄与崩中至圣。

干生地苦甘而寒，养阴退阳，五心之烦热宜斟，生血凉血，而崩中与血晕颇神。

（十三）奇经八脉用药赋

督带任冲，并阴阳跷维，此谓之八脉，散络分支，无表里配偶，故谓之奇经，督主表而冲主里，痫属阳而癫属阴，探源达委，得暗还明，洵有书为证，岂无药可凭。

鹿角咸温，能通督脉，补肾生精髓，而崩中堪止，强筋壮腰膝，而吐血并除。

龟板咸寒，能通任脉，养心增智慧，而崩漏即痊，补肾退骨蒸，而痎疟可截。

当归身甘辛苦温，去瘀生新，散寒和血，治肢节之痛，带脉为病之因。

紫石英甘辛而温，重以祛怯，湿以润枯，主肝血受虚，冲脉虚寒之疾。

阿胶咸平无毒，止血也兼能去瘀，疏风兮又且补虚，东走肝垣，养血强筋须选用，西归金府，化痰止咳实咸宜。

牡蛎性味咸寒，克敛汗而免崩淋，主固精而涩二便，功专清热，虚烦赤痢不可无，力备软坚，破瘰消痕庸何缺。

鳖甲味咸而寒，消心腹之痕症，解骨间之蒸热，妇人漏下，五色可医。

海参甘咸而温，能壮阳而治痿，堪补肾而益精，凡人亏损，下焦得力。

太子参甘苦微温，专补十二经之气。

留行子甘苦而平，通行十二经之血。注：为王不留行之别名。

桃仁泥苦平微甘，通大肠血秘，治热入血室之中。

粉沙参甘而微寒，使清肃下行，损无降有升之逆。注：为明党参之别名。

（十四）解毒用药赋

痈疽必由火而生毒，痛痒或因热而生风。顶托乃为上策，调和岂属中工。发于阴，非温经莫济；发于阳，惟凉解是宗。

大青咸苦大寒，可疗热狂，为阳毒发斑之药。注。全名为大青叶。

荸荠甘淡微寒，能消疔肿，皆利肺解毒之征。

蚤休苦寒，专理痈疽，兼疗惊痫。

败酱苦平，既能解毒，又可止疼。

皂角刺气辛而温，力备解毒而搜风，乃胎衣之可下。

毛茹菇甘寒微辛，功专清热而散结，亦疗毒之能清。注：为山慈菇之别名。

蒲公英甘寒而苦，专治疔毒乳痈，却属通淋之妙品。

紫地丁辛苦而寒，主治疮疡瘰疬，能消壅肿之无名。

胡桐泪苦咸寒，乃齿䘌骨槽之克解。

石决明味咸凉，亦肺肝风热之可平。

忍冬藤甘寒，兼能养血。

零余子味甘性温，性温益精，而强腰腿。

【阐释】 说起"药性赋"，古医籍中较多，其中最脍炙人口的当数署名无名氏（有说是李杲）的《药性赋》。潘氏外科《分经药性赋》则别具特色，其立足点在于分经用药，编成歌赋，读来朗朗上口，易学易记，很有实用价值。值得指出的是，某药归某经，往往并非单归一经，未可截然分割，这点必须明确，故读本赋，应灵活掌握。

《六淫问答七情论》

六淫问答

风

客问曰：人之伤于风，则恶风，何也？

曰：有人之伤于食，则恶食也，虽所感不同，而此理则一也。

客曰：风之使人寒热，何也？

曰：经谓风气兹于皮肤之间，内不得通，外不得泄，腠理开则洒然寒，闭则热而闷也。

客曰：风之伤人也，或在头，或在足，或在四肢，或在肩背，以及筋骨肌肉，无处不到，何也？

曰：经谓风者善行而数变，盖风有鼓舞飞扬之用，故无处不到也。故为寒热，为热中，为寒中，为疮疡，为肌肉不仁，为偏枯，为唇风诸病。

客曰：风之中于何脏，不待切脉，而于色可知之乎？

曰：五脏各有所主之色，《风论》言之已详也。

客曰：治之奈何？

曰：有因其经而刺之。

客曰：治之何以？

曰：经谓风淫于内，治以辛凉。

客曰：治以辛凉何也？

曰：风为阳邪，辛能宣之，凉能清之。

客曰：常见治风者，每以防风、荆芥、羌独活一派辛温之剂，何也？

曰：此惟权用于风，邪在表之时，一散而解，若已入腑，正非辛凉不为功也，经亦尝言，发表不远热，攻里不远寒，在乎临症时变通可也。

寒

客曰：尝闻寒为阴邪，势当恶寒，复发热者，何也？

曰：《热论》谓，人之伤于寒也，则为病热。夫寒之客于表也，未得与阳气相搏，故形寒，已入于里，得与阳气交争，则热也。

客曰：尝闻伤寒有三阳三阴之传变，且有一定之准期，信乎？

曰：一日巨阳，二日少阳，三日阳明，是三阳也；四日太阴，五日少阴，六日厥阴，是三阴也。

客曰：传经之各病状何有？

曰：《热论》言之已详，不复述也。

客曰：病热或有死，或有不死，何也？

曰：经曰热虽盛不死，其两感于寒而病者必不免于死，其两感之病状，《热论》亦言之已详。

客曰：病之从逆可占之于脉乎？

曰：未汗未下，脉洪而大是从也；已汗已下，脉洪而大是逆也。从则生，逆则死也。

客曰：其故何也？

曰：汗下后，邪当在脉，宜沉细；今汗下后而脉反洪大者，是精却而邪胜也。当是时也，若能食则病犹可持，不能食则寿可立而倾也。

客曰：宜汗宜下，候之何有也？

曰：《难经》谓阳虚阴盛，汗出而愈，下之即死；阳盛阴虚，汗出而死，下之即愈。

客曰：阳虚阴盛何谓也？

曰：阳虚阴盛，表病里不病也，故汗出而愈，下之即死；阳盛阴虚，里病表不病也，故下之而愈，汗之即死。总以在表宜汗，在里宜下。虽张名仲景称治伤寒之圣亦不能废其绳墨也。至于有传经不传表里，评《热论》谓变易，则随症脉处，治吐下汗和早暮异法，亦不能执一而论也。

客曰：有病寒之而有热，有病热之而寒者，何也？

曰：经谓诸寒而热者取之阴，热之而寒者取之阳，当求其属也。

客曰：有病寒热者，外寒少而内热多，内寒多而外热少，各何以治之，经曰从内之外而盛于外者，先治其内，而后治其外，从外之内而盛于内者，先调其外，而后调其内，治法可以类推矣。

客曰：有病寒者，厚衣汤火不能使之温，何也？

曰：经谓是人多痹。痹气也，阳气少而阴气多，故身寒如从水中出。

客曰：治寒何以？

曰：经谓寒淫于内，治以辛热。张氏自有端方，正无容叠述也。出于昔圣虽立有治寒不远热，治热不远寒，寒因寒用，热因热用，诸法大抵总宜随审证脉处治，不能胶柱鼓瑟也。

客曰：应寒应热，何以为消息也？

曰：反积于中者，必形于外，即舌色之枯润亦可以之为候也，况合参诸脉症证而犹有不能了然于心目者乎？

暑

客问曰：夫人之病热也，独以夏月为病暑，何也？

曰：经谓先夏至日为病温，后夏至日为病暑，盖谓阳在极盛之时也。

客曰：人之伤于暑则汗渍面赤，何也？

曰：暑为阳邪，其类火，火有炎上之性，有疏泄万物之用，故汗渍而面赤也。

客曰：其令人喘息气逆渴饮，何也？

曰：经谓：因于暑汗，烦则喘喝。盖暑邪受之于皮毛，皮毛者，肺之合也。皮毛先受邪气，邪气以从其合也。肺主气，肺病则肺布叶举，脉道不利，故喘息气急也，心应离火，暑从火化，同气相求也。先入心故渴饮也。

客曰：治之奈何？

曰：经言：暑当与汗皆出勿止，是盖谓当顺其性也，治以咸寒，咸为寒水，以水能制火也。自叶氏治暑而分上中下三焦，主治不同而所立之方亦异。邪在上焦则以辛凉轻剂清解，邪在中焦则以苦温宣通，邪在下焦，则以温味重质宣下。而如吴氏，统治拟以辛凉，立有桑菊饮，银翘散等剂，却亦不离古之大法，以辛能散，以凉能清，清中有散，则火邪不郁，散中有清，则火邪不留，有以辛凉一法参合黄土汤之意，诚治暑之金针，实有桴鼓相应之妙，此中相应之理深，玩焉斯可知也。

湿

客问曰：湿有内生外感，何也？

曰：内生者，生于瓜果以及膏粱也；外感者居处相湿，受之于两足也。

客曰：湿受之于两足，何也？

曰：经云：伤于湿者，下先受之，盖湿由地而升，由涌泉穴而入也。故《肘后方》有擦涌泉去湿之说。

客曰：湿之伤人也，或为头痛，或为腹胀，或为疮疡，或为肌肉不仁，愿闻其故。

曰：脾者土也，湿为土气所化，受之者故先入脾，其气上蒸，蒙闭清窍，则阳道不利，故头痛。经曰：因于湿，首如裹是也。土性敦厚，故腹胀。经所谓：太阴所至，为腹满膜胀是也，戊土主肌肉，故为疮疡，为肌肉不仁，即经所谓地之湿气，感则害人皮肉筋脉是也。

客曰：人之伤于湿，化热而不渴，何也？

曰：湿为至阴蒸腾之气，其用濡润，故虽热而不渴也。故经曰：湿上甚而热，治以苦温，六淫之邪，热惟湿热，宜以苦温也。

客曰：惟湿热宜以苦温，何故？

曰：苦能燥湿，温能行湿也，湿乃有形重浊之邪，其性黏腻，其用濡滞，若治以寒凉之剂，则凝滞之性益坚，而小病必甚，大病必死也。

客曰：复见医家之治湿热，皆以连苓以及苦参、龙胆草一味，大苦大寒之剂，何也？

曰：重用其苦，必以温味佐之，合淡渗之法，可也。

客曰：湿之在表与在里，各何以主治乎？

曰：经曰：开鬼门是在表，宜取汗也，洁净府是在里，宜利小便也。治湿之法尽在其中矣。

燥

客问曰：独以立秋后为病燥，何也？

曰：燥者金气之所化也，立秋乃庚金辛气主事，故有秋燥之名。

客曰：燥从何经受也？

曰：由皮毛先受也，肺为金，皮毛者，肺之合也，燥为金气所化，故先入皮毛。

客曰：其主病何状？

曰：燥之所客，咳逆呕酸，头眩鼻塞，甚则唾血便闭，有类风寒化热之状。

客曰：何以别之？

曰：伤风之脉，阳浮而滑，阴濡而弱；伤寒之脉，阴阳俱盛而紧涩，惟伤燥之脉，右寸较浮而紧涩，舌苔必燥，苔色清明。

客曰：其咳逆、吐酸、头眩、鼻塞何也？

曰：肺病则先其清肃之令，不能通调水道，下输膀胱，故咳吐酸也。肺主气节，肺病则气节不利而清窍痹，故头痛鼻塞也。

客曰：甚则唾血便闭何也？

曰：唾血者，燥伤肺络也，便闭者，肺与大肠相表里，庚金与辛金息息相关也，肺病而大肠未有不病，故便闭。经曰：燥盛则地干，其化为敛，即此义也。

客曰：治燥奈何？

曰：经曰：燥者润之。又曰：燥淫所胜，平以苦湿，佐以酸辛。

客曰：平以苦湿，佐以酸辛，何也？

曰：苦从大化，故秋能胜燥也，酸能收之，辛能润之，如俞氏之救肺汤及英氏之银翘散、麦冬汤皆治燥之金针也。

火

客曰：火之为病也，病至如有风雨，迅如霹雳者，何也？

曰：火之位南，其性速，故病至亦速也。

客曰：令人面红、目赤、舌燥、咽痛、唇焦、耳鸣、头眩，甚则鼻衄、呕血，皆见于上部，何也？

曰：火有炎上之性，故皆见于上部也。

客曰：其令人身热肌肿，何也？

曰：经谓：南方色赤，入通于心。心主周身之脉，故身热。经曰：热胜则肿，故肌肿。火者阳也，火郁于金，则现阳呈之象也。

客曰：火发于下部，有诸？

曰：诸逆冲上固属于火，暴注下迫亦属于火也。

客曰：火能冲上下迫予已知之，每见痢红涩血之症，缠绵不愈，何也？

曰：其热化之于湿也，湿性凝滞，故缠绵不愈也。然火之本性也。

客曰：其令人弃衣而走，逾墙上屋，登高而歌，不知羞恶，狂言笑语，何也？

曰：经云：热甚于身故弃衣欲走也。逾墙上屋，登高而歌皆阳气充盛之象也，气血余便是火。经曰开明之纪其气高，即此义也，狂言笑语者，言者心之声，心在志为笑，故狂言笑语不知羞恶者，热并于心包，神明乱也。

客曰：治火奈何？

曰：经曰：火淫于内，治以咸冷。此治火之大法也。

客曰：治以咸冷，何也？

曰：咸从水化，水能制火也。

客曰：咸冷可统施于火乎？

曰：火有各经所感不同，有外因内因之别，不能执一而论也。必因至经而刺之，斯与道不达，有虚火，有实火，有郁火，有相火，有龙雷之火。如虚火而拘执于咸冷，则脾胃先伤，土气先败也；如郁火徒投咸冷，则益至郁结也；如相火而徒以咸冷，则相火无从达化，反生变端也；至如龙雷之火轻投咸冷，则反增其炎烈之光也。

客曰：其故何也？

曰：人身一小天地也，不尝见雷电之发作多起于刚风大雨之中，若龙雷之火畏小则大雨何以不能灭其炎烈之光也？故先贤设有导龙入海灭火燎原之法，以辛甘大热之剂引火归于原位，使之潜藏此热，因热用一法，故亦不能执诸于咸冷也。经曰：循法守度，援物比类，化之冥冥。医者可以悟道矣。

七情论

喜

喜者，心肺二经病也。凡人心有所乐则动，动而其气达于外为喜，其气即肺气也。肺气舒密，喜乃以成。然是喜也，或触乎事，或因乎境。为情之正，若过其节，则情荡而不能收，心肺二脏俱伤矣，二脏既伤，则病于是作矣，顾安可逞情肆志为哉？

怒

怒者，肝胆病也。怒本情之正，惟发不中节，则肝胆之气横逆，而二经遂伤。且木盛克土，久必伤脾，怒所以为病也。程子云：因是人有可怒之事而怒之，圣人之心本无怒，如此用怒，便是情之正，便是发而中节之和，岂至成病。今所谓怒者，以肝胆属木，木性本直，木势必伸，稍有所郁，不能遂其直达之性，不能顺其上伸之势。因激而成怒，则此怒已非情之正，已非中节之和，即其怒已是病。况木郁则激，激则横，横则变生诸症，有不可意计测者矣。医者治怒当平其肝，言肝而胆在其中矣。

忧

忧者，肺与脾病也。肺居华盖之顶，下通心肝之气，心有所愁苦而不乐，则薄乎肺而成忧。故忧为肺病，肺与脾同称太阴，同行气以给象脏，肺既成忧，病则闭结不解，气困于内而不通，气不通则大小便闭而伤脾，故忧又为脾病。

思

思者，脾与心病也。脾之神为意。意者，心之所发也。由发而渐引焉曰思，则当发属在脾，及其思属在心，故曰：思发于脾而成于心也。《中庸》曰：有弗思，思之弗得措。孟子曰：心之官则思。是思固不可不用者，然思之太过，则流荡失节，必至伤神，神伤，百病蜂集矣。

悲

悲者，心脾两虚病也。凡人心气虚，神失所守，体虚又不能养之，则志不能伸，已无畅遂之致，而金来乘木，肺气复与相并，肺本主悲，故遂生怨病也。所谓善悲者，不必实有不悲之事，心中只是快快不快，虽遇可喜，亦只强而欢笑而已。

恐

恐者，心肾肝胆病也。心藏神，神伤则心怯而恐，火伤水也。胃属土，肾属水，土邪伤水则为恐，肝者，肾之子，水壮则肝壮，水虚则血虚，故易恐。而恐者，又肾之情志，故心肝胃之经，皆有恐病，其原莫不由于肾也。此则《内经》之旨也。故恐病由心者，宜镇其神，由肾者，宜壮其气，由胆与肝者，宜养其阴，由肾本经伤者，宜壮其水。

惊

惊者，心与肝胃病也。《内经》言：惊属肝胆。但心气强者，虽有危险，触之亦不为动。惟心气先虚，故触而易动也。然则因所触而发为惊者，虽属肝胃，受其惊而辄动者，心也。故惊之为病，病仍不离乎心。其由乎肝者，肝属风木，风木多震动，故惊病骇也；其由乎胃者，胃多气且壅，则易热，热故恶火而易惊；阳明属土，土畏木，故闻木声而惊也。

【阐释】六淫是致病的主要因子，属中医病因学的外因范畴。自《内经》始，历代医家对六淫及其致病的病理变化，证治特点，多有阐述，尤其是宋代陈言《三因极一病证方论》，明确将"六淫"归属外因，并与证治紧密挂钩。潘氏外科的《六淫问答》继承了前人有关论述，并结合自己的临床经验，对六淫为病的脉因证治及预后等，作了很多阐发，言简意赅，对临床各科都有参考价值，宜乎仔细品味。

《内经十二官》

心

经曰：心者君主之官，神明出焉。

又曰：心者，惺也。言心气旺，则惺惺而运其神明也。

《灵枢》曰：舌者，心之官也，心病者，舌卷短，颧赤。

又曰：心主夏，其日丙丁，南方生热，热生火，火生苦，苦生心，心者，生之本也，神之变也，为阳中之太阳，通于夏气。

《仙经》曰：丹田有三，脑为髓海，上丹田；心为绛火，中丹田；脐下三寸为下丹田。下丹田藏精之府也，中丹田藏气之府也，上丹田藏神之府也。

邵子曰：神统于心，气统于肾，形统于首，形气交而神主乎其中，三才之道也。

经曰：神者，精气之化成也。

又曰：五脏藏七神。心藏神，肺藏魄，肝藏魂，脾藏意，肾藏志。

又曰脾藏意与智，肾藏精与志，是谓七神。

又曰：得神者昌，失神者亡。失神者谓失精神而昏乱者也。

《灵枢》曰：心气通于舌，心和则舌能知五味矣。

又曰：五脏不和则七窍不通，六腑不和则留结为痈。

《入门》曰：健忘失记，惊悸不安，心内懊恼不乐，皆心血少也。

经曰：血并于阴，气并于阳，故为惊狂。

《纲目》曰：惊者，心卒动而不宁也；悸者，心跳动而怕惊也。

又曰：怔忡，心动而不宁也。

戴氏曰：怔忡者，心中躁动不安，惕惕然如人将捕者是也，多因汲汲富贵，戚戚贫贱，不遂所愿而成也。

《灵枢》曰：黄帝问：人之善恶者，何气使然？岐伯对曰：上气不足，下气有余，肠胃实而心肺虚。虚则营卫留于下，久之不以时上，故善忘也。

《内经》曰：血并与下，气并于上，乱而善忘。

戴氏曰：健忘者，为事有始无终，言谈不知首尾，此以为病之名，非生成之愚顽不知人事者。

经曰：头者，精明之府，头倾视深，精神将夺矣。

《纲目》曰：痫有五，心曰马痫，肝曰鸡痫，脾曰牛痫，肺曰羊痫，肾曰猪痫。

《难经》曰：重阳者狂，重阴者癫。

《百要》曰：癫者，异常也。精神痴呆，言语失伦。狂者，凶狂也。轻则自高自是，好歌好舞，甚则弃衣走而逾垣上屋，又甚则披发大叫，不避水火，且欲杀人，此痰火壅盛而然。又曰：阳盛狂，狂者欲奔走叫呼，阴盛则癫，癫者眩倒不省。

《纲目》曰：狂谓妄言妄走也，癫谓僵仆不省也。

《医鉴》曰：人之所主者心，心之所养者血，心血一虚，神气不守，此惊悸之所肇端也。惊者恐怖之谓，悸者怔忡之谓，惊者与之豁痰定惊之剂，悸者与之逐水消饮之剂。

《正传》曰：狂为痰火实盛，癫为心血不足，多为求望高远不得志者，有之癫病独主乎痰，因火动之所作也。治法癫宜乎吐，狂宜乎下，癫则宜乎安神养血，兼降痰火。

经曰：十二官皆听命于心，故主不明则十二官危，使道闭塞而不通，形乃大伤。

又曰：久视伤血，劳伤心也。

又曰：心为血之主，而肝又为血之藏，是以血出之于心而纳之于肝也。

《直指》曰：健忘者，心脾二脏血少神亏故也，宜养血安神以调之。

小肠

经曰：小肠者，受盛之官，化物出焉。

《入门》曰：小肠有气，则小腹痛；小肠有血，则小便涩；小腹有热，则茎中痛。

肝

经曰：肝者，将军之官，谋虑出焉。

又曰：肝者干也，其性多动而少静，好干犯他脏者也。

又曰：有所堕坠，恶血留内，若有所大怒，气上而不下，积于胁下则伤肝。

又曰：肝藏血，血舍魂，肝气虚则恐，实则怒。实则两肋下痛，引小腹善怒，虚则目盲，盲无所见，耳无所闻，善恐，如人将捕之。

《入门》曰：人动则血运于诸经，静则血归于肝藏，肝主血海故也。

经曰：膝者，筋之府屈伸不能行则偻俯，筋将惫矣。

又曰：肝者，罢极之本，魂之居也。

又曰：久行伤筋，劳伤肝也。

喻嘉言曰：肝至春月之荣，不自春月始也，始于秋冬收藏之固。设冬月水脏所储者少，春月木即欲发荣，其如泉竭，不足以溉苞稂何。蛰虫尚知闭户，岂君子可无居室之功耶？

经曰：故人卧血归于肝，目受血而能视，足受血而能步，掌受血而能握，指受血而能摄。

《真诰》曰：眼者，身之镜；耳者，体之牖，视众则镜昏，听众则牖闭。

经曰：实则梦山林大树，虚则梦细叶苔藓。

胆

经曰：胆者，中正之官，决断出焉。

《六节藏象论》曰：凡十一脏皆取决于胆也。

经曰：胆者，担也，犹人之正直无私，有力量，善能担当者也。危言曰：胆者，担也。清净之府，无所受输，淡淡然者也。华元化曰：胆者，中清之府，号曰将军。

又曰：主藏而不泻。

《脉诀》曰：肝之余气，溢入于胆，聚而成精，由是内藏精而不泄，外视物而得名为清净之府，能通眼目。

《入门》曰：胆生于金，金主武，故为中正之官，决断出焉。人禀刚正果断，直而无疑无私者，胆之气正也。

经曰：胆，敢也，惊怕则胆伤矣。

又曰：清净之府，有入而无出。

《入门》曰：胆虚则不眠，胆实则多睡。

脾

经曰：脾者，仓廪之官，五味出焉。

《灵枢》曰：因志而存变谓之思，因思而远慕谓之虑。

又曰：心有所忆谓之意，意之所存谓之志，因虑而处物谓之智也。

《入门》曰：脾为谏议大夫，盖饮食人之大欲，心所欲食，而脾不能化，则不敢食，故名为谏议也。

经曰：脾为万物之母，胃为水谷之海。

帝曰：脾病而四肢不用何也？岐伯曰：四肢皆禀气于胃，而不得径至，必因于脾，乃得禀也。今脾病不能为胃行其津液，四肢不得禀水谷气，气日以衰，脉道不利，筋骨肌肉，皆无气亦生，故不用也。

经曰：谷者昌，失谷者亡。

又曰：诸湿肿满，皆属于脾。

《灵枢》曰：脾藏营，营舍意，脾气虚则四肢不用，五脏不安，实则腹胀，泾溲不利。（注曰：泾，大便也。溲，小便也。）

胃

经曰：胃者，仓廪之官，五味出焉。

又曰：胃者，彙［汇］也。号为都市，五味彙［汇］聚，何所不足，万物归土之义也。

《灵枢》曰：人之所受气者，谷也。谷之所注者，胃也。胃者，水谷气血之海也。海之所行云气者，天下也。胃之所出气血者，经隧也。经隧者，五脏六腑之大络。

《入门》曰：胃为水谷之海，脾为消化之器。水入于经其血乃成，谷入于味，脉道乃行。血不可不养，卫不可不温，血温卫和，得尽天年。

《灵枢》曰：胃中寒，则手鱼际之络脉多青。胃中热，则手鱼际之络脉多赤。

经曰：呕吐血，成盆成碗者，属胃经。

《丹心》曰：人无根本，水食为命。盖脾胃属土，主纳水谷，人之根本也。东垣治内伤主于脾胃，其谓脾司转运之职，胃为受气，营养于身，是平人也。若饮食失节，脾胃乃伤，脾伤则不能运化，胃伤则不能容纳而诸病生矣。

经曰：胃为之市，水谷所归，五味所入，如市之杂也。

帝曰：胃实不眠。

又曰：卧寐不宁，乃胃中之津液干枯，不能内荣其魂魄也。凡饮食减而大便转觉艰涩者，胃病而运化之机迟也。肌肉消瘦者，胃主肌肉也。形体困倦者，胃病而约束之机关不利也。

冯鲁瞻曰：脾胃尤为后天元气之本，化源生发之机。五脏六府［腑］之大源，气血精微莫不赖之以长养也。

肺

肺者市也，百脉朝会之所也。凡饮食入胃，不敢自专。地道卑而上行朝于肺。肺乃天道下济而光明。

经曰：肺者，相傅之官，治节出焉。

《难经》曰：吸之则满，呼之则虚，一呼一吸，消息自然，司清浊之运化，为人身之橐龠。

经曰：肺主气，气有余则喘咳上气，气不足则息利少气。

《灵枢》曰：膻中为之气海。膻中者，肺宝也。有余则胸面俱赤，不足则少气力不多言。

黄帝问曰：余知百病生于气也。怒则气上，喜则气缓，悲则气消，恐则气下，寒则气收，炅则气泄，惊则气乱，劳则气耗，思则气结，九气不同，何病之生？

岐伯对曰：怒则气逆，甚则呕血及飧泄，故气上矣。喜则气和志达，荣卫通利，故气缓矣。悲则心系急，肺布叶焦举，而上焦不通，荣卫不散，热气在中，故气消矣。恐则精却，却则上焦闭，闭则气还，还则下焦胀，故气下行矣。寒则腠理闭，气不行，故气收矣。炅则腠理开，荣卫通，汗大泄，故气泄矣。惊则心无所倚，神无可归，虑无所定，故气乱矣。劳则喘息汗出，内外皆越，故气耗矣。思则心有所存，神有所归，正气留而不行，故气结矣。

帝曰：气为精神之根蒂。（李东垣曰：气者，神之祖。精乃气之子，气专精神之根蒂也。）

《正传》曰：男子属阳，得气易于散。女子属阴，遇气多郁。是以男子之气病常少，女子之气病常多。故治法曰：女子宜调其血以耗其气，男子宜调其气以养其血。

气生于谷，《灵枢》曰：人受气于谷，谷入胃以传与肺，五脏六腑，皆以受气，其清者为营，浊者为卫，荣在脉中，卫在脉外，营周不休，五十度而复大会。阴阳相贯，如环无端。

《人镜经》曰：会厌缀于舌本之下，正应乎气管之上。气管即喉咙也，居于前，主持呼吸，为声音之门户，又曰吸门。

经曰：肺者，气之本，魄之处也。

又曰：五气入鼻，藏于肺，肺有病，鼻为之不利。

又曰：肺气虚，则鼻息不利，少气，实则喘喝、胸盈仰息。

又曰：肺为娇脏。

《内景》曰：肺部之官似华盖。

又曰：肺属金，律应黄钟，象金石之有声也。

《卮言》曰：肺者茂也。茂茂然居乎上，为五脏之华盖。

《医旨绪余》曰：肺者勃也，言其气勃郁也。肺为气之主而肾又为气之藏，是以气出于肺而纳之于肾也。

大肠

经曰：大肠者，传道之官，变化出焉。上受胃家之糟粕，下输于广肠。旧谷出而新谷可进，故字从肉从易，又畅也，通畅水谷之道也。

又曰：广肠附脊，以受回肠，乃出滓秽之路。

又曰：大肠一名回肠，以其回屈而受小肠之谷，故名之也。

又曰：广肠一名肛门，言其处似车缸形，故曰肛门，即广肠也。又名直肠，受大肠之谷而道出焉。又曰魄命门，亦为五脏使，水谷不得久藏。

《入门》曰：肠虚则鸣，又寒气相搏，则为肠鸣。

肾经

经云：肾者，作强之官，伎巧出焉。

又云：肾者，任也。主骨而任周身之事，故强弱系之。

《卮言》曰：肾者，神也。妙万物而言也。

华元化曰：肾者，精神之舍，性命之根。

经曰：肾又为气之（藏），主纳。

《入门》曰：肾主受水谷之精而至静，惟子时浊气一动而已。

又曰：腰者，肾之府，转摇不能，肾将惫矣。

又曰：诸寒收引，皆属于肾。

《灵枢》曰：呼出肺与心，吸入肾与肝，度汗出浴，水则伤肾。

又曰：藏（脏）各有一，肾独有两者，何也？然肾两者非皆肾也，其左为肾，其右为命门。命门者，精神之所舍，元气之所系也。男子以藏精，女子以系胞。故知肾有二也。

入门曰：命门弗正，藏三焦非正府也。

又曰：肾藏精与志。志者专意而不移者也。

又曰：肾者主蛰，封藏之本，精之处也。

又曰：不因梦而自泄者，谓之精滑。皆相火所动也。

《真训》曰：精者，人之神明者，身之宝。劳多则精散，营竞则明消。

《纲目》曰：恐与惊相似。然惊者为自不知也，恐者为自知也。盖惊者闻响乃惊；恐者自知如人将捕之状。及不能独自坐卧，必须人为伴侣方不恐，或夜必用灯烛亦恐惧者是也。

又曰：主闭藏者，肾也。司疏泄者，肝也。二藏皆有相火，而其系上属于心。心，君火也，为物所感则易动，则相火亦动，动则精自走。相火翕然而起，虽不交会，亦暗流而疏泄矣。所以圣人只是教人收心养心，其旨微矣。

又曰：肾气通于耳，肾和则能闻五音矣。

又曰：肾，痹者。善胀，尻以代踵，脊以代头。

膀胱

经曰：膀胱者，州都之官，津液藏焉，气化则能出矣。

又曰：膀者，言其横于前阴之旁以通水也。胱者，言其质之薄而明也。合而言之，以其由虚而实，旁通水道，通身虚松，可以蓄（畜）水，渐渍而渗入胞中，胞满而溺出也。

《难经》曰：膀胱以虚受水，为津液之府，有上口而无下口。气海之气，施化则溲便注泻；气海之气不足则秘涩不通。

又曰：膀胱难为津液之府，至于受盛津液，则又有胞居膀胱之中。

《甲乙》曰：膀者，横也；胱者，广也。言其体横广而短也。

经曰：膀胱有热则淋闭，膀胱不约则为遗溺。

心包络

经曰：包络者，卫护心，不使浊气干之。正犹君主有宫城也。

又曰：心包络一经《难经》言其无形。

又按《灵兰秘典》十二官，独少心包络一官，而多膻中者，臣使之官，喜乐出焉。一段今改心包藏居膈中，上经使胸中正值膻中之所位，后相火代君行事，实臣使也，此一官即心包络无疑矣。

三焦

经曰：三焦者，决渎之官，水道出焉。

《藏经》曰：三焦者，人之三元之气也。主升降出入，总领五脏六腑营卫经络内外左右上下之气。三焦通则内外左右上下皆通，其于周身灌体，和内调外，营左养右，导上宣下，号曰中清之府，莫大于此也。形色最赤，总获诸阳，非无状而空有名者也。

《灵枢》曰：上焦如雾，中焦如沤，下焦如渎。

《入门》曰：上焦主出阳气，温于皮肤分肉之间，若雾露之溉也，故曰上焦如雾。中焦主变化水谷之味，其精微上注于肺，化而为血，行于经隧以荣五脏周身，故曰中焦如沤。下焦主通利溲便以时传，下出而不纳，开通秘塞，故曰下焦如渎。

又曰：心肺若无上焦，何以宗主荣卫？脾胃若无中焦，何以腐熟水谷？肝肾若无下焦，何以疏决津液。无形而有用，主持诸气。三焦者，水谷之道路，气之所终始也。

东垣曰：上中下三焦通为一气，卫于身也，三焦非正府也，无形而有用。

《入门》曰：三焦为丙火之府，故其发也，为无根之相火。

《脉诀》曰：脏腑俱五者谓手。心主非脏，三焦非腑也，以脏腑俱六者，合心主与三焦也。

《难经》曰：脏惟有五，腑独有六者，何也？所谓腑有六者，谓三焦也，有原气之别焉。主持诸气，有名而无形，其经属手少阳。此外腑也，故言腑有六。七情者，能皆伤者，喜伤心，怒伤肝，忧伤肺，思伤脾，悲伤于魂魄，恐伤肾，惊伤胆。此等七情皆能耗人一身无气之萌蘖也。六欲者，耳听声音，眼观物色，鼻闻香气，舌贪滋味，心惟大地意幄万方。此等六欲皆伤人三世，钟灵之真性也。

【阐释】脏腑学说是中医辨证论治的核心内容。本节对脏腑的生理、病理等引证据典，要言不繁，对掌握中医基本理论很有帮助，值得认真阅读和牢记。

《脉学歌诀》

痈疽肿溃疡脉歌

痈脉宜于洪大数，若逢牢短化脓难，

疽宜沉弱方为顺，散大且浮必有灾。

痈疽伏脉理当明，毒闭于经六脉停，

审症无凶宜穿发，宣通脉道自然行。

肿疡浮脉恐多虚，或有风寒在表居，

溃后脉浮因气泄，频加补剂始相宜。

肿疡沉脉毒留经，溃后毒邪在内存，

无力须详邪内陷，迟寒数热更当分。

肿疡数脉毒邪攻，数大兼洪欲作脓，

溃后脉洪为病进，溃脓脉数治无功。

肿疡滑脉不为奇，初起有痰急治宜，

溃后痰多防气乏，喘生毒陷死之机。

肿疡涩脉毒邪居，有力非亏无力虚，

溃后逢之伤气血，阴阳并补莫迟疑。

肿疡虚脉不宜攻，内托调元始免凶，

溃后逢虚为应症，如投大补可收功。

肿疡实脉有余征，急用清邪化毒灵，

已溃疮疡逢实脉，总为邪盛毒难清。

肿疡长脉为有余，消散之方任所施，

溃后得之为气治，攸然和畅不须医。

肿疡短脉属元虚，补剂频加始相宜，

溃后如逢为虚甚，补之仍短决殂期。

肿疡未溃脉来洪，热盛邪张法可攻，

溃后脉洪邪踞内，治之不退自然凶。

肿疡微脉总为虚，托毒扶元急救宜，

溃后脉微虽为顺，细微无力亦难医。

肿疡动紧脉来形，毒气外来阻在经，

溃后见之邪内搏，此为残贼症非轻。

肿疡脉缓不须方，和缓从容最吉祥，

溃后逢之为胃好，便和饮食自安康。

肿疡芤脉血源虚，溃后见芤理所宜，

已溃脉弦肝侮土，肿疡弦脉作痈医。

肿疡牢脉为邪胶，未发脓时脉见牢，

已溃见牢邪未退，如生瘰疬不能消。

肿疡濡弱脉相逢，托里扶虚始免凶，

溃后虽为脉应症，神疲食少奈收功。

肿疡散脉最为愁，毒盛气衰不克收，

溃后见斯仍为道，宜投补固或无忧。

肿疡脉大易成脓，溃后何堪大脉逢，

肿溃如逢脉细小，总由气血两相穷。

促脉无分肿溃疡，总为阳结不宜常，

邪清毒散犹堪愈，促脉常形命必亡。

肿疡结脉结阴寒，温解频投始得安，

溃后阴虚之歇止，如代之歇定难堪。

【阐释】脉诊是中医诊法之一，历代医家对此十分重视，并编写了不少歌诀，如李时珍的《濒湖脉学》中的"四言诀""七言诀"，清代李自求的《脉学脉诀》等。本节针对外科疾病痈疽肿溃疡编写歌诀，凭脉辨证，判断预后，学术价值甚高，宜熟记。

《察舌辨症》

六淫感症有真传，临症须将舌细观，察色分经兼手足，营卫表里辨何难。

【释】凡诊病，当看舌之形色，分别手经足经，卫分营分，在表在里，再参脉症施治。

白肺绛心黄属胃，红为胆火黑脾经，少阴紫色形圆厚，焦紫肝阳阴是青。

【释】此以形色分六经，兼心肺两手经。足六经不言太阳者，以太阳初感，舌未生苔，故凡临症，见舌无苔而润，或微白而薄，即是太阳。黄苔阳明，红色少阳，黑苔太阴，紫色少阴，焦紫厥阴阳邪，青滑厥阴阴邪，太阳与肺同主表，邪尚在表故舌无苔而或薄白。

表白里黄分汗下，绛营白卫治分歧，次将津液探消息，润泽无伤涩已亏。

【释】白苔属表当汗，黄苔属里当下。绛苔营分之邪，宜清忌表；白苔卫分之邪，宜汗忌清。再以舌之润燥，验津液之存亡，不拘何色，但以润泽为津液未伤，燥涩为津液已耗。伤寒邪从肌表而入，以舌苔之黄白分表里，而施汗下；温邪由口鼻吸入，以舌苔之绛白分营卫，而用清解。

白为肺卫仍兼气，绛主心营血后看，白内兼黄仍气热，边红中白肺津干。

【释】凡温热之邪，先到卫分，卫分不解，然后入气分，气分不解，然后入营分，营分不解，然后入血分。卫之后方言气，营之后方言血。在经络为营卫，在脏腑为气血。凡温热病初起，发热而微恶寒者，邪在卫分，宜汗不宜清，汗之法，宜辛平解散，如荆芥、防风、牛蒡子之类；若不恶寒，而但恶热，兼之小便色黄，邪已入气分矣，到气方宜清气，清气热方用辛凉，如薄荷、花粉、象贝之类；若脉数舌绛，邪入营分，但邪虽入营，犹可开达，乍入营分，犹可透热，仍转气分而解，如犀角、羚羊、玄参之类，若舌色深绛，烦扰不寐，夜有谵语，已入血分矣，邪既入血，则恐耗血动血，直须凉血散血，如鲜生二地、阿胶、赤芍、丹皮之类，若舌苔白内兼黄，仍属气分之热，不可使用营分之药；若白苔边红，此温邪入肺，灼干肺津，不可辛温过表，轻清凉解为当。盖卫属上焦，营主中焦，血则下焦，故温热病，从上中下三焦立法施治。

卫邪可汗宜开肺，气分宜清猛汗难，入营透热妙犀羚，到血惟清地与丹。

【释】凡舌苔白润而薄，邪在卫分可汗，太阳与肺均主表，故开肺即是开太阳，药用辛温，如麻黄、羌活、荆芥、防风、川芎、苏叶之类；如苔白而厚，或干涩，是邪已到气分，只宜解肌清热，如葛根、防风、连翘、薄荷之类，不可用辛温猛汗也；若寒已化热，过卫入营，或温邪吸受，竟入营分，则舌苔红绛而燥，惟犀角、羚羊为妙品，以其能于营中透热也；若邪在营分不解，渐入血分，则发热不已，宜清血分之热，如鲜生地、牡丹皮之类。

白黄气分流连久，尚冀战汗透重关，舌绛仍兼黄白色，透营泄卫两相将。

【释】凡舌苔白中带黄，日数虽多，其邪尚在气分流连，可望战汗而解；若舌红绛，中仍带黄白等色，是邪在营卫之间，当用犀角、羚羊以透营中之热，羌活、防风以散卫分之邪，两解以和之可也。

白而薄润风寒重，温散何妨液不干，燥薄白苔津已少，只宜凉解肺金安。

【释】风寒与风热治法不同，凡风寒初入太阳，则舌无苔，即或有苔，亦白润而薄，此寒邪重，津液不亏，可从足经治，用温散药，辛温汗之可也，如麻黄、桂枝、羌活、川芎、秦艽、苏叶、荆芥、防风之类；如白苔虽薄而燥，或舌边舌尖带红，此风热之邪伤于气分，病在手太阴肺经，津液已少，不可过汗，当从手经治，用轻清凉解药，如前胡、苏子、杏仁、连翘、薄荷、黄芩、竹叶之类。

苔若纯黄无白色，表邪入里胃家干，更验老黄中断裂，腹中满疼下之安。

【释】舌苔纯黄无白，邪入胃经，热而未实，宜栀豉及白虎等汤，清热凉润；若焦黄断裂，热入胃腑，而实症必腹满坚痛，故可用凉膈、承气汤下之。舌中心属胃，凡肠中有燥粪，舌中心必有黄燥黑燥等苔。然腹无硬满攻疼之状，亦只须养阴润燥，不可骤下。必舌苔黄厚焦老，中心裂纹，腹中硬满胀痛，方可用承气下之。外邪以舌之黄白分表里，舌燥有津亏邪实之不同，须分别施治。

太阴腹满黏腻，苍术陈苓湿结开，黄燥若还胸痞闷，泻心小陷二方裁。

【释】湿邪结于太阴，胸腹满闷，湿阻气机，以苦温开之；若痰热湿邪结于胸下，而痞痛者，邪滞中宫，宜泻心、陷胸以开痞涤痰。太阴湿滞而满，舌苔白而黏腻；阳明实邪作满，舌苔老黄燥裂。太阴湿满，满在心下胃口；阳明实满，满及脐下少腹。湿邪结于太阴，胸腹满闷，宜苦温以开之，如苍术、半夏、陈皮、猪苓、茯苓之类；若舌苔黄浊，胸中痞闷，此阳邪结于心下，按之痛者，乃小陷胸症，因热痰固结也，用小陷胸汤。若呕恶溺涩者，因湿热内结也，用泻心汤。

微黄黏腻兼无渴，苦泄休投开泄安，热未伤津黄薄滑，犹堪清热透肌端。

【释】病有外邪未解，而里心结者，乃似里而实表也。如舌苔黏腻微黄，口不渴饮而胸中满闷，此湿邪结于气分，宜用白蔻、橘红、杏仁、郁金、枳壳、桔梗之类，开泄气分，使邪仍从肺分而去，勿用泻心苦泄。黄苔虽主里，如薄而滑者，是热邪尚在气分，津液未亡，不可作里症治，宜用柴胡、葛根、黄芩、连翘、或栀、豉、翘、薄之类，轻清泄热，透表邪外达，肌表两可解也。

湿流气分苔黏腻，小溺如淋便快联，湿结中焦因痞满，朴陈温苦泄之痊。

【释】舌苔黏腻，湿之症据，当以苔之黄白分寒热。白而黏腻是湿，寒黄而黏腻是湿热。又兼小便不利，大便反快，为湿之明征，若兼胸脘痞满，乃湿邪结于中焦，宜用厚朴、苍术、二苓、二陈之苦温于开泄之；若黄苔黏腻，更兼痞闷呕恶，大小便俱不利，此湿热结于中焦，宜用泻心之类，苦辛寒以开泄之。

上焦湿滞身潮热，气分宣通病自痊，湿自外来肌表着，秦艽苏桂解肌先。

【释】凡看舌苔，或白，或微黄，而黏腻不渴者，总属湿邪。但水谷之湿，湿自内生，恒结于中焦，而成痞满。若时令之火，湿自外来，上焦气分受之，每见潮热自汗，医者往往表之不解，清之不应，不知热自湿中来，只要宣通气分，如淡豉、苓皮、滑石、半夏、猪苓、苡仁、广皮、白蔻、黄芩之类，气分之湿走，其热自止矣。若冒雨露，湿邪留于太阴肌分之表，发热自汗不解，口渴不饮，身虽热不欲去衣被，舌苔灰白黏腻，宜用桂枝、秦艽、紫苏、苓皮、广皮、半夏、姜皮之类，解肌和表，湿邪自去。凡里湿邪在中焦，治宜宣利；表湿在上焦，治兼解表。

湿热久蒸成内着，厚黄呕吐泻心权，若兼身目金黄色，五苓栀柏共茵陈。

【释】凡湿热内着者，每从饮食中得之，水谷之湿热结于中焦，嗜酒人多此病。其舌苔必厚黄黏腻，其症候必痞满不饥，呕吐不纳，宜用泻心法，开泄中焦最效，如黄连、干姜、赤苓、半夏、枳实、茵陈、通草之类。湿热内结，若误治迁延而成黄疸，宜茵陈五苓、栀子柏皮等方。

舌绛须知营分热，犀翘丹地解之安。若兼鲜泽纯红色，包络邪干菖郁攒。素有火痰邪内闭，西黄竺贝可知餐。

【释】凡舌色绛，邪入营分也，宜泄营透热，故用犀角以透营分之热，鲜生地、丹皮、连翘以清营分之热，而凉泄解散。纯红鲜泽者，邪干心包络也，心包有邪，必然神昏内闭，须加郁金、菖蒲芳香辛泄，以开其闭，更可用牛黄丸、至宝丹、紫雪丹之类，芳香逐秽通络。若兼有痰火，心至痰潮内闭，更可加犀、黄、川贝、天竺黄之类，以清火而豁痰。

心承胃灼中心绛，清胃清心势必衰，君火上炎尖独赤，犀连导赤泻之安。

【释】黄苔中心而绛者，胃火灼心也，宜用黄连、石膏以清心胃，其势必衰矣。如舌尖独赤起刺，心火上炎也，宜用犀角、黄连合导赤散，以泻其小肠之火，丙火得泄，则丁火自安矣。

若见边红中燥白焦气热血无干，但清膈上无形热，滋腻如根去病难。

【释】舌苔边红，中心燥白，乃上焦气分无形之热，其邪不在血分，切勿妄投血分滋腻之药，治宜轻清凉解，如凉膈散去大黄、芒硝，加石膏以清解其膈上无形之客热。其邪既不在下焦血分，若妄投滋腻血药，病不去而反沉重矣。

绛舌上浮黏腻质，暑兼湿浊欲蒸痰，恐防内闭芳香逐，犀珀菖蒲郁滑含。

【释】暑蒸湿浊，兼秽生痰，恐蒙闭心包，故用菖蒲、郁金借其芳香逐秽，犀角以透营分暑邪，琥珀、滑石清暑破瘀利湿。

白苔绛底因何事，热因湿伏透之难，热毒乘心红点重，黄连金汁乱狂安。

【释】苔白底绛，热被湿遏，不得外透也，宜泄湿以透热，湿去则热自解，如犀角、滑石、苓皮、猪苓、苡仁、茵陈、黄柏之类。若湿温症，舌现红星点，此热毒乘心，必神昏谵语，宜苦寒之品治之。狂乱者用金汁以解热毒，黄连以清心火。如无金汁，以人中黄代之。

舌绛碎生黄白点，热淫湿蜃欲生疳，古名狐惑皆同此，杂症伤寒仔细探。

【释】舌绛而有细碎，黄白腐点者，此湿邪热毒，蕴久不宣，蒸腐气血，化为瘀浊，得风木之气，化而成虫也。狐惑者即牙疳、下疳之古名也，近时惟以疳名之。牙疳即惑也，蚀咽、腐龈、脱牙、穿腮、破唇；下疳即狐也，蚀烂肛阴。由伤寒余毒与湿蜃为害，若胃强能食，能任苦寒重药者可治。按狐惑虫症，上唇有疮，虫蚀其脏，兼咽烂名惑；下唇有疮，虫蚀其肛，兼声哑名狐。面色乍白乍黑乍赤，恶闻食臭，情志嘿嘿，此其候也。上唇内生疮如粟吐血，心内懊恼且痛，此虫在上，蚀其五脏；下唇内生疮，其人不寐，此虫蚀下部。蚀于上部则声哑，治以甘草泻心汤；蚀于下部则咽干，以苦参汤洗之，蚀于肛者，雄黄熏之。《金鉴》以牙疳、下疳分狐惑，与《金匮》所言异，《准绳》与《金匮》言同。

舌绛不鲜枯更萎，肾阴已涸救之难，紫而枯晦调肝肾，红泽而光胃液干。

【释】舌形紫晦，如猪肝色，绝无津液者为枯；舌形敛缩，伸不过齿者为菱。此肝肾阴涸而败，药难救治。若舌色润泽而光，鲜明而未至枯晦，此乃胃阴干涸，尤可滋养胃阴，急用甘凉濡润之药，如洋参、麦冬、花粉、甘草、玉竹、沙参、梨汁、蔗浆之类。

黄厚方知邪入里，黑兼燥刺热弥深，屡清不解因何故？火烁津亡急救阴。

【释】舌苔黑燥，为阳明热极，然无痞满硬痛之症，非承气症，不宜下而宜清。若清之不应，是肠中燥屎与热邪固结，胃时土过燥，肾水不支，土燥水亏，胃液已干，急宜甘寒凉润，如大小甘露饮、增液汤或新黄龙汤以救胃阴，阴液充足，二便自通，阳邪自解矣。

黑滑太阴寒水侮，腹疼吐利理中寻，更兼黏腻形浮胖，伏饮凝痰开逐斟。

【释】舌苔黑滑，寒水侮土，宜理中汤温之。若兼黏腻浮胖，是湿痰寒饮，伏于脾中，宜温运药以开逐痰湿，如二陈、厚朴、姜汁合五苓之类，开之逐之，痰饮自去。

舌见边黄中黑腻，热蒸脾湿痞难禁，吐呕溺涩因伤酒，开泄中焦有泻心。

【释】舌苔边黄，中心黑腻，是胃热蒸动脾湿，蕴结中宫，以致痞闷呕吐，小便不利，嗜酒人多此症，用泻心汤开泄中焦。

寒湿常乘气分中，风兼二气自从同，舌将黄白形中取，得诀才将脉症通。

【释】寒湿二气，都入气分；风兼寒湿，亦入气分，风兼湿热，或入气分，或入营分。气分之邪，于舌苔之黄白取之。营分之邪，于舌之红绛取之。得此要诀，再将脉症兼参，病无遁形矣。

湿邪暑热走营中，兼入太阴气分同，吸受心营兼肺卫，暑温夹湿卫营通。

【释】温暑二气，常入营分，兼入气分。盖温暑都从口鼻吸入，则上焦先受，故或入心营，或入肺卫，或先卫后营。惟湿邪常走气分，必暑夹湿，湿夹暑，则三焦营卫通入矣。

伤寒入里阳明主，热病阳明初便缠，先白后黄寒化热，纯黄白少热蒸然。

【释】太阳主表，阳明主里。伤寒由表传里，故在表属太阳，入里即属阳明。热病自内发外，借阳明为出路，故初起即在阳明。盖寒为阴邪，伤人之阳；热为阳邪，伤人之阴。伤寒自表入里，有一分表邪未尽，即有一分恶寒，虽见里症，仍当温散，先解其表。若表已解，而邪入于胃，寒化为热，则不恶寒，而反恶热。如用白虎承气等法，以清其里，是表邪为致病之本，里热为传变之标。若温热病由伏气者，邪从内发，未病时已郁而成热，一旦触发，势若燎原，故当急清其里，则表热自退，以内热为发病之本，表热为传变之标，即非伏气所发。凡感温热，终是阳邪，宜辛凉清解，不可辛温误汗，以劫其津。凡看舌苔，先白后黄者，此伤寒由表传里，寒化为热也；若初起纯黄少白，或黄而燥刺，是伏气所发，自里出外，热邪借阳明为出路，热势蒸然内盛。验舌之外，兼参外症。初起恶寒发热，是伤寒症也；若初起壮热不寒，是热病，必兼有口渴等症。

热病无寒惟壮热，黄芩栀豉古今传，恶寒发热伤寒症，汗散寒邪表剂先。

【释】伏邪所发之热病，切忌辛温发汗，宜用栀豉汤，黄芩汤清解法。黄芩汤清少阳之热以坚阴，栀豉汤泄阳明之热以清里，则表热自退。若是伤寒，寒邪束缚以肌表，惟用辛温表剂发汗，汗出而热退，是两种不同，不可温治。盖伏气之邪，内藏少阴。至春发于少阳者，为温病，其舌苔必红绛；至夏而发于阳明者，为热病，其舌苔必黄燥。二症初起，纯热无寒，虽见表热，其病实从里发。若伤寒由表入者，外症恶寒而不渴，舌苔白润而不燥可辨也。

少阳温症从何断，舌绛须知木火燃，目赤耳聋身热甚，栀翘犀角牡丹鲜。

【释】伏气之病，初起纯热无寒，与感而即发、微恶寒之温病不相同也。但看舌苔黄燥，为阳明热病；舌苔红绛，为少阳温病。凡内发之温病，一见舌绛，宜用犀角、栀子、连翘、鲜生地、牡丹皮之类，以解木火之郁，大忌汗散之药。

若是温邪从上受，窍中吸入肺先传，芩翘栀豉楼桑杏，气燥沙参膏竹安，邪入心营同胆治，再加玄麦郁菖鲜。

【释】此现感即发之温病，与伏气不同。天时晴燥太过，温邪从口鼻吸入，受而即发，则上焦心肺受邪。若舌苔白燥边红者，肺先受邪也，从肺卫气分治之，如桑、杏、栀、豉、楼皮、芩、翘、石膏、沙参、玉竹、麦冬、芦根、梨汁、蔗浆之类；若舌鲜红而绛者，邪入心营也，治与少阳胆经同法，加入清心开窍之品，如犀角、丹皮、生地、黄连、竹芯之类，再加玄参、麦冬、川郁金、鲜菖蒲以清心开窍为治也。

寒温二气前粗辨，暑湿相循病必缠。湿病已成黏腻舌，只将暑症再提传，暑伤气分苔因白，渴饮烦呕咳喘连，身热脉虚胸又满，无形气分热宜宣，楼皮贝杏通苓滑，栀豉翘心竹叶煎，或见咳血荷叶汁，痞加蔻郁朴须川。

【释】肺气郁而不宣，则暑邪逆入营分，故咳红。然此乃暑邪损伤气分，只须治从肺卫，故虽见红，不必用血药。

暑入心营舌绛红，神呆如寐耳如聋，溺淋汗出原非解，失治邪干心主宫，犀角玄翘丹滑地，银花竹叶石菖同，欲成内闭多昏昧，再入牛黄即奏功。

【释】暑热之邪，上蒙清窍则耳聋，不与少阳同例，切忌用柴胡。暑邪乘于心包则神昏，宜清心开闭为要。凡邪在手经，忌用足经药。盖温热与暑邪，皆由口边吸入，病在手经，宜用三焦立法，忌用足只经药，此与治伤寒分别处，不可混也。

暑湿温邪口鼻干，三焦受病势弥漫，恶心脘闷头颅胀，腹痛还防疟痢残，栀豉杏仁苓半朴，银花滑石郁红安。

【释】暑邪夹湿，从口鼻空窍触入，则三焦气分受病，头胀脘闷呕恶。此邪初入见症，其势尚轻，故只用栀、鼓、杏、苓、半夏、厚朴、银花、滑石、郁金、橘红等，以清泄气分。若暑热之邪，留于募原则变疟，滞于肠胃则成痢，再行随症加减。

湿温气分流连久，舌赤中黄燥刺干，咯血毋庸滋腻入，耳聋莫作少阳看，三焦并治通茹杏，金汁银花膏滑寒，若得疹瘰肌肉透，再清痰火养阴安。

【释】湿温重症，三焦俱病，故舌赤中黄燥刺，耳聋乃是湿热上蒙清窍，不可作少阳治而误用柴胡。咯血是热邪上伤肺络，不可作阴虚治而误用滋腻，宜清解三焦气分之邪。若得邪从外出而发痧疹，再议清火清痰，渐入养阴之品。

苔形粉白四边红，疫入募原势最雄，急用达原加用药，一兼黄黑里宜攻。

【释】凡病初起，见苔形粉白而厚，四边红绛者，此瘟疫疠气之邪，在于募原，其势最雄，顷刻传变，医家不可轻视。急见用吴又可达原饮，加引经表药，透之达之。如太阳见症，加羌活；症见阳明，可加葛根；症见少阳，加柴胡；如舌变黄燥，乃疫邪入胃，加大黄下之；如变黑色，入里尤深，急用承气下之；若疫势甚者，其苔一日三变，由白变黄，由黄变黑，总当数数下之。瘟疫疠气，其邪若自表传里，可从足经用药，见表治表，见里治里。

若见鲜红纯绛舌，疫传包络及营中，清邪解毒银犀妙，菖郁金黄温暑通。

【释】瘟疫一症，治分两途，但看舌苔白而黄。黄而黑者，此疫自表传里，宜汗之下之。如见舌苔鲜红绛色，此疫邪入于营中及包络之间，禁汗禁下，惟宜清营解毒，逐秽开闭，如犀角、银花、菖蒲、郁金、牛黄、人中黄、金汁之类，与温热暑症之邪入营分及包络者治法相通。疫邪由卫入营，当从手经用药。

温邪时疫多斑疹，临症须知提透宜，疹属肺家风与热，斑因胃热发无疑。

【释】疹属肺金风热，斑是胃家伏热。温暑斑疹，与伤寒发斑不同。时疫斑疹，兼有毒气，均宜提透、清解热毒。

疹斑色白松肌表，血热如丹犀角宜，舌白荆防翘薄力，舌红切忌葛升医。

【释】斑疹发于气分，其色淡红而白者，舌苔必白，宜用荆防、牛蒡、葛根、翘薄、蝉衣之类，松达肌表；若见赤斑如丹，邪在营分血分，舌必绛赤，宜用透营解毒之药，如犀角、连翘、鲜生地、金银花、牡丹皮、人中黄、金汁之类。千万不可用升麻、葛根足经之药。

凡属正虚苔嫩薄，淡红微白补休疑，厚黄腻白邪中蕴，见此须知清解宜。

【释】不拘伤寒杂病，若正气虚者，其舌苔必娇嫩而薄，或淡红，或微白，皆可投补。若见黄而厚、白而腻，总是内邪不清，可不遽进补剂。须凭舌苔兼参脉症，以验其虚实，分别宜补宜清。

三十九歌皆要诀，伏邪新感一齐明，金针绣出凭君看，敢告同人仔细详。

【阐释】《察舌辨症歌》原出吴坤安《伤寒指掌》一书，乃吴氏总结前人经验并结合自身临床实践而成诗句朗朗上口，易于记诵，流传颇广。潘氏外科的《察舌辨症》，对吴氏的歌诀补充了注释，内容甚精，很切实用，充分体现了继承中有发扬，整理中见提高，若非熟谙临证的老手，断难有此作为。

《痈疽辨证》

痈疽阳证歌

阳证初起赤焮痛，根束盘清肿若弓，
七日或疼或时止，旬余疮内渐生脓。
痛随脓减精神爽，腐脱新生气血充，
嫩肉如珠形色美，更兼鲜润若榴红。
自然七恶全无犯，五善应当俱喜逢，
此属纯阳为易治，调和药饵有奇功。

痈疽阴证歌

阴证初起似椒疮，不肿不红疙瘩僵，
木硬无焮无痛热，疮根散漫黯无光。
七朝以后难穿溃，陷软无脓空结仓，
疮上生衣如脱甲，孔中结子似含芳。
脓稀色紫多腥秽，七恶如逢定不昌，

此属纯阴为逆证，虽逢和缓命难长。

痈疽半阴半阳歌

阴阳相半亦难疗，阳吉阴凶生死昭，
阳半微红微肿痛，半阴略硬肿难高。
肿而不溃因脾弱，溃后难收为毒饶，
五善之中虽兼有，定然七恶不全逃。
若夫饮食能知味，二便调和尚可疗，
随症立方应手效，阴消阳长自然调。

痈疽辨肿歌

实高虚漫火焮疼，寒肿紫青木硬形，
湿肿按如绵软样，痰如馒肿不红焮，
风邪作肿宜浮痛，郁结肿坚若石棱，
气肿紧皮而内软，喜消怒长不红疼，
损伤血肿痏而热，瘀肿微红硬不焮。

痈疽辨痛歌

痛轻肌肉皮肤浅，重痛深于筋骨间，
虚痛腹饥增痛楚，喜人揉按得时安。
实而饱甚多胀痛，手按疮头痛更添，
热痛焮红欢遇冷，寒邪喜暖痛无迁。
瘀凝隐痛微红热，脓痛按之引指尖，
风痛忽来多走注，走流刺痛气之原。

痈疽辨痒歌

初生作痒因风热，溃后脓沤或冒风，
将敛痒生生新肉，血充气复痒如虫。

痈疽辨脓歌

外症未成散有功，已成当辨有无脓。
按之坚硬无脓象，不热无脓热有脓。
太软应知脓已熟，软而兼硬始成脓。
按之即起脓方熟，不起无脓气血穷。

深按即回稀浆水，按深起缓坏污脓。

实而痛甚内留血，内是气分按不痛。

轻按即疼脓尚浅，脓深重按始知痛。

薄皮剥去其脓透，皮不肿高脓必浓。

脓白稠黄宜先出，桃红红水次宜逢。

瘦人脓少肥多顺，反此须防有变凶。

气实稠黄虚稀白，粉浆污水治无功。

溃脓身热为难治，汗后脓腥尚未凶。

痈疽针法歌

取脓除瘰用铍针，轻重数迟在一心。

皮薄针深伤好肉，肉深针浅毒犹存。

肿高且软针四五，坚肿宜针六七分。

色白疮头无肿痛，须知针用寸余深。

口开欲大针斜出，欲小宜乎直出针。

背腹肋腰生毒患，扁针斜入始全身。

气虚先补针宜后，脓出肿消效若神。

半月尚坚宜刺破，使邪外达不伤人。

又生不可行针刺，冬月瘿瘤与骨筋。

痈疽五善歌

心善精神爽，言清舌润鲜，

无烦无躁渴，寤寐两安然。

肝善身轻便，溲和便不难，

爪多红润色，不怒不惊烦。

脾善唇滋润，加餐知味甘，

脓黄稠不秽，大便不稀干。

肺善声音响，无哮无嗽痰，

皮肤光润泽，呼吸气和安。

肾善无午热，口和齿不干，

溲来清又白，夜卧静如山。

痈疽七恶歌

一恶神昏愦，心烦舌燥干，疮形多紫黑，言语似呢喃。

二恶身筋硬，目睛正视难，疮头流血水，惊悸是伤肝。

三恶形容瘦，疮头陷又坚，脓清多臭秽，脾败食艰难。

四恶皮肤槁，痰多韵哑随，喘生兼鼻煽，肺绝必然灾。

五恶频频饮，咽喉若火吹，肾亡容惨黑，囊缩向泉归。

六恶身浮肿，肠鸣呕呃繁，大肠多滑泄，脏腑败之端。

七恶疮凹陷，剥皮鳝一般，时时流污水，厥逆四肢寒。

痈疽肿疡歌

肿疡红痛属风温，寒热不清疏散灵，

柴草芎归丹赤芍，薄苏大力芷翘银。

肿疡木硬隐酸疼，屈而不伸病在筋，

四物寄生秦乳没，木瓜香附忍冬藤。

肿疡瘀滞肿坚疼，方用延胡广郁金，

乳没桂心同四物，红花三七血丹参。

肿疡气滞隐知疼，高肿软柔不变形，

苏梗青陈乌药附，延胡乳没木归沉。

肿疡湿滞热蒸常，溲赤身沉面目黄，

滑泻枳陈车萆薢，二苓二术米翘葶。

肿疡风湿两相侵，羌独二防二术苓，

香附再同川萆薢，当归白芷乳香秦。

肿疡色白受风寒，漫肿酸疼口不干，

附桂乳香羌独没，芍归木附芷秦参。

肿疡杂感风寒湿，舌白不干脉细迟，

汤用阳和麻桂鹿，干姜白芥地黄施。

肿疡身热属阴虚，午后骨蒸脉细微，

四物银胡怀山药，参苓地骨粉丹皮。

肿疡面白属阳虚，体倦脉微温补宜，

芪桂四君加淡附，首乌杞子夏陈皮。

肿疡气血两相虚，四物四君八珍宜，
虚极再加绵芪桂，十全大补奏功奇。
肿疡脉滑是痰凝，肿软隐疼白芥子，
土贝杏仁莱菔术，木香枳附夏陈苓。
肿疡因受火邪煎，壮热口干脉数弦，
栀柏军苓银草地，翘蒡紫草芍丹连。
肿疡因受暑邪成，身热脉洪热汗淋，
薏苡苓丹翘陈枳，蒿苓泽泻益元银。

痈疽溃疡歌

溃疡痛减肿随消，脉缓胃和二便调，
芎芍参苓陈术草，银花归地奏功高。
溃疡肿硬未能和，血不调兮气不疏，
四物银花香附木，乳香陈草炒玄胡。
溃疡肿痛毒难清，身热脓稠脉有神，
花粉银翘丹绿豆，草苓四物斛青陈。
溃疡肿痛属寒凝，舌白脉迟脓水清，
附桂羌独芪乳没，芎归木附草陈苓。
溃疡湿滞毒留存，舌腻面黄溲不清，
苓泻丹陈银滑草，车前薏苡藓茵陈。
溃疡筋屈隐知疴，气血不调筋失荣，
续断冬藤桑寄乳，八珍香附木瓜红。
溃疡脓滞毒邪胶，肿痛不和硬不消，
芷桔银丹归芍草，陈苓角刺乳连翘。
溃疡气滞痛无休，脉细脓清肿硬留，
乳没归芪陈粟壳，四君芎芍急宜投。
溃疡疼痛血虚原，内热脉虚不肿坚，
芍地芎归苓丹乳，再加粟壳服能全。
溃疡自汗属阳虚，脉弱脓稀温补宜，
参附术苓芪麦味，桂枝归芍草陈皮。

溃疡内热属阴虚，体瘦脉弦或细微，
地骨银胡银粉草，首乌四物牡丹皮。
溃疡气血两相虚，体倦形羸脉细微，
方用八珍汤并补，甚加芪桂莫迟疑。
溃疡废纳胃阳伤，舌白不饥醒胃良，
半夏砂陈生熟谷，四君佛手淡干姜。
溃疡口渴胃阴伤，废纳知饥身热常，
知母斛冬银玉竹，苓丹归芍谷芽良。
溃疡泻痢属脾虚，腹痛形羸脓水稀，
参术干姜苓炙草，砂仁玉果芍陈皮。
溃疡寒热不能清，营卫不调和解灵，
四物柴胡西粉草，黄芩半夏枣姜匀。
溃疡呕逆急医灵，柿橘夏苓姜汁匀，
刀豆茱萸沉粉草，虚加参术热连芩。
溃疡便结属营虚，血燥肠枯攻不宜，
归地槟榔升红草，甚加军麻或更衣。

外科杂症歌

发背疔疽火毒成，肿坚溃烂或麻疼，
公英蚤茹翘蒡草，丹地银连菊地丁。
呕恶昏烦邪内陷，方加犀角西黄芩，
正虚邪盛根坚散，补托甲芪归芍参。
外游风每受风温，马勃玄参紫薄军，
竹叶升麻翘蒡草，银丹野菊板蓝根。
喉风痰火夹风温，寒热翘蒡橘薄荆，
花粉射干芩草地，银丹楼桔杏玄参。
肠痈实热腑宜通，归芍杏桃枳木芎，
苓泻米仁牛膝断，硝黄甲片木丹红。
肠痈风湿大肠凝，寒热脉弦气血停，
羌独芎归山甲木，红桃枳杏桂心槟。

肠痈便结属营虚，不肿不坚酸痛奇，

四物杏桃苓丹木，木瓜牛断甲楼芪。

乳岩瘰疬核形成，气郁痰凝血不行，

香贝八珍昆海附，术香柴桔瓦楞青。

风湿久留成结毒，羌防苓术白芷银，

五茄归芍乳香没，野菊蝉衣白鲜陈。

疮后结毒毒难清，溃烂肿坚骨节疼，

四物土苓银乳没，苓丹陈草忍冬滕。

湿风疮毒遍身生，延烂无休痒又疼，

滑泻米苓芷菊草，羌防二妙白鲜银。

【阐释】本歌诀专为痈疽辨证而设，凝聚着潘氏外科治病救疾的宝贵经验。观其文句精炼，功底甚深，对临证大有裨益，切勿草草读过。

《外科汤头歌诀》

发散之剂

痈疽平方：仙方活命饮（制乳香、制没药、生甘草、银花、炒当归、炒赤芍、天花粉、象贝、防风、皂角刺、炙甲片、白芷、炒陈皮）

方歌：仙方活命饮平剂，肿溃疮疡俱克医，乳没草银归芍粉，贝防刺甲芷陈皮。

注：本方出《校注妇人良方》。又名真人活命饮。治一切痈疽，不论阴阳疮毒，未成脓则能消，已成脓则能溃，溃后能排脓生肌。无表邪者除防风。

辛凉解散：加减消毒散（连翘、甘草、前胡、防风、银花、皂角刺、炙甲片、蒲公英、制香附、炒赤芍、玄参）

方歌：加减消毒肿疡方，寒热肿红解用凉，翘草前防银刺甲，公英香附芍玄尝。

注：本方为潘氏自拟方。治痈疽肿疡，寒热红肿、疼痛，未化脓者。

辛温解散：加味四妙汤（皂角刺、炙甲片、炒当归、炒川芎、炒续

断、炒白芍、银花、制香附、炙甘草、生姜、炙黄芪）

方歌：加味四妙治阳虚，温散痈疽疽色白宜，刺甲当归川断芍，银花香附草姜芪。

注：本方为潘氏自拟方。治痈疽、肠痈、乳痈等症，色白肿痛，阳气虚弱，毒难化脓，或溃后排脓不畅。

辛温托散：加减活命饮（茯苓、炒续断、蒲公英、炒赤芍、炒当归、生甘草、银花、制香附、皂角刺、炙甲片、前胡）

方歌：加减活命饮平和，半阴半阳效验多，苓断公英芍归草，银花附刺甲前胡。

注：本方为潘氏自拟方。治痈疽半阴半阳证。症见似阳微痛、微嫩肿，如阴半硬半肿高，肿而不溃，溃而不敛，饮食虽进，大便多溏，小便多数，上身有汗，下身焦热，脉数无力，善恶之症互见。

辛温发散：荆防败毒散（羌活、独活、柴胡、前胡、甘草、桔梗、人参、茯苓、荆芥、炒枳壳、炒川芎、防风）

方歌：荆防败毒治初疮，憎寒壮热汗出良，羌独柴胡前草桔，参苓荆芥枳芎防。

注：本方出《外科理例》。治疮疡肿毒，肿痛发热，恶寒无汗，脉浮数者。

清凉疏散：柴胡清肝汤（炒川芎、炒当归、炒赤芍、生地、柴胡、防风、连翘、天花粉、炒牛蒡、黑山栀、生甘草、炒黄芩）

方歌：柴胡清肝郁能平，宣血疏通解毒灵，四物柴防翘花粉，牛蒡栀草共黄芩。

注：本方引《医宗金鉴》。治痈疽疮疡由肝火郁结而成之症，或肝胆有热，胁肋脘腹刺痛。

内通温散：内补十宣散（肉桂、防风、黄芪、党参、白芍、炒当归、炙甘草、桔梗、制厚朴、白芷）

方歌：内补十宣用酒调，服之痦病痈能消，桂防芪党芍归草，桔朴再同白芷高。

注：本方引《太平惠民和剂局方》。原人参易党参，去川芎，加炒

白芍。治包络寒痰，脾气郁结所致的瘰疬痛，尚未溃脓者。

表里两解： 神授卫生汤（银花、白芷、天花粉、皂角刺、制大黄、防风、石决明、连翘、炙甲片、羌活、炒当归、甘草、红花、沉香、制乳香）

方歌：神授卫生表里方，银花芷粉刺军防，决明翘甲羌归尾，甘草红花沉乳香。

注：本方出《外科正宗》。治痈疽发背，肿痛发热，心烦口干苦，表里两实之症。

内清外散： 升阳散火汤（炒川芎、蔓荆子、炒白芍、防风、羌活、独活、葛根、人参、柴胡、香附、甘草、炒僵蚕、升麻）

方歌：升阳散火治寒凝，外散内清效自成，芎蔓芍防羌独葛，参柴香附草蚕升。

注：本方引《医宗金鉴》。治瘰疬寒药克伐，致肌冷凝结，坚硬难消难溃者。

解郁消坚： 清肝解郁汤（生甘草、炒青皮、炒陈皮、炒川芎、炒当归、炒白芍、大生地、炒山栀、炒远志、茯神、桔梗、制半夏、木通、苏叶、制香附、浙贝母）

方歌：清肝解郁草青陈，四物山栀远茯神，桔夏通苏香附贝，能消乳核气和平。

注：本方引《医宗金鉴》。治肝脾气郁，痰热凝滞之症。如乳房结核坚硬，时时隐痛者。

利气和营： 逍遥散（炒当归、炒白芍、生甘草、茯苓、炒黄芩、炒白术、柴胡、制香附、薄荷、炒陈皮）

方歌：逍遥散解郁能平，气血不舒消结能，归芍草苓芩白术、柴胡香附薄荷陈。

注：本方引《医宗金鉴》。治气郁痰凝结之乳癖、失荣、瘰病，以及肝郁血虚，两胁作痛。

行气豁痰： 木香流气饮（炒当归、炒白芍、炒川芎、紫苏、炒枳壳、桔梗、炒槟榔、乌药、炒陈皮、制半夏、茯苓、甘草、黄芪、大腹

皮、防风、炒青皮、炒枳实、炒泽泻、木香）

方歌：木香流气气能行，归芍芎苏枳桔槟，乌药二陈芪大腹，防风青实泻煎吞。

注：本方出《外科正宗》。治痰凝气滞之症，如湿痰流注、瘰疬及郁结为肿，或血气凝滞，遍身走注作痛。

温散阴疽： 回阳三建汤（人参、制附子、炒当归、炒川芎、甘草、茯苓、黄芪、枸杞子、红花、紫草、独活、炒陈皮、制苍术、制厚朴、煨木香、山萸肉）

方歌：回阳三建治阴疽，参附归芎草苓芪，枸杞红花同紫草，独陈苍朴木山黄。

注：本方出《外科正宗》。治阴疽发背，症见不疼不肿，不热不红，硬若牛皮，坚如顽石，根脚平散，软陷无脓，皮不作腐，身凉倦怠者。

散寒温里： 辟寒救腹丹（炒白术、炒当归、制附子、肉桂、蛇床子、银花、茯苓）

方歌：辟寒救腹是灵丹，可散缓疽用术归，附桂蛇床银花苓，脾寒能散气能开。

注：本方出《疡医大全》。治小腹生痈疽，漫肿坚硬，疼痛，皮色如常，有热渐红或无热不红者。

散风寒湿： 阳和汤（肉桂、麻黄、熟地黄、鹿角胶、炒白芥子、甘草、炮姜炭）

方歌：阳和汤用桂麻黄，熟地鹿胶白草姜，鹤膝阴疽流注等，阴寒入骨服之良。

注：本方出《外科全生集》。治一切阴疽，疮形平塌，色白或暗，不肿或肿势散漫者。也用于骨结核，腹膜结核、闭塞性脉管炎等阴寒之症。

发散阴疽： 大防风汤（防风、人参、炒白术、黄芪、炒牛膝、炒杜仲、炙甘草、羌活、炒当归、熟地黄、炒白芍、炒川芎、制附子、红枣、生姜）

方歌：大防风治外寒伤，附骨疽疼色如常，参术黄芪牛膝仲，草羌四物附枣姜。

注：本方引《太平惠民和剂局方》去除独活。治三阴不足，风邪乘入，致成鹤膝风、附骨疽等症，皮色如常，不能步履。

消痰利气：疮疡流气饮（人参、黄芪、制厚朴、桔梗、炒白芍、炒当归、防风、炒枳壳、紫苏、木香、肉桂、乌药、炒川芎、甘草、白芷、炒槟榔、生姜）

方歌：流气饮消注发，参芪朴桔芍归防，枳苏木桂乌芎草，白芷槟榔再用姜。

注：本方引《医宗金鉴》。治痰注发，生于脊背，由湿痰郁结，气血凝滞而成。初起酸痛漫肿，继则结并木硬，皮色如常者。

散瘀消肿：红花散瘀汤（红花、制军、连翘、苏木、皂角刺、炒当归、炙甲片、石决明、制僵蚕、制乳香、浙贝母、炒牵牛子）

方歌：红花散瘀消肿坚，初生便毒肿疼添，军翘苏木刺归甲，石决僵蚕乳贝牵。

注：本方出《外科正宗》。治两胯或小腹之旁结肿，坚硬不痛，如便毒等。

散结消肿：没药丸（桃仁泥、煅自然铜、炒川芎、炒当归、炒赤芍、制乳香、制没药、川椒）

方歌：没药丸消中石疽，消瘀行气用桃泥，自然铜又芎归芍，乳没川椒气实宜。

注：本方引《医宗金鉴》。治中石疽木痛，坚硬如石，皮色不变，难消难溃。

山岚瘴：不换金正气散（制苍术、制厚朴、藿香、炒陈皮、制半夏、甘草、羚羊角、红枣、生姜）

方歌：散名不换金正气，初起瘴疽服可轻，苍朴藿香陈夏草，再加羚角枣姜吞。

注：本方引《医宗金鉴》。治感受山岚瘴气，毒伏筋骨，皮肤始黑渐青，如拳打之状，寒战高热。若头颤口偏，手足厥逆者加服羚羊角。

发散瘀血：散瘀葛根汤（煨葛根、羌活、防风、细辛、桔梗、炒川

芎、苏叶、制半夏、制香附、红花、甘草、白芷、炙升麻）

方歌：散瘀葛根流注灵，皆用跌仆血瘀成，羌防细桔芎苏夏，香附红花草芷升。

注：本方引《医宗金鉴》。治跌仆伤损，瘀血凝滞而致的流注。

产后瘀痛： 通经导滞汤（炒川芎、炒当归、炒赤芍、熟地黄、紫苏、炒陈皮、制香附、甘草、红花、独活、炒牛膝、炒枳壳、丹皮）

方歌：通经导滞产后方，败血瘀留肿痛良，四物苏陈香附草，红花独膝枳丹尝。

注：本方出《外科正宗》。治妇人产后，败血流注经络，结成瘀血流注。

散诸疮毒： 内消散（天花粉、浙贝母、炒知母、制半夏、白及、银花、皂角刺，炙甲片、制乳香）

方歌：内消散治诸般疮，毒化从尿色变常，花粉贝知同夏及，银花刺甲乳香良。

注：本方出《外科正宗》。治痈疽发背、对口疔疮、无名肿毒等症。

太阳风寒湿： 麻黄佐经汤（麻黄、防风、防己、制苍术、羌活、生甘草、茯苓、桂心、细辛、煨葛根、红枣、生姜）

方歌：麻黄佐经足太阳，风寒湿滞本经伤，二防苍术羌甘草，苓桂细辛葛枣姜。

注：本方引《医宗金鉴》。治风寒湿邪流注足太阳经，致附骨生疽，腰足挛痹，关节重痛，憎寒发热，无汗恶寒，或自汗恶风，头痛等症。

清解阳明： 柴胡葛根汤（柴胡、煨葛根、天花粉、炒牛蒡、炒黄芩、甘草、炙升麻、连翘、桔梗、石膏）

方歌：柴胡葛根表阳明，寒热痄腮肿痛形，花粉牛蒡芩粉草，升麻翘桔石膏灵。

注：本方引《医宗金鉴》。治痄腮，又名腮疮。生于腮部肌内不着骨处，都患一侧，初起焮痛，寒热往来，不论高肿色红焮热（胃经风热），或平肿色淡（胃经湿热）皆可用之。

阳明湿滞： 茯苓佐经汤（茯苓、制苍术、炒陈皮、制厚朴、甘草、

木瓜、炒柴胡、炒白术、制半夏、藿香、生姜、炒泽泻、煨葛根）

方歌：茯苓佐经足阳明，腿面焮疼烦热乘，平胃木瓜柴术夏，藿香姜泻葛根吞。

注：本方引《医宗金鉴》。治大腿生疽深着，红肿疼痛，并见发热心烦，头目昏眩，呕吐不食。

阳明实火：四顺清凉饮（防风、炒山栀、连翘、甘草、炒当归、炒赤芍、灯心、羌活、制大黄）

方歌：四顺清凉攻里强，便坚口渴疖腮疮，防风山栀连翘草，归芍灯心羌大黄。

注：本方引《医宗金鉴》。治疖腮口干便秘。

阳明积热：犀角升麻汤（犀角、炙升麻、炒黄芩、制附子、生甘草、白芷、炒川芎、羌活、防风）

方歌：犀角升麻医颊疡，色红初起服之良，芩犀附子生甘草，升芷川芎羌活防。

注：本方出《证治准绳》。治颊疡，生于耳下颊车骨间，始起如栗，色红渐大如榴。以此方清解阳明胃经积热。

阳明血热：犀角地黄汤（犀角、鲜生地、炒赤芍、丹皮）

方歌：犀角地黄营热宜，心经肺胃火能医，暹犀角与鲜生地，赤芍丹皮煎服奇。

注：本方出《备急千金要方》。治痈疽疔毒，热入营血，邪入心包。症见高热、神志不清、吐血、衄血，舌质红绛，脉细数。

少阳寒湿：内托酒煎汤（炒当归、黄芪、炒牛蒡、炒柴胡、连翘、肉桂、炙升麻、甘草、茯苓）

方歌：内托酒煎寒湿凝，少阳附骨肿疼生，归芪大力柴翘共，肉桂升麻甘草苓。

注：本方出《医学入门》，去除白芷、黄柏，加茯苓。治寒湿侵袭腿外侧少阳经部位，凝结成痈，或附骨而生，漫肿疼痛。

少阳郁火：柴胡清肝饮（炒柴胡、连翘、甘草、生地、赤芍、炒当归、煅牡蛎、玄参、浙贝母、银花、炙甲片）

方歌：柴胡清肝锐毒灵，少阳郁火自能清，柴翘草地芍归牡，玄贝银花甲片吞。

注：本方为潘氏自拟方。治郁火凝结的锐毒、天疽，初如黍粒，渐肿如瓜，坚硬平塌，紫暗不泽，毒邪难化者。

脾家湿毒：解毒泻脾汤（煅石膏、防风、炒牛蒡子、灯心草、甘草、黑山栀、木通、制苍术、炒黄芩）

方歌：解毒泻脾湿毒灵，田螺疱症亦能平，膏防大力灯心草，栀子木通苍术芩。

注：本方引《医宗金鉴》。治田螺疱，多生于足掌。症见初形如豆粒，黄疱闷胀，硬疼不能着地，皮厚难于自破，成片湿烂，甚则足跗俱肿，寒热往来等。

阳明实火：清胃汤（黄连、煅石膏、炙升麻、丹皮、生地黄、黄芩）

方歌：清胃汤中连石升，丹皮生地共黄芩，阳明实火俱堪泻，口臭牙龈衄血平。

注：本方引《医宗金鉴》。治胃经实热的牙龈出血，口臭而牙齿不动摇者。

心脾火毒：加味导赤散（生地黄、木通、芜荑、甘草、炒麦芽、竹叶、五谷虫）

方歌：加味导赤治唇疳，热积心脾服可安，生地木通芜荑草，麦芽竹叶谷虫添。

注：本方为潘氏自拟方。治唇疳，发于小儿嘴唇四旁，红赤无皮，不时燥裂，症状较重者。

肾家风湿：归花汤（防己、银花、炒白术、杜仲、炒当归、豨莶草、怀山药、山茱萸、生地黄、茯苓、丹皮、炒泽泻）

方歌：归花汤治肾俞发，初服能消防己银，术仲当归豨莶草，继投六味地黄灵。

注：本方为潘氏自拟方。治肝肾阴虚，风湿之邪阻痹而成的肾俞发，初起局部酸痛，逐渐结肿，皮色如常。

肝脾湿热：内托黄芪汤（炒黄芪、炒当归、生地黄、炒柴胡、木

瓜、连翘、炒黄柏、肉桂、羌活）

方歌：内托黄芪归地柴，木瓜翘柏桂羌加，疽生膝股肝脾位，酒水煎之服最佳。

注：本方出《外科正宗》。治湿热凝滞腿内、膝、股，致成痈疽，气血虚而不能发长者。

肝肾寒湿：独活寄生汤（独活、桑寄生、人参、茯苓、炒川芎、炒当归、炒白芍、熟地黄、秦艽、防风、甘草、桂心、炒杜仲、细辛、炒牛膝）

方歌：独活寄生肝肾虚，寒湿注膝肿疼居，参苓四物秦防草，桂仲细辛牛膝宜。

注：本方引《医宗金鉴》。治肝肾两亏，风寒湿邪内侵，腰膝冷痛，肢节伸屈不利，或麻木不仁，畏寒喜温。

肝热风湿：疏风清肝汤（炒柴胡、防风、连翘、薄荷、甘草、灯心、菊花、银花、炒赤芍、炒川芎、炒当归、炒山栀、荆芥）

方歌：疏风清肝治漏睛，柴防翘薄草灯心，菊银赤芍芎归尾，栀子再和荆芥灵。

注：本方引《医宗金鉴》。治漏睛疮红肿疼痛，尚未成脓者。

舒肝解郁：疏肝流气饮（柴胡、炒黄芩、炒山栀、牡丹皮、郁金、夏枯草、薄荷、炒当归、炒白芍）

方歌：疏肝流气用柴芩，栀子丹皮共郁金，枯草薄荷归白芍，舒肝解郁效如神。

注：本方为潘氏自拟方。治肝气郁结，胸闷不宽之症。

苦降肺火：黄芩汤（连翘、桔梗、炒麦冬、玄参、浙贝母、炒赤芍、炒黄芩、甘草、薄荷、桑白皮）

方歌：黄芩汤治鼻疽灵，翘桔麦参贝芍芩，草薄桑皮能泻肺，何虞肿痛火难乎。

注：本方引《医宗金鉴》，去除栀子、荆芥，加玄参、浙贝母。治鼻疽初起如粟，逐渐增大，痛似火灼，甚则肿及鼻外色红，毒渐化脓者。

顶托之剂

顶托通用：透脓散（炒当归、生黄芪、炙甲片、皂角刺、炒川芎）

方歌：透脓散治脓已成，将溃之时服见功，可代神针兼泻毒，归芪甲片刺川芎。

注：本方出《外科正宗》。治痈疽、诸毒，内脓将成而未溃毒者。

补正托毒：托里消毒散（皂角刺、银花、甘草、桔梗、白芷、炒川芎、生黄芪、炒当归、炒白芍、炒白术、人参、茯苓）

方歌：托里消毒溃迟灵，补正祛邪肌易生，角刺银花甘桔芷，芎芪归芍术参苓。

注：本方出《外科正宗》。治痈疽已成，不得内消，正虚不能托毒酿外。若脾弱者，去除白芷。

祛寒托毒：神功内托散（炒归身、炒白芍、炒川芎、炙黄芪、人参、炒白术、制附子、木香、炙甲片、炙甘草、炒陈皮、茯苓）

方歌：神功内托阴寒症，不肿不红不溃疼，归芍芎芪参术附，木香甲片草陈苓。

注：本方出《外科正宗》。治痈疽疮疡，久不腐溃，疮不高肿，身凉脉细。

补托通用：托里透脓汤（炒当归、人参、炒白术、炒青皮、甘草、白芷、炙升麻、炙甲片、皂角刺、炙黄芪）

方歌：托里透脓治毒疽，已成未溃服之宜，当归参术青皮草，白芷升麻甲刺芪。

注：本方引《医宗金鉴》。治疽毒气血两虚，将溃之时紫陷无脓、根脚散大者。

败毒之剂

排脓消肿：托里排脓汤（人参、茯苓、炒白术、甘草、炒当归、炒白芍、银花、炙黄芪、白芷、浙贝母、桔梗、炒牛膝、炒陈皮、连翘、肉桂）

方歌：托里排脓治溃疡，排脓消肿实称强，四君归芍银芪芷，贝桔膝陈翘桂良。

注：本方引《医宗金鉴》。方中白芷、桔梗、牛膝，分别用于头顶、胸之上和下部。治疮疡脓溃，肿硬不得渐消。

上焦火毒：解毒泻心汤（炒黄芩、黄连、黑山栀、滑石、炒荆芥、木通、甘草、生石膏、炒知母、玄参、灯心、炒牛蒡子、防风）

方歌：解毒泻心天疱疮，上焦风热火邪良，芩连栀滑荆通草，膏母玄灯大力防。

注：本方出《外科正宗》。治心经火旺，时值酷暑，火邪入肺，伏结而成之天疱疮。初起小如芡实，大如棋子，燎浆水疱，焮红疼痛，疱破毒水津烂不臭，上体多生，属风热盛者。

下焦湿热：清脾甘露饮（黑山栀、炒泽泻、炒黄芩、生地黄、炒麦冬、炒枳壳、连翘、枇杷叶、赤茯苓、炒苍术、炒白术、甘草、茵陈）

方歌：清脾甘露疱疮灵，湿在下焦栀泻芩，地麦枳翘枇杷叶，赤苓苍术草茵陈。

注：本方出《外科正宗》，去除玄明粉，加枇杷叶。治脾经湿热郁遏所致的天疱疮，于下体为多者。

三焦火毒：内疏黄连汤（焦山栀、连翘、薄荷、甘草、炒黄芩、黄连、桔梗、炒当归、炒白芍、炒槟榔、木香、大黄）

方歌：内疏黄连泻热良，口干便结躁烦狂，栀翘薄草芩连桔，归芍槟榔木大黄。

注：本方出《医学入门》。治痈疽热毒在里，壮热烦渴，腹胀便秘，苔黄腻或黄糙，脉沉数有力者。

三焦热盛：黄连解毒汤（炒黄柏、炒黄芩、黄连、炒山栀）

方歌：黄连解毒焮疼疮，疔毒躁狂煎服良，黄柏芩连栀子等，火邪凉泻自安康。

注：本方出《外台秘要》。治大热烦狂，口燥咽干，错语不眠，痈肿疔毒，舌红苔黄，脉数有力。

下焦湿火：龙胆泻肝汤（连翘、炒当归、黄连、生甘草、车前子、

生地黄、龙胆草、木通、炒山栀、炒泽泻、炒黄芩）

方歌：龙胆泻肝湿火灵，下疳便毒俱能平，翘归连草车前地，龙胆木通栀泻芩。

注：本方引《医宗金鉴》。治肝胆经实火湿热，胁痛口苦，目赤耳聋，及肝经湿热下注为患的小便淋浊，阴肿阴痒、下疳便毒等。大便秘结加生军。

风湿之毒：消风散（炒知母、石膏、甘草、木通、牛蒡子、炒荆芥、防风、炒苍术、生地黄、苦参、蝉蜕）

方歌：消风散治面游风，知母石膏草术通，大力荆防苍术地，苦参蝉蜕有奇功。

注：本方引《医宗金鉴》。去除当归、胡麻仁。治风湿浸淫血脉而致的面游风、疮疥、瘙痒不绝，或风热瘾疹，遍体云片斑点，时隐时现。

风湿火毒：黄连消毒饮（生地黄、苏木、青防风、黄连、黄柏、炒泽泻、炒知母、炒当归、桔梗、甘草）

方歌：黄连消毒解阳明，湿热兼风火毒蒸，生地苏防连柏泻，母归桔草火能消。

注：本方引《医宗金鉴》。去除黄芪、黄芩、藁本、防己、独活、连翘、人参、陈皮、羌活。治痈疽疮疬，红肿热痛，憎寒壮热，大渴引饮，口苦唇焦，便秘烦躁，脉洪大，属气实者。

臁疮湿毒：二黄解毒汤（黄芪、炒黄柏、薏苡仁、茯苓、红花、甘草、乌桕木根皮、炒荆芥）

方歌：二黄解毒治臁疮，芪柏米苓红草襄，乌桕根皮荆芥穗，祛风利湿独称长。

注：本方为潘氏自拟方。治臁疮湿热下注，瘀血凝滞，溃破日久不敛者。乌桕根皮味苦，微温，有毒，泻热毒，通二便，疗湿疮。

阴虚毒盛：黄连泻心汤（生地黄、黄连、人参、炒麦冬、银花、甘草、炒赤芍、蒲公英、茯神、远志）

方歌：黄连泻心治疔疽，水亏火旺实能医，地连参麦银花草，芍药公英神远宜。

注：本方为潘氏自拟方。治井疽。生于心窝中庭穴，由肾水不足，心经火毒而成。初如豆粒，肿痛渐增，心烦不宁，肌热如火，自汗唇焦，舌尖红，脉细数者。

调和之剂

阴虚火狂：竹叶黄芪汤（人参、黄芪、煅石膏、制半夏、炒麦冬、生地黄、炒白芍、甘草、炒川芎、炒当归、竹叶、炒黄芩）

方歌：竹叶黄芪口渴频，养阴清热助生津，参芪膏夏麦冬地，芍草芎归竹叶芩。

注：本方引《医宗金鉴》。治痈疽发背，各种疔毒，阴液不足，热甚口渴者。

虚寒虚热：柴胡四物汤（制半夏、炒柴胡、人参、炒川芎、炒当归、炒白芍、生地、炒黄芩、炙甘草、红枣、生姜）

方歌：柴胡四物血虚医，溃后仍然寒热居，半夏柴胡参四物，黄芩甘草枣姜宜。

注：本方为潘氏自拟方。由小柴胡汤（《伤寒论》）合四物汤（《和剂局方》）组成。治痈疽疮疡溃后，营血不足，往来寒热者。

骨蒸夜热：地骨皮饮（炒川芎、炒当归、炒白芍、熟地黄、牡丹皮、地骨皮）

方歌：地骨皮宜虚火尝，骨蒸夜热号神方，营血恢复虚热去，四物丹皮地骨襄。

注：本方引《医宗金鉴》。治痈疽疮疡溃后虚热。

血虚作痛：托里定痛散（炒川芎、炒当归、炒白芍、熟地黄、肉桂、蜜炙罂粟壳、制乳香、制没药）

方歌：托里定痛溃疡方，痛属血虚服此良，四物肉桂罂粟壳，乳香没药水煎尝。

注：本方出《疡医大全》。治痈疽溃后，血虚疼痛难忍。

气虚作痛：乳香黄芪散（蜜炒罂粟壳、炒陈皮、制乳香、制没药、

炒川芎、炒当归、炒白芍、熟地黄、甘草、人参、黄芪）

方歌：乳香黄芪气虚宜，正不胜邪痛可医，粟壳陈皮同乳没，芎归芍地草参芪。

注：本方引《医宗金鉴》。治痈疽发背、诸毒疔疮，气血不胜毒邪，疼痛不可忍者，或因打扑损伤，筋骨疼痛者。

虚寒呃逆：温胃饮（炒白术、人参、炮干姜、制附子、丁香、沉香、炙甘草、柿蒂、吴茱萸、生姜、红枣）

方歌：温胃饮医呃属寒，内伤外感治非难，术参姜附丁沉草，柿蒂吴萸姜枣宁。

注：本方引《医宗金鉴》。治痈疽脾胃虚弱，或内伤生冷外感寒邪，致生呃逆，中脘疼痛，呕吐清水。

通治呃逆：橘皮竹茹汤（竹茹、柿蒂、生姜、橘红、黄连、人参）

方歌：橘皮竹茹呃逆灵，胃家气逆服之平，竹茹柿蒂生姜橘，热用黄连虚用参。

注：本方引《医宗金鉴》。治溃疡胃火上逆气冲，时时呃逆，身热作渴之胃虚膈热呃逆证。

阴虚火旺：甘露饮（天冬、麦冬、生地黄、熟地黄、枇杷叶、石斛、茵陈、炙甘草、炒枳壳、炒黄芩）

方歌：甘露饮吞内热清，咽干目赤自能平，二冬二地枇杷叶，石斛茵陈草枳芩。

注：本方出《太平惠民和剂局方》。治胃中客热，牙宣口臭，齿龈肿烂，时出脓血，目赤口疮，咽干肿痛。

调补之剂

溃后元虚：补中益气汤（炒归身、炒白术、人参、炙黄芪、炒柴胡、五味子、炙升麻、炙甘草、麦冬、炒陈皮）

方歌：补中益气气虚宜，痈溃脓清脉大虚，归术参芪柴五味，升麻甘草麦陈皮。

注：本方引《医宗金鉴》。治痈疽溃后，元气不足，脓出稀薄，神

倦纳懈。

溃后虚寒：调中大成汤（人参、茯苓、炒白术、炙甘草、黄芪、山药、牡丹皮、炒当归、炒白芍、炒远志、藿香、缩砂仁、炒陈皮、肉桂、制附子）

方歌：调中大成四君芪，山药丹皮归芍宜，远藿缩砂陈桂附，能医流注溃脓稀。

注：本方出《外科正宗》。治流注溃后，脓水清稀，饮食减少，难于生肌收敛者。

气血并补：人参养营汤（人参、茯苓、炒白术、炙甘草、炒白芍、炒当归、熟地黄、炒远志、五味子、炒陈皮、肉桂、炙黄芪）

方歌：人参养营气血虚，形羸体倦胃呆宜，人苓术草芍归地，远味陈皮肉桂芪。

注：本方出《太平惠民和剂局方》。治溃疡发热恶寒，或四肢倦怠，肌肉消瘦，面色萎黄，饮食无味，不能收敛者。

脾虚湿滞：理中汤（炙甘草、人参、炒白术、干姜）

方歌：理中汤善理中州，溃后脾虚寒滞留，甘草人参同白术，干姜煎服效能收。

注：本方出《伤寒论》。治溃后中气不足，脾虚寒滞，食少作呕。

肾虚之火：加味参归鹿茸汤（炒当归、鹿茸、人参、茯苓、炙甘草、藁本、银花、玄参）

方歌：加味参归鹿茸汤，水亏火旺毒邪横，当归鹿茸参苓草，藁本银花玄共尝。

注：本方为潘氏自拟方。治搭手发背肾阳衰而毒邪内陷。症见局部平塌不高，根盘散漫，脓水稀少，毒闭难于化腐成脓，日夜不宁，精神软弱，低声懒言，面色㿠白，肢末清凉，脉形细软同无力，舌淡苔薄者。

清解之剂

脑疽阳症：加味三星汤（玄参、制首乌、蒲公英、银花、甘草、炙

甲片、炒前胡、炒防风）

方歌：三星加味脑疽方，红肿属阳服最良，玄首公英银草甲，头疼寒热共前防。

注：本方为潘氏自拟方。治脑疽发背，根盘收束，色红微热，毒易化脓，脓液畅流，腐肉易脱之顺症。头疼身热作寒不甚，前胡、防风可省用。

脑疽阴症：四妙加味汤（炒白芍、炒当归、炙黄芪、制首乌、皂角刺、炙甲片、炒川断、制香附、炙甘草、银花、茄蒂）

方歌：四妙加味治脑疽，阳虚阴症芍归芪，首乌刺甲同川断，香附草银茄蒂齐。

注：本方为潘氏自拟方。治脑疽发背之阳虚阴症，疮形平塌散漫，不易收脓腐脱，疲乏无力，少气懒言。

肾虚耳痛：加味镇阴煎（生地黄、炒牛膝、炒牛蒡子、银花、甘草、白蒺藜、茯苓、炒泽泻）

方歌：加减镇阴煎有功，肾虚火旺耳生痛，地黄牛膝牛蒡子，银草蒺藜苓泻同。

注：本方为潘氏自拟方。治肾经真阴亏损，相火亢盛而发之耳痛，初起寒热，胀而不肿，头顶连项掣痛者。

耳痔蕈挺：栀子清肝汤（炒柴胡、炒山栀、炒川芎、炒当归、炒白芍、炒牛蒡子、石膏、牡丹皮、黄连、甘草、黄芩）

方歌：栀子清肝化火灵，耳痔蕈挺俱能平，柴胡栀子芎归芍，大力膏丹连草芩。

注：本方引《医宗金鉴》。治肝经怒火，肾经相火，胃经积火凝结之耳痔、耳蕈、耳挺三证。症见耳内微肿闷疼，色红皮破，不当触之痛引脑颠。

牙疳通：芦荟消疳饮（羚羊角片、芦荟、炒山栀、石膏、银柴胡、玄参、薄荷、炒牛蒡子、桔梗、制军、甘草、胡黄连、竹叶）

方歌：芦荟消疳治牙疳，羚羊栀石膏添，银胡玄薄牛蒡桔，军草胡连竹叶该。

注：本方引《医宗金鉴》。治小儿走马牙疳，身热气粗，牙龈腐烂，气味作臭，甚则穿腮破唇。

牙疳火盛：清疳解毒汤（黄连、炒知母、人中白、犀角、炒牛蒡子、炒柴胡、连翘、炒荆芥、石膏、玄参、防风）

方歌：清疳解毒牙疳方，疹痘余邪解自良，连母中白犀大力，柴翘荆芥石玄防。

注：本方引《医宗金鉴》。治疹痘余毒上攻，牙根作烂，黑腐臭秽。

治骨槽风：中和汤（白芷、桔梗、藿香、黄芪、肉桂、炒白术、炒麦冬、人参、甘草、炒白芍、炒当归、炒川芎）

方歌：中和汤治骨槽风，日久不消欲溃脓，芷桔藿香芪桂术，麦冬参草芍归芎。

注：本方引《医宗金鉴》。治骨槽风，漫肿硬痛，烦紧难开，日久不能尽消，脓势将成。

喉风通治：六味汤（制天虫、炒荆芥、薄荷、防风、桔梗、生甘草）

方歌：六味之汤是秘方，天虫芥穗薄荷防，再同桔梗生甘草，一服咽喉症即康。

注：本方出《喉科秘旨》。治咽喉肿痛，如乳蛾、喉风、喉痛初起，不论红白，皆可加减应用。

喉风风火：清咽利膈汤（连翘、桔梗、银花、防风、炒牛蒡、炒山栀、芒硝、大黄、炒黄芩、黄连、甘草、玄参、炒荆芥、薄荷）

方歌：清咽利膈治喉风，翘桔银防大力从，栀子硝黄芩连草，玄参荆芥薄荷同。

注：本方出《外科正宗》。治积热咽喉肿痛，痰涎壅盛，如乳蛾、喉风、喉痛、重舌、木舌，或胸膈不利，烦渴饮冷，大便秘结。

喉风实火：凉膈散（炒山栀、连翘、薄荷、炒黄芩、石膏、甘草、竹叶、芒硝、大黄）

方歌：凉膈喉风实火良，口干便结或癫狂，山栀翘薄芩膏草，竹叶芒硝生大黄。

注：本方引《医宗金鉴》。治心火上盛，中焦燥实，烦躁口渴，咽喉肿痛，口疮唇裂，二便秘结。

喉痈肿痛： 瀛洲学士汤（银花、天花粉、炒山栀、防风、制乳香、制没药、炒陈皮、甘草、赤芍、炒川芎、炒当归、黄连、皂角刺、炙甲片、木通、白芷、川贝母、薄荷、灯心）

方歌：瀛洲学士肿喉灵，银粉栀防乳没陈，草芍芎归连刺甲，木通芷贝薄灯心。

注：本方引《喉症全科紫珍集》。治喉痈、喉蛾，红肿不消，疼痛难忍。初剂加用大黄尤佳。

喉痈将溃： 千金内托散（炒当归、炒赤芍、炒川芎、黄芪、炒党参、银花、连翘、栝楼、桔梗、天花粉、炒青皮、炒陈皮、炒白术、甘草、制厚朴、炒荆芥、防风）

方歌：千金内托托喉痈，肿欲化脓归芍芎，芪党银翘楼桔粉，青陈术草朴荆风。

注：本方为潘氏自拟方。治喉痈，肿痛酿脓，以透脓托毒之。

喉痈痰壅： 加味二陈汤（炒陈皮、茯苓、制半夏、甘草、薄荷、炒黄芩、黄连、胆南星、制附子、制香附、炒知母、石膏、天花粉、川贝母）

方歌：加味二陈痰阻咽，陈苓夏草薄芩连，风加星附寒香附，热佐知膏粉贝煎。

注：本方为潘氏自拟方。治风热相搏，咽喉肿痛，痰涎壅塞于喉，汤水难下，如急喉风、烂喉风、缠喉风等。

阴虚喉痛： 加味四物汤（炒川芎、炒当归、炒白芍、生地、牡丹皮、炒柴胡、炒黄柏、枣仁、桔梗、玄参、麦冬、西洋参）

方歌：加味四物阴虚治，午后咽疼燥不宁，四物丹柴同柏枣，桔玄渴入麦西参。

注：本方为潘氏自拟方。治体素阴虚，咽喉干燥疼痛，午后更甚，如阴虚喉痹或热病后阴虚喉痛者。

阳虚喉痛： 加味益气汤（生姜、红枣、炒陈皮、炒当归、炙甘草、

炙升麻、炒柴胡、黄芪、炒白术、炒党参、炒牛蒡子、炒麦冬、玄参）

方歌：加味益气治咽疼，热在午前姜枣陈，归草升柴芪术党，再加大力麦玄参。

注：本方为潘氏自拟方。治气血亏弱，营卫不和，咽喉干疼。

伤寒咽痛：苦酒方（桂枝、炒白芍、黄芪）

方歌：苦酒寒邪伤肾灵，咽疼自汗脉虚沉，桂枝白芍三钱重，芪用五钱加酒吞。

注：本方引《焦氏喉科枕秘》。治阴毒喉风，自汗咽干，脉沉细，属少阴症者。

通治疗毒：五味消毒饮（银花、野菊、蒲公英、紫地丁、天葵子）

方歌：五味消毒治毒疔，银花野菊与公英，地丁草合天葵子，加酒服之发汗灵。

注：本方引《医宗金鉴》。治疗疮疽毒及痈症红肿热痛，身热脉数者。

疗毒初起：败毒散（炒前胡、防风、炒赤芍、生地、甘草、蒲公英、银花、连翘、炙甲片、玄参、菊花、生大黄）

方歌：败毒散能统治疗，前防芍地草公英，银翘甲片玄参菊，便实加军服必神。

注：本方为潘氏自拟方。治面部疗疮初起夹有风热，局部红晕较盛，漫肿宣浮，用前胡、防风清其风热，合余药解毒散结。

疗毒轻者：化疗内消散（浙贝母、制乳香、天花粉、炙甲片、甘草、蚤休、银花、炒知母、皂角刺、炒赤芍、炒当归）

方歌：化疗内消贝乳香，天花甲草蚤休尝，银花知刺芍归酒，疗毒势轻服最良。

注：本方引《医宗金鉴》去除白及。治疗毒肿硬不甚坚，根盘收束，发热、口渴较轻者。

疗初走黄：疗毒复生汤（炒牛蒡子、连翘、天花粉、炒山栀、木通、煅牡蛎、银花、地骨皮、皂角刺、生军、制没药、制乳香）

方歌：疗毒复生治走黄，面头浮肿内将伤，牛蒡翘粉栀通蛎，银骨刺军没乳香。

注：本方出《外科正宗》。治疗毒走黄，头面发肿，毒邪内攻，烦闷不安者。

疗已走黄： 七星剑（苍耳子、炙麻黄、豨莶草、紫花地丁、蚤休、野菊、半枝莲）

方歌：七星剑治热寒兼，疗毒走黄昏愦添，苍耳麻黄豨莶草，地丁蚤菊半枝莲。

注：本方出《外科正宗》。治疗疗毒走黄，憎寒壮热，恶心呕吐，肢体麻木，痒痛非常，心烦作躁，甚则昏愦。

疗毒渐陷： 银花解毒汤（紫地丁、连翘、犀角、牡丹皮、银花、夏枯草、黄连、赤苓）

方歌：银花解毒治诸疗，火毒渐将内陷吞，紫地丁同翘犀角，丹银枯草与连苓。

注：本方出《疡科心得集》。治风火湿热，及痈疽疗毒，高热头痛，胸闷神烦，火毒渐将内陷或走黄。

疗毒内陷： 解毒大青汤（大青叶、木通、麦冬、人中黄、炒山栀、桔梗、玄参、煅石膏、淡竹叶、炙升麻、炒知母）

方歌：解毒大青通麦门，中黄栀子桔玄参，石膏竹叶升知母，误炙疗疮毒陷灵。

注：本方引《医宗金鉴》。治疗毒误炙，逼毒内攻，身热口渴，烦躁谵语。

治血风疮： 地黄饮（炒当归、甘草、制首乌、牡丹皮、生地、熟地、红花、制僵蚕、炒白蒺藜、玄参）

方歌：地黄饮治血风疮，痒盛不眠血燥伤，归草首乌丹二地，红花蚕蒺黑参襄。

注：本方引《医宗金鉴》。治血风疮日久，风邪郁在肌肤、耗血生火，瘙痒倍增，夜不得寐，挠破津血，火燥血短者。

风火丹毒： 清丹汤（桔梗、麦冬、炙升麻、鲜竹叶、牡丹皮、炒牛蒡子、甘草、玄参）

方歌：清丹丹毒治能平，火在心肝赤痛灵，桔麦升麻鲜竹叶、丹皮大力草玄参。

注：本方为潘氏自拟方。治丹毒血分有火，夹有风邪，色赤而发热痒痛，形如云片之赤游丹。

湿热丹毒：桑白分解散（桑白皮、猪苓、炒泽泻、天花粉、焦六曲、炙升麻、薏苡仁、甘草、炒陈皮）

方歌：桑白分解丹毒灵，湿侵脾肺水淋淋，桑皮猪泻天花粉，神曲升麻米草陈。

注：本方为潘氏自拟方。治丹毒脾肺有热夹湿，色白光亮胀坠，破流黄水，湿烂多痛之水丹，又名风丹。

风寒丹毒：乌药顺气散（白芷、桔梗、炒川芎、防风、炒僵蚕、炒独活、炒枳壳、橘红、乌药、甘草、生姜）

方歌：乌药顺气除丹毒，块色不红冷瘰呼，芷桔芎防蚕独活，枳橘乌药草姜和。

注：本方引《医宗金鉴》。治丹毒之火毒未发。肌肤外受寒邪，肤起白斑，无热无痛，游走不定者。

治面游风：普济消毒饮（炒陈皮、甘草、炒黄芩、黄连、炒柴胡、桔梗、马勃、板蓝根、连翘、炒牛蒡子、炙升麻、玄参、薄荷）

方歌：普济消毒治游风，陈草芩连柴桔同，马勃板蓝翘大力，升麻玄薄奏神功。

注：本方引《证治准绳》去除僵蚕。治面游风，恶寒发热，时头面红肿焮痛，舌干燥，脉浮数。

治腿游风：紫苏流气饮（甘草、炒独活、炒荆芥、制香附、乌药、炒川芎、炒陈皮、炒枳壳、制厚朴、苏叶、防风、炒苍术、炒黄柏、白芷、木瓜、槟榔）

方歌：紫苏流气饮和平，肾气游风草独荆，香附乌芎陈枳朴，苏防苍柏芷瓜槟。

注：本方引《医宗金鉴》。治腿游风，肾火内蕴，外受风邪，胫腿红肿，游走灼痛。

梅毒初起：五加皮饮（海风藤、炒荆芥、防风、甘草、炒赤芍、苦参、炒僵蚕、天花粉、薏苡仁、土茯苓、五加皮、羌活）

方歌：五加皮饮治梅疮，初起风藤荆芥防，草芍苦参蚕粉苡，猪油土茯五加羌。

注：本方为潘氏自拟方。治杨梅疮由气化而来。气化者，为遇生此疮之人，或误食不洁之物，或登圊受梅毒不洁之气，脾肺受毒，始发上部，皮肤作痒，筋骨微疼，其形小而干。

梅毒新久：加味遗粮汤（炒川芎、炒当归、制苍术、白鲜皮、木通、木瓜、薏苡仁、银花、防风、甘草、土茯苓、威灵仙、皂荚子）

方歌：加味遗粮梅毒医，芎归苍术白鲜皮、木通瓜苡银防草，土茯威灵皂子奇。

注：本方出《外科正宗》。治杨梅疮由精化而来。精化者，为交媾不洁染梅毒，先从下部始发，筋骨多痛，或小便涩淋，疮形大而坚，初起或延绵数月皆宜之。疮久气虚者加人参。

梅毒蕴结：二黄汤（炒当归、甘草、炒党参、黄芪、石膏、炒远志、大黄、炙甲片、皂角刺、土茯苓、银花）

方歌：二黄汤治梅结毒，毒蕴难消坚硬疼，归草参芪膏远志，大黄甲刺茯苓银。

注：本方为潘氏自拟方。治用熏火收过疮毒而沉于骨髓，始从筋骨疼痛，日后渐渐肿起，发无定处，结毒肿块坚硬难消。

梅毒未溃：黄芪外托汤（炒当归、炒白芍、炒党参、黄芪、银花、天花粉、甘草、土茯苓）

方歌：黄芪外托治疮灵，结毒正虚毒未清，归芍参芪银粉草，重加土茯效如神。

注：本方为潘氏自拟方。治杨梅结毒正虚者，肿块难退，尚未溃破。

心痛火炽：凉血饮（甘草、木通、炒荆芥、薄荷、车前子、连翘、白芷、天花粉、灯心草、瞿麦、炒赤芍、生地黄、麦冬）

方歌：凉血之饮治心痛，火炽心经草木通，荆薄车前翘芷粉，灯瞿芍地麦门冬。

注：本方引《医宗金鉴》，去除栀子。治心痈，巨阙穴隐痛微肿，寒热身痛，口渴随饮随干，心火炽盛者。

脾胃生痈： 赤豆薏苡仁汤（赤小豆、甘草、薏苡仁、炒汉防己）

方歌：汤名赤豆薏苡仁，脾胃生痈托毒灵，赤小豆同生甘草，苡仁防己入煎吞。

注：本方出《医宗金鉴》。治脾胃两痈，隐痛微肿。脾痈始发章门穴，尚感腹胀，咽嗌干燥，小便短涩，胃痈发于中脘穴，寒热如疟，身皮甲错，无咳嗽，咯吐脓血。

肺寒生痈： 射干麻黄汤（炙麻黄、炙紫菀、细辛、制半夏、五味子、生姜、红枣、炙款冬花）

方歌：射干麻黄治肺痈，喉中声与水鸡同，麻黄紫菀细辛夏，五味生姜枣款冬。

注：引方引《医宗金鉴》。治肺痈。中府穴隐痛，振寒脉数，咽燥不渴，咳而喘满，唾稠黄痰，尚未溃毒者。

肺痈火盛： 宁肺桔梗汤（桔梗、炒知母、杏仁、薏苡仁、地骨皮、黄芪、百合、全栝楼、炒葶苈子、甘草、炒枳壳、炒防己、炒当归、五味子、川贝母、炒桑白皮）

方歌：宁肺桔梗肺痈医，知杏苡仁地骨芪，百合栝楼葶苈草，枳防归味贝桑皮。

注：本方引《医宗金鉴》。治肺痈溃后胸肋隐痛、烦闷多渴，自汗盗汗，不能平卧，咳痰腥臭，正虚痈脓不尽。

肺痈阴虚： 清金宁肺汤（炒白术、桔梗、人参、茯苓、川贝母、天冬、麦冬、炒归身、炒白芍、炒黄芩、胡黄连、生地黄、熟地黄、炒陈皮、地骨皮、五味子、炙甘草、银柴胡、炒川芎）

方歌：清金宁肺肺生痈，术桔参苓贝二冬，归芍芩连生熟地，陈皮骨味草柴芎。

注：本方引《医宗金鉴》。治肺痈溃后咳嗽无休，脓痰不尽，形气虚赢者。

胃痈实症：清胃射干汤（射干、炙升麻、犀角、麦冬、玄参、炒黄芩、白芷、鲜竹叶、炒栀子、芒硝、大黄）

方歌：清胃射干治胃痈，升麻犀角麦门冬，玄参芩芷鲜竹叶，栀子硝黄大有功。

注：本方引《医宗金鉴》加白芷。治胃痈。由饮食之毒，七情之火，热聚胃口成痈，脉来沉数者。

肠痈便秘：大黄汤（芒硝、制大黄、牡丹皮、桃仁、炒白芥子）

方歌：大黄汤善治肠痈，少腹坚疼未化脓，硝黄丹皮军用制，桃仁白芥有奇功。

注：本方引《证治准绳》。治大肠痈，汗出壮热，腹内急痛，脉迟紧而数，脓未成者。

肠痈便涩：薏苡仁汤（牡丹皮、白芍、栝楼仁、桃仁、薏苡仁）

方歌：薏苡汤除腹水声，肠痈便涩痛疼增，丹皮白芍栝楼子，还有桃仁薏苡仁。

注：本方引《证治准绳》加白芍。治肠痈，腹中疼痛，胀满有水声，不欲饮食，小便涩滞等症。

肠痈便脓：大黄牡丹皮汤（芒硝、大黄、栝楼仁、桃仁、牡丹皮）

方歌：大黄牡丹治肠痈，腹痛而濡时下脓，硝黄楼子桃仁共，再入丹皮煎服通。

注：本方出《医宗金鉴》。治肠痈（盆腔脓肿），腹濡而痛，少腹急胀，时时下脓者，及急性阑尾炎。

肾痈初起：五积散（麻黄、制半夏、桔梗、炒白芍、炒当归、炒川芎、炒陈皮、炒枳壳、制厚朴、干姜、炙甘草、炒苍术、桂心、白芷、茯苓）

方歌：五积散能治肾痈，麻黄夏桔芍归芎，陈皮枳朴干姜草，苍术桂心白芷苓。

注：本方出《太平惠民和剂局方》。治肾痈。始起京门穴，隐痛微肿，寒热往来，面白不渴，少腹及肋下膜胀塞满者。

心漏肾虚：温肾丸（瓦松、鹿茸、人参、白附片、红枣、青盐）

方歌：温肾丸治心漏宜，腰疼不举肾阳虚，瓦松鹿茸人参附，红枣青盐酒服奇。

注：本方出《疡科心得集》。治肾虚所致的心漏。始时胸间生疮成漏，疮流脓血，神形困惫，腰痛难伸，行同伛偻，兼治肾虚腰痛亦佳。

治中脘疽：山甲内消散（炙甲片、大黄、炒当归尾、炒僵蚕、甘草、木鳖子、炒牵牛子）

方歌：山甲内消中脘疽，坚疼色紫火邪居，大黄归尾蚕草节，木鳖牵牛加酒宜。

注：本方引《医宗金鉴》。治中脘疽，又名胃疽。生于中脘穴，初起隐痛，日久向外生疽，坚硬漫肿，色紫者。

治小肠痈：泄毒汤（炒泽泻、车前子、茯苓、薏苡仁、甘草、刘寄奴、肉桂）

方歌：泄毒汤治小肠痈，足屈腹坚溲不通，泽泻车前苓苡草，寄奴肉桂奏奇功。

注：本方为潘氏自拟方。治小肠痈。由湿热气滞凝结而成。足屈腹坚，尿闭不通，故拟利水渗湿药中佐少量肉桂以助膀胱之气化，共奏泄毒之功。

治脏毒：一煎散（甘草、黄连、炒槟榔、炒枳壳、乌药、炒当归、炒赤芍、桃仁、红花、生地黄、皂角刺、炙甲片、玄明粉、天花粉、大黄）

方歌：一煎散医脏毒成，肛坠便闭草连槟，枳乌归芍桃红地，刺甲玄明花粉军。

注：本方引《医宗金鉴》去除白芷。治脏毒，生于肛门两旁，形如桃李，大便秘结，小溲短赤，甚者肛门重坠紧闭，下气不通，刺痛如锥，脉数有力，多实多热者。

流注结核：五香流气饮（丁香、木香、小茴香、沉香、炒僵蚕、藿香、甘草、银花、连翘、羌活、独活、栝楼仁）

方歌：五香流气治黄鳅，流注结核也可医，丁木茴沉僵藿草，银翘羌独共栝楼。

注：本方引《医宗金鉴》。治黄鳅痈、流注、结核。黄鳅痈由肝脾经湿热凝结；流注为湿痰流注；结核由湿痰气滞凝结。初起皆宜服之。

治委中毒：活血散瘀汤（桃仁、炒当归尾、炒赤芍、制生军、苏木、炒槟榔、炒枳壳、牡丹皮、栝楼仁、炒川芎）

方歌：活血散瘀策委中，因乎积热肿坚痛，桃仁归芎军苏木，槟枳丹楼同抚芎。

注：本方引《医宗金鉴》。治委中毒。症见委中穴处，木硬肿痛，皮色如常，伸屈不利，尚未化脓者。

治乳痈病：栝楼牛蒡汤（全栝楼、炒牛蒡、炒柴胡、炒黄芩、天花粉、银花、连翘、皂角刺、炒山栀、炒青皮、甘草、炒陈皮）

方歌：栝楼牛蒡胃火灵，憎寒壮热乳痈成，柴芩花粉银连刺，栀子青皮甘草陈。

注：本方引《医宗金鉴》。治乳痈胃热壅甚，局部红肿热痛，寒热往来，肢节酸疼，尚未化脓者。

发散乳病：和乳汤（制香附、炒当归、炒川芎、蒲公英、银花、桔梗、浙贝母、炒青皮、甘草、炙甲片、炒前胡、防风）

方歌：和乳汤消乳癖痈，乳疽乳发附归芎，英银桔贝青草甲，寒热前防加有功。

注：本方为潘氏自拟方。治以上乳病，皆由火毒外侵，肝胃湿热；或情志内伤，肝郁痰凝所致。以疏肝清热，化痰消结为主。

病后流注：人参败毒散（羌活、炒独活、炒柴胡、炒前胡、炒枳壳、桔梗、人参、茯苓、炒川芎、甘草、生姜）

方歌：人参败毒消流注，病后元虚托散宜，羌独柴胡前枳桔，参苓芎草与姜齐。

注：本方出《太平惠民和剂局方》。又名败毒散。治热病后正气不足，余邪流入肌肉，继发流注，木硬肿痛，恶寒发热者。原方有薄荷一味。

手足丫发：红花散（黄芪、炒黄柏、炒当归、红花、炒荆芥、生地黄、茯苓、浙贝母、菊花）

方歌：红花散治手丫发，两足丫生用亦灵，芪柏归红荆芥地，茯苓贝母菊花根。

注：本方为潘氏自拟方。治手足丫缝间初起红色粟粒，渐大如豆，焮热疼痛，尚未化脓者。

青腿牙疳：活络流气饮（炒槟榔、炒黄柏、制附子、炙麻黄、炒山楂、炒枳壳、甘草、制苍术、乌药、木瓜、怀牛膝、炒独活、羌活、干姜）

方歌：活络流气饮良方，青腿牙疳果可尝，槟柏附麻楂枳草，术乌瓜膝独羌姜。

注：本方引《医宗金鉴》。治青腿牙疳。始起两腿，形如云片，皮色紫黑，大小不一，其毒上攻，牙龈腐烂如疳，口臭出血。牙疳热毒盛者，去除干姜、附子，加胡黄连、龙胆草，若寒热已退，去除羌活、麻黄，加当归、泽泻。

治鹳口疽：制火润尻汤（玄参、制乳香、制没药、银花、牡丹皮、甘草、川贝母、茯苓、生地、苦参）。

方歌：制火润尻汤最灵，服之鹳口疽能平，玄参乳没银丹草，川贝茯苓地苦参。

注：本方为潘氏自拟方。治鹳口疽。初形如鱼胀，色赤坚痛，尚未化脓者。

治鹅掌风：祛风地黄丸（炒川牛膝、生地黄、熟地黄、炒独活、炒知母、炒黄柏、白蒺藜、菟丝子、枸杞子）

方歌：祛风地黄鹅掌灵，胃脾血热燥风生，川牛二地独知柏，白蒺菟丝杞可吞。

注：本方引《医宗金鉴》。治鹅掌风。生于两手掌心，初起紫白斑点，燥痒起皮，枯裂微痛，久服取效。

治鼻疽：千金漏芦汤（白蔹、漏芦、炒黄芩、炙升麻、甘草、炙麻黄、连翘、炒枳壳、芒硝、大黄）

方歌：千金漏芦鼻疽良，肿痛由于肺火伤，白蔹漏芦芩升草，麻黄翘枳与硝黄。

注：本方引《医宗金鉴》。治鼻疽。症见鼻柱起发粟粒，坚硬色紫，时觉木痛者。

治秃疮：防风通圣散（炒当归、炒白芍、芒硝、大黄、炒荆芥、薄荷、防风、滑石、炒黄芩、生石膏、炒山栀、炒白术、炒川芎、连翘、桔梗、甘草、麻黄）

方歌：防风通圣秃疮方，归芍硝黄荆薄防，滑石芩膏栀子术，川芎翘桔草麻黄。

注：本方出《宣明论方》。治内郁湿热，外感风邪，表里同病，属气血实者；或秃疮瘙痒难堪，挠破津水，结白脓痂，日久延漫成片，发焦脱落者。

白屑：祛风换肌丸（胡麻仁、制苍术、苦参、制首乌、天花粉、威灵仙、甘草、炒牛膝、石菖蒲、炒当归、炒川芎）

方歌：祛风换肌白屑风，胡麻苍术苦参同，首乌花粉威灵草，牛膝菖蒲归抚芎。

注：本方出《外科正宗》。治白屑风生于头面，起白屑，皮脱又起，其燥痒更甚。对紫白癜风，顽风顽癣，湿热疮疥，瘙痒无度，日久不愈者亦有效。

油风：神应养真丹（炒当归、炒白芍、炒川芎、熟地、天麻、木瓜、羌活、菟丝子）

附：海艾汤（艾叶、菊花、藁本、炒蔓荆子、防风、薄荷、炒荆芥、藿香、甘松）

方歌：神应养真治油风，发落皮形光亮红，四物天麻瓜羌菟，洗煎海艾汤成功。

注：本方引《医宗金鉴》。治油风，毛发脱落成片，皮肤色红光亮，甚痒如虫行，以神应养真汤治其本，配海艾汤治标。

悬痈溃后：滋阴八物汤（炒当归、炒赤芍、炒川芎、生地黄、甘草、牡丹皮、天花粉、炒泽泻、大黄）

方歌：滋阴八物治悬痈，已溃之时服见功，四物草丹花粉泻，如其便秘大黄功。

注：本方出《外科正宗》治悬痈。症见会阴穴初起生如莲子，微痒多痛，日久焮肿，逐如桃李，化脓溃毒外泄者。

囊痈：清肝渗湿汤（炒当归、炒白芍、炒川芎、生地黄、炒山栀、炒黄芩、炒柴胡、龙胆草、炒泽泻、灯心草、甘草、天花粉、木通）

方歌：清肝渗湿治囊痈，小溲淋漓腹痛功，四物栀芩柴胆泻，灯心草粉木通同。

注：本方引《医宗金鉴》。治肾囊红肿生痈，壅重作痛，甚者肿及阴茎，小便不利，寒热已退者。

肘痈：白芷升麻汤（白芷、炙升麻、炒黄芩、连翘、甘草、红花、桔梗、黄芪）

方歌：白芷升麻治肘痈，肿疼烦热症形红，黄芩翘草红花桔，再入黄芪酒珊盅。

注：本方引《医宗金鉴》。治肘之围绕高肿生痈，焮热色红疼痛，尚未化脓者。

石榴疽：菊花清燥汤（菊花、炒当归、炒白芍、炒川芎、生地黄、炒柴胡、炒黄芩、炒知母、甘草、浙贝母、炙升麻、地骨皮、麦冬、犀角）

方歌：菊花清燥石榴疽，肿硬焮红疼可医，四物柴芩知草贝，升麻地骨麦冬犀。

注：本方出《外科正宗》。治肘尖一寸始起黄粟小疱，根坚肿硬，焮红疼痛，肿如覆碗，皮破泛出如榴，寒热如疟之石榴疽。

石疽筋瘰：舒肝溃坚汤（炒当归、炒川芎、炒陈皮、片姜黄、炒柴胡、制香附、红花、炙甲片、炒白芍、甘草、炒僵蚕、夏枯草、煅石决明）

方歌：舒肝溃坚开郁灵，石疽筋瘰归芎陈，姜黄柴附红花甲，芍草天虫夏决明。

注：本方引《医宗金鉴》。治石疽、筋瘰等症，皮色如常，坚硬如石，或核坚筋缩，推之不移，初起气实者。

诸瘰夹虚：香贝养营汤（人参、茯苓、炒白术、炙甘草、炒川芎、

炒当归、炒白芍、熟地黄、制香附、浙贝母、桔梗、炒陈皮）

方歌：香贝养营用八珍，再加香附桔陈灵，气虚血弱宜多服，筋瘰石疽效若神。

注：本方引《医宗金鉴》。治瘰疬、石疽，皮色如常，坚硬如石，痛而不热，难消难溃难敛，属气虚者。

治亏疬：和营散坚丸（制香附、浙贝母、炒当归、炒白芍、炒川芎、熟地黄、人参、茯苓、炒白术、炙甘草、炒陈皮、漂昆布、海蛤粉、炙升麻、红花、桔梗、夏枯草）

方歌：和营散坚疬能医，补养肝脾调气宜，香贝八珍陈昆蛤，升麻红桔夏枯奇。

注：本方引《医宗金鉴》。治瘰疬坚硬如石，日久肌肉消瘦，核形增大，色紫腐烂，渗流血水，胬肉外突，自汗盗汗者。

耳聋便毒腹痛乳痈：复元通气散（栝楼仁、炙甲片、炒青皮、炒陈皮、银花、连翘、甘草）

方歌：复元通气耳疼聋，便毒兼乎腹乳痈，楼甲青陈银翘草，煎投一服毒邪通。

注：本方出《医宗金鉴》。治乳痈、腹痛、便毒、耳痛、耳聋等症。皆由毒气滞塞不通而成，服之则气通毒散。

腿痈：槟苏散（大腹皮、炒槟榔、葱白、紫苏、制香附、木香、生姜、羌活、木瓜、炒陈皮）

方歌：槟苏散治腿痈名，腹胀热寒大腹槟，葱白紫苏香附木，生姜羌活木瓜陈。

注：本方引《医宗金鉴》。治腿痈，即肚门痈（大腿肚）、箕门痈（股内近膝箕门穴），肿痛寒热，胸腹胀满，脉沉无力。

喉癣疼痛：广笔鼠粘汤（炒牛蒡子、玄参、生地、天花粉、射干、甘草、连翘、浙贝母、炒僵蚕）

方歌：广笔鼠粘喉癣干，初生痒痛渐生苔，玄参生地天花粉，射草连翘贝母蚕。

注：本方引《医宗金鉴》。治喉癣（又名天白蚁），咽嗌干燥时痒，

次生苔癣，色暗木红，燥裂疼痛，时吐臭涎，妨碍饮食者。

【阐释】在中医古籍中，对重要和常用的方剂，为了便于记忆和推广，常以歌诀的形式见诸于书，最负盛名的如清代汪昂《汤头歌诀》。然则针对内、外、妇、儿诸科分别编撰的方剂歌诀，洵为鲜见。本节方剂歌诀系潘氏为外科而作，颇有创新性。观其内容，每方先列治法或病证名，继以方名、组方、方歌和注。所选方剂多出自历代名著，其中也融以潘氏外科的经验方，尤为可贵，堪称搜罗广博，精粹迭出，具有很高的实用价值，确实叹为观止。

《疔疗一夕谭》

疔之症状

本病初起全身症状，为由于火毒引动心脏之鼓动，脉搏较数，或起阳明经之合并症，现寒热如疟之状况，舌彼白苔，食欲减损。若症增势剧，辄突然恶寒战栗，兼发高热，胸部烦闷，口臭舌干，或发呕吐，大便闭结。发现之部位，现紫黑色，或灰白色，顶陷如鱼脐，四周之组织呈凹凸之状态，其患部分泌之毒液减少，肿势蔓延，或由头面延及于胸部。最剧则侵袭神经心脏、肾脏等部，遂发谵语，人事不省，或睛凝、邪视、惊悸、喘息，或腹痛、囊缩、呕呃、气粗，脉搏或乱或无，四肢俱冷。如有上之现象者，其死期不甚远矣。

疔之类别

疔之类别，考求古今方书列名者，指不胜屈。但有症不类疔，而以疔名，或徒具疔者名，而非实在者，概付阙如。兹将屡经试验，而确定为疔者，立表于下。

印堂疔
部位　两眉中央为印堂，是督脉经行之络。
症状　先起小瘭（头黑不知痛），麻痒难忍，根脚坚硬，或发寒热。
病因　心肺二经火毒，上攻督脉。

鉴别　又名眉心疔。如色红根束硬肿、疼痛者，名印堂疽，即眉心疽。

鼻疔

部位　鼻柱尖或鼻孔中，及鼻孔边、下部近唇处。

症状　红肿麻木，鼻孔肿塞，甚则唇腮俱肿。

病因　肺经火毒。

鉴别　若起白疱，名曰刃疔，起瘭燥痛，按之无根，名曰外疮。

反唇疔

部位　上下两嘴唇里棱，上唇属脾，下唇属胃。

症状　初起形如米粟，旋即木硬，其色赤白紫黑不一，麻痒不痛，甚则令唇外翻，牙关紧闭。

病因　脾胃心经火毒结成。

鉴别　肿痛不麻不痒，渐见腐烂者，曰唇疽；二唇皆生如茧者，曰茧唇风；破裂流浆者，曰唇风。

特殊疗法　用三棱针刺委中穴，挤出恶血，以麻油食盐擦之，俾毒可透泄。

锁口疔

部位　嘴角两旁，阳明所过之地。

症状　初起同前，症势极重极险。

病因　心脾二经火毒。

鉴别　初起黄疱，光亮明润，四周红色，曰黄鼓疔；发于腮颊、眼胞上下、太阳等处者亦同。

特殊疗法　同反唇疔。

迎香疔

部位　鼻两旁迎香穴。

症状　初起小瘭，麻痒微痛，一二日后结块，木硬肿连腮唇部，或恶寒发热，最易走黄。

病因　手阳明风热。

鉴别　红肿作痛，根脚收缩者，名迎香毒，毒易化脓。

颧疔

部位　面颧骨间，及四旁左右皆生同。

症状　初起如粟米，渐如赤豆，或色白而顶陷，坚硬如钉，麻痒微疼，寒热交作。

病因　过食炙煿药酒，以致阳明胃经积火，蕴毒而成。

鉴别　初起焮红，浮肿疼痛化脓者，名颧疡，色紫漫肿，坚硬麻木，疼痛溃烂者，名颧疽。

龙泉疔

部位　上唇人中间为龙泉，亦名水沟穴，乃督脉经行之也。

症状　起始期状若蚊咬，而根盘已经坚硬，恶寒发热，次日疮头破裂，如粟米，甚则唇翻红肿。

病因　轻则因风热，重者因七情内伤，或五脏蕴热，毒邪内结而发。

鉴别　又名闭口疔、人中疔。形如赤豆，麻痒坚疼，势轻者名龙泉疽。

虎髭疔

部位　生于下唇，唇棱外面之下陷中，任脉之络点。

症状　患部作痒，恶热烦呕，甚则肿连及颐，饮食不进。

病因　胃肾积热，入任所致。

鉴别　又名承浆疔。红肿痛甚，根脚收束者，名虎髭毒，症势较轻。

特殊疗法　同反唇疔。

虎须疔

部位　人中之旁为虎须，系阳明经络经行之处。

症状　起始期状若蚊咬，渐根盘坚硬，恶寒发热，次日疮头破裂如粟米，甚则唇翻焮红肿。

病因　阳明毒火。轻则因风热，重者因七情内伤，或因五脏蕴热，毒邪内结而发。

特殊疗法　同反唇疔。

鉴别　又名嘴角疔。

下颏疔

部位　生于下颏。

症状　患部作痒，恶热烦呕，甚则肿连及颐，饮食不进。

病因　胃肾积热，入任所致。

鉴别　肿痛燉赤，名下颏痈，坚硬痛甚，曰颏疽。

凤眉疔

部位　生眉毛中，左右皆同。

症状　根脚塌陷，痒而且麻。

病因　肝胆小肠、膀胱热毒。

鉴别　红肿形长，痛而根脚收缩者，名凤眉疽。

过梁疔

部位　眉心两眼中，名曰山根。

症状　起始期，不现疔形，诊断颇为困难，至五六日，头破身热。若肢清汗冷者，不治。

病因　火毒攻肺。

腮疔

部位　腮肉间，左右皆同。

症状　初起如粟，二三日间面鼻赤肿，甚则咽喉、颈项皆肿。

病因　阳明火毒。

钉闹疔

部位　太阳眼角边。

症状　起始期形色与普通相同，惟毒素极重。

病因　阳明毒火。

鱼尾疔

部位　眼角边。

症状　起始期形色与普通相同，惟毒素积重。

病因　阳明毒火。

鉴别　红肿作痛，形如伏鼠，名曰勇疽。

额疔

部位　前额正中，及左右两额角。

症状　初起疔根顶陷，于焦色紫者是。

病因　额中属督脉，左右额角属膀胱经，由火毒而成。

鉴别　红肿高耸，疮根收缩者，名额疽，其毒较轻。

黑疔

部位　耳窍暗藏处。

症状　色黑根深，形如椒目，痛如锥刺，牵引腮脑，破裂流血水。

病因　肾经火毒，或饮丹石热药，积毒而成。

鉴别　流黑色臭脓曰耳疳；流黄色脓者曰聤耳；脓带红色为风耳；脓带白色名缠耳；红肿焮痛无头为耳痈。

特殊疗法　用蟾酥丸和水研成浓汁，滴入耳内。

舌疔

部位　舌上中心及四边同。

症状　初起紫泡，其形如豆，坚硬疼痛应心，寒热如疟。

病因　心脾火毒。

特殊疗法　用蟾酥丸含舌上，随化随咽，甚则搽金液丹。

牙疔

部位　生牙缝中。

症状　形如粟粒，麻痒相兼，甚则连腮肿痛。

病因　胃火上攻，或大肠湿热。

鉴别　麻痒流血水，疼痛异常，名黑疔；肿痛腐烂，名牙宣；肿痛流胀，名牙痈；形小者，名牙疔。

特殊疗法　同舌疔。

以上为发于头面而有一定部位者。

蛇头疔

部位　生于手指顶尖。

症状　初起如粟，渐大如桃李，坚硬赤肿，痛极连心，或有青黄紫白黑诸色，如麻痒不痛，其毒更甚。

病因　由手太阴肺经、手少阴心包经积热所致，然俱兼脾经火毒而发。

鉴别　初起闷肿无头，色红痛如燎火，名天蛇毒，其毒素稍轻。

蛇眼疔

部位　生于指甲两旁，尖角间。

症状　如豆粒、色紫，半露半含，硬如铁钉。

病因　火毒凝结而成，所属何经，当看患于何指。

蛇背疔

部位　生于手指甲根后，两手皆同。

症状　形如半枣，色赤胖肿。

病因　火毒凝结而成，所属何经，当看患于何指。

蛇腹疔

部位　生于指中里面。

症状　色赤肿痛，毒易攻心。

病因　火毒凝结而成，所属何经，当看患于何指。

鉴别　又名鱼肚疔。

暗疔

部位　生于腋下。

症状　硬若疔头，痒而且痛，寒热往来，四肢拘急，其色紫黑，躁烦作呕，痛引半身，甚则阴囊、睾丸突兀如筋头。

病因　由肝脾二经火毒而成。

合谷疔

部位　生于大指次指之歧骨间。

症状　初起如粟小疱，痒热焮痛根深，有红丝上攻腋内。

病因　大肠经湿火凝结而成。

鉴别　一名虎口疔。红肿有脓，名虎口毒；漫大色青，坚硬木痛，名虎口疽。

托盘疔

部位　生于手掌中心。

症状　初起坚硬有疱。

病因　手厥阴少阴二经所司，心火炽盛，肝风鼓舞，加以忧虑酒色所致。

鉴别　其疱如泡，色赤如血，日夜疼痛，名掌心毒；其位稍偏者，名穿掌毒。

蛀节疔

部位　生于手指中节间。

症状　绕指俱肿，色或黄或紫，在指节骨者皆足。

病因　手厥阴少阴二经所司，心火炽盛，肝风鼓舞，加以忧虑酒色所致。

鉴别　又名蛇节疔。一指通痛，色紫形如泥鳅，焮热痛连肘臂者，名泥鳅疽。

脉骨疔

部位　生于手腕关节处，左右同。

症状　形硬如疔，若有红丝者，毒势更重。

病因　包络留火。

鉴别　焮疼倍甚者，名脉骨疽。

火焰疔

部位　生于唇及手掌指节间。

症状　初起红黄小疱，痛痒麻木，重者寒热交作，烦躁舌强，言语疏忽，头晕心烦。

病因　心经火毒。

黄鼓疔

部位　生于口角腮颊，眼胞上下及太阳等处。

症状　初起黄疱，光亮明润，四围红色旋绕，痒麻绷急强硬，重则肢体木痛，呕恶寒热烦渴。

病因　脾经火毒。

黑靥疔

部位　耳窍缝，胸腹腰肾偏僻软肉处。

症状　初起黑斑紫疱，毒串皮肤，渐攻肌肉，顽硬如钉，痛彻骨髓，重则手足青紫，惊悸沉困，软陷孔深。

病因　肾经火毒，目睛透露。

特殊疗法　生于耳内，治同黑疔，余溃宜滋肾水兼清火，此症不宜下。

紫燕疔

部位　生于手足骨节处，及腰胁节骨间。

症状　初起便发紫疱，越日破流血水，三日后穿筋烂骨疼痛，重则眼红目昧，指甲纯青，舌强神昏，睡语惊惕。

病因　脾经火毒。

特殊疗法　火盛便秘者宜下之。

白刃疔

部位　生于鼻孔，或两手，或两臂间。

症状　初起白疱，顶硬根突，麻痒兼痛，流血水，破后易腐易陷。重症腮损咽焦，咳吐痰涎，鼻掀气急者不治。

病因　肺经火毒。

鉴别　如顶灰色，根脚绵软，毒不结聚，此为陷伏阴症，虽大仅如豆，亦不治。

特殊疗法　有红丝者，按红丝疔治；生于鼻者，照鼻疔治。

红丝疔

部位　生于手足及头面。

症状　初起形如小瘰或小疮，即发红丝，流走最速。生于手者，红丝至心；生于足者，红丝至脐生于头面，红丝至喉，皆凶。

病因　火毒上攻。

特殊疗法　于红丝延处，当头刺破，再逐寸挑至疔根，头有白疱，亦即挑拨。

红茧疔

部位　生于手足胸背之处。

症状　初起若水泡，与血茧无异。

病因　心火太盛，传于脾经，故毒发于四肢末。

治疗法

治疗方法，今古不同，且病源与人体互异，似难以一定之成法治之。然论其主治大纲，亦有一定之范围，今以内治外法，二法论之。

内治方法：疔之发生部位，虽现于外，而究其根源，必由脏腑积累的毒所发生。内治之道其为八。

解毒　毛慈菇、蚤休、野菊、金银花、生甘草、紫地丁、蒲公英、绿豆衣。

泻火　川黄连、黄芩、山栀、生石膏、大青草、木通、清宁丸。

解托　犀角、羚羊角、竹叶、连翘、角刺、大力子。

凉血　鲜生地、丹皮、紫草、黄连、赤芍、连翘。

清神　犀角、灯心、连翘心、梅花点舌丹、护心丹。

泻毒　生大黄、制大黄、人中黄。

清热　玄参、金石斛、天花粉、地骨皮、白芍、夏枯草、绿豆衣、竹叶。

扶托　生黄芪、甘草、当归、皂角刺。

外治方法：疔之发生最速，其毒素最猛，转瞬即陷于凶危，医者对此症，须有相当之技能及有效之药物。外治之道法可为其七。

提毒，拔疔毒

蟾酥丸（《医宗金鉴》方）

蟾酥二钱　轻粉一钱　铜绿一钱　枯矾一钱　寒水石（煅）一钱　胆矾一钱　乳香一钱　没药一钱　麝香一钱　朱砂三钱　雄黄二钱　蜗牛二十一个

以茶磨浓汁敷患处。

金液丹（潘氏方）

犀角四分　腰黄二钱　硼砂（提）二钱　西瓜霜二钱　梅片四厘

每三小时搽一次。用于舌疔、牙疔。

化毒，毒化为脓，坚根转软

硇砂散（潘氏方）

硇砂（制）三分　雄黄七分　冰片二厘

每三小时点疗处一次。

围护，四周肿而木硬

寸金锭（潘氏方）

山慈菇二两　大戟一两　雄黄三钱　朱砂（飞）三钱　乳香（制）一钱五分　麝香三分　没药（制）一钱五分

加水磨浓汁涂疗之四周，一日三次。

吊毒，追出脓血疗根

立马回疗丹（《医宗金鉴》方）

轻粉一钱　蟾酥（酒化）一钱　白丁香一钱　硇砂一钱　香六分雄黄三分　朱砂三分　麝香三分　蜈蚣炙（炙）一条

金顶砒五分点敷疗头，外以膏盖。

拔疗散（《医宗金鉴》方）

硇砂一钱　枯矾一钱　朱砂一钱

煅食盐一钱搽疗处。

去疗，清火拔毒祛腐

大清散（潘氏方）

生石膏三两　朱砂八钱五分　硼砂七钱五分　梅片一分

薄掺疮口，一日二次。

生肌，腐脱生肌

生春散（潘氏方）

石膏（煅）三两　朱砂四钱　广丹四钱五分　冰片二分

薄掺疮口，一日二次。

收口，生肌敛疮

逢春散（潘氏方）

石膏（煅）三两　广丹一钱五分　冰片一分

薄掺疮口，一日三次。

疔毒性之流注症

流者，流也；注者，住也。由某种原因，而气血之流行被阻，激起发无定处之流注症。但流注之病源不一，今姑举其疔毒流注者而研究之。疔毒性之流注，与普通的流注现象相同，为继发性之肿疡疾患，此不甚作炎，故皮色如常，并不发剧痛。其原因由于疔之余毒未消，内不得入于脏腑，外不能越于皮毛，留于肌肉之间，阻痹其血脉之流通，遂发疔毒性之流注症。其发生之个数，少则一二个，多至数十个，或在肌肉间，或近筋骨处，或仅在一部分，或害及全身。诸症现象，皆依余毒之存在，而发生症势之轻重。多数重于少数，筋骨处重于肌肉间，全身重于一部分。其治疗之方法，亦得分为内治与外治二种。

内服剂药物

消散

（1）行气：木香、乳香、没药、青皮、贝母、制香附。

（2）活血：当归、赤芍、川断、连翘、川芎。

顶托

（1）疏托：皂角刺、炙甲片。

（2）补托：生黄芪、角刺、当归、甘草。

退热

（1）通降：制军、黄芩、人中黄、泽泻。

（2）凉血：丹皮、连翘、紫地丁、蒲公英。

（3）清解：通草、牛蒡子、苏叶、连翘、金石斛、花粉、滑石。

（4）解毒：银花、绿豆衣、甘草、蚤休。

外治法

疔毒性流注症外治法，与痈类相同，其主治分为二治法。

1.未溃治法：

（1）消散。（2）围护。（3）提胀。（4）放脓。

2.已溃治法：

（1）呼脓。（2）拔毒。（3）生肌。（4）收口。

疔毒性游风

游风为游行性之块肿症，其始起期，多于耳前鬓际，起扁平红色及紫色之硬块，渐渐增加，块散作肿。断症势之轻重，当视肿势之倾向为定冲，肿势倾向颈部胸部者，重；肿势倾向上额及头顶者，轻。肿势不过鼻梁，单肿一面，如过鼻梁，则两面必皆肿。剧者，肿处起发脓疱，渐渐破溃，分泌黄腻之毒液。其原因由于风火为多，其发生之经络，不离少阳阳明二经。但症势增剧，亦能侵袭神经心脏，起全身重毒之症状，此为普通之游风也。疔毒性之游风症，较普通之游风症更险。盖疔之原因重在毒素，而游风之原因，重在风火。如疔之感受时，毒兼风者，每于疔之增剧时风火上攻，起游风之合并症，似疔毒走黄之症状。然对于疔之走黄症，形色上又有不同之分别，可以分为二点。其一，疔之走黄肿块，必由患部根盘渐渐散肿，按之坚硬如石；其二，疔毒性游风症之肿状，或由于患部，或不由于患部，按之浮肿不硬。此为二种之别也。

【阐释】 疔是外科的一大病症。《简易中医辞典》诠释说："疔疮，病名。出《素问·生气通天论》。又名疣疮。因其形小，根深，坚硬如钉状，故名。多因饮食不节，外感风邪火毒及四时不正之气而发。发病较急，变化迅速，初起如粟，坚硬根深；继则焮红发热，肿势渐增，疼痛剧烈，待脓溃疔根出，则肿消痛止而愈。"潘氏外科所著《疔疔一夕谭》，原书设有疔之名称、疔之研究法、疔之发病部位、疔之形式及实质、疔之经过期、疔之原因、疔之症状、本病发生时之注意、疔之鉴别、治疗法、转危之原因、疔之致死原因，疔之消减原因、疔毒性之流注症、疔毒性游风等章，条分缕析，内容详实。此次编写潘氏外科流派，仅选上列 5 个章节，得窥潘氏外科诊疗疔疮之一斑。其学术经验得之于临床实践，特色鲜明，尤其是潘氏治疗之验方金液丹、硇砂散、寸金锭、生春散、逢春散等，很有实用价值。由是观之，《疔疔一夕谭》是一本不可多得的外科专著，值得外科医生研究和应用。

《外症内治切忌过用寒凉克伐》

治疗外证疮疡和治疗内科病证一样，同样贯穿着整体观念与辨证论治的精神。它的理论依据，也是依照四诊八纲的原则建立起来的。因此治疗疮疡不能单靠外治，同时还应注重内治。

消、托、补虽是治疗外疡的三个大法，但由于病因有不同，病情有变化，体质有强弱，气血有盛衰，因此具体的治法也就较多。如疏表、通里、清热、温通、利湿、化痰、软坚、内托、活血、补养等。在这许多治法中，临床以清热法为最常用。"疮疡多因火毒生"，因而热者寒之的治法，是外科的主要疗法，所以清热法几乎适用于外证的各个不同阶段，只要见有热象，就应该使用清热之药。清热药物大致具有泻火、解毒、凉血、燥湿等作用。

诸痛疮痒虽然离不开清热的疗法，但水能浮舟，也能沉舟，清热之法用之不当也会产生许多流弊，甚至造成不良后果，这是值得我们注意的。

如疮疡初起，就不能罔投寒凉清解之剂。应当辨明病、症状，审其虚实寒热，乘邪势未獗之时，运用不同的治疗方法，驱除病邪。如有表者宜疏透，属寒凝者宜温通，见瘀滞者用行散，伴湿阻者应理湿等。桑菊饮、桂枝汤、通经导滞汤、二陈汤等即是代表方。针对不同的情况，使用不同的方法，目的是相同的，即用消散的药物，取得内消的效果。但寒凉之剂，不是一概不用，当用还得用，如疮疡初起，现赤肿焮痛者，就应该用清热之药，但也不能过用。

外疡初起之时，内服药物不可一味寒凉，而是应在清热解毒之中，适当配合攻坚、疏滞、破结、散瘀、活血等品，药如银花、连翘、忍冬藤、山甲片、皂角刺、白芷、防风、橘红、土贝、当归、赤芍、乳香、没药之类。总之，外疡初期治疗，除热毒过重者外，寒凉之品，不能过早或过量使用，否则闭门留寇，后患无穷。

疮疡中期也不能纯用寒凉之剂，体弱年老者尤应注意。在使用清解剂的同时，佐入透托之品，使毒邪移深居浅，或者收束根盘，或者使之脓毒畅泄，以免脓毒旁窜深溃，内陷恶化。如邪盛正不衰，以透脓之法，佐入清解剂中；对于正虚毒盛，不能托毒外达，肿势散漫，迟溃难腐脓稀者，非用补托不可，若用大剂清解寒凉，则祸不旋踵。如属阴症，更不能叠用清凉，应该用温补托毒，方不致误。

疮疡后期更要忌用寒凉克伐。这时期邪势大退，症势渐平，法当补养气血，恢复正气，助长新肌，促进疮口早日愈合。临床的疮疡溃后，毒邪渐清，精神疲倦，面色乏华，脓水清稀，疮口迟敛为适应症。但是炉烟始熄，余气未净，气有余便是火，因而当以清补，不能大补，免得余毒重炽，死灰复燃。

清热、泻火、凉血类解毒的药物是指芩、连、柏、栀、地丁、龙胆等而言。余师所以强调寒凉克伐，是因为这些寒凉药物过用、重用、早用，主要有三方面的害处：克伐阳气，是其一；伤害脾胃，是其二；损耗津液，是其三。

阳气，是人体正气的重要组成部分，是维持人体生生命活动最基本的东西，对于外证而言，疮疡初期阳气能抵御病邪，驱散外邪，或蒸化酿脓，托毒外出；溃后则靠阳气输布，使之和养气血，生肌敛疮。阳气有如此作用，怎么可以克伐损耗呢？

脾胃为后天之本。脾胃健旺，水谷之精微得以敷布，五脏六腑四肢百骸，也就得以营养，体气自然强壮。胃气伤，则百病丛生，外疡也不例外。脾胃健，则正气自充，正气足，则易溃速敛。否则生化乏源，气血不充，迟溃难敛，可见保养脾胃，不致损伤，是外证治疗中一个十分重要的问题。

疮疡多是火毒，极易耗津伤液，而津液足与不足，对于人体，战胜邪毒，溃脓敛合有着密切关系。因而治疗外疡不知壮水制火、保存阴液之理，而滥用苦寒，更促使热邪化燥，加速病人的津液枯竭，招致不可收拾的严重后果。

潘氏中医外科在临床中，都贯穿着忌用寒凉克伐的思想。以诊治发背为例，余步卿认为："发背之患，初不宜重剂寒凉，免致邪毒郁闭。"这是初起治则，虽可使用清法，但如大队寒凉则毒邪不能外出，以致内闭羁留。中期酿脓阶段，他认为"在势成后则宜透托，促进化脓泄毒，外用膏丹呼拔，忌用过于寒凉药剂，应该因势利导，托毒外出，以免毒邪内扰。至于后期治法，毒净自然收敛。倘见虚象者，须用补益。若火毒未清而见虚象者，当以清理为主，佐以补益之品。"因此后期的治疗，总以恢复人体正气，清除余毒，助长去腐生肌，促使疮口早日愈合。但此时之补，根据余步卿的经验是切忌大补，只宜清补，以免余毒重炽。因此，在治疗发背的过程中，都十分注意避免寒凉克伐。对于正气不足、脾胃虚弱、津液亏损的患者，尤为重视。如有纳减、便溏者，常用扁豆、山药、茯苓等品健脾醒胃；遇精神倦怠，面色㿠白的患者，纵然有火毒之象，也用参、芪、归、芍以扶正气，勿令克伐太过。遇日晡潮热、舌红脉细者，加用石斛、麦冬、生地滋阴之药，免遭水涸泉竭之果。其他如黄连、竹茹用姜汁炒，以杀其苦寒之性，而免伤胃。用山栀、黄芩等则炒焦，以缓和其药性之偏，减其克伐。

这里所举，虽仅发背一证的治疗经验，从此亦可窥见余步卿对外证内治切忌过用寒凉的学术见解的一斑。

第四章 医案选读

第一节 外痈

颊疡

例1：风热相并逗留阳明案

颊之谓也合焉，疡之为言伤也。颊车既伤，即阳明受病也。盖阳明，胃脉也，起于鼻，交颎中，下循颊车，入齿环唇，使经气注络，络气还经，有何疮痍之生哉？今也风邪外束，引动内蕴之热，热因风积，风为热留，风热相并，逗留阳明脉道，窒塞颊车穴间，致使营失守，卫失护而下络，上经亦失其安舒。是以耳下腮肿，按之疼痛，四围板滞，厥名维何？曰：乃颊疡是也。据述起发以来，屈指已越旬日，依然牙关拘急，开阖不遂。经有之曰：阳明邪阻，则机关不利。诚哉是言。脉洪数兼弦，舌苔中黄边腻。脉症合参，非但消散无望，抑且有管漏之防。拙拟犀角升麻汤，加减一法，以观后效何如。附方请政。

犀角 川芎 丹皮 牛蒡子（熟） 升麻 防风 连翘 柏芝 桔梗 纯钩 天虫 竹叶（选自《潘氏医案》）

例2：风温袭入少阳阳明案

风为百病之长，温乃化热之邪，风温袭入少阳阳明，以致寒热往来，疼痛时作，甚至牙关紧急，开阖不利，经云：阳明邪阻，则机关不利。首哉斯言，今视此症，乃颊疡之患也。内脓未熟，法当顶托为务。

苏梗 牛蒡子 赤芍 皂角刺 银花 冬桑叶 连翘 生绵芪 土贝 炙甲片 荆芥（选自《潘氏医案》）

例 3：风邪外束少阳阳明案

是风外束，袭入少阳阳明，以致牙关紧急，开阖不利，始由牙痛，继而内外皆肿，遂成颊疡之患，酿脓已久，刻得针溃，脓深至骨，特恐变成多骨疽，收敛甚难，治非易事。

元参　青蒿梗　白芍　绿豆衣　粉丹皮　谷芽　银花　细生地　知母　鲜荷叶　焦山栀（选自《名家医案》）

例 4：少阴不足胃火有余案

梅家兜　左。牙龈摇动，原系少阴不足，口有腥臭，显属胃火有余。迩夹风邪，引动内蕴之火，酿痰入络，盘踞骨骱，至成颊疡之患。颊车疼痛，肿硬异常，牙关拘急不松，颈项转侧不利，胃纳式微，形寒内热，消散已无希望，姑拟一方，冀其外溃是幸。

带叶薢梗　白杏仁　炒天虫　上绵芪　全瓜蒌　桔梗　天泉散（绵包）　皂角刺　土浙贝母　姜半夏　焦山栀　炙甲片（选自《潘鉴清医案》）

例 5：风寒而起案

颊疡一症，先哲以犀角升麻汤为主方，但症由风寒而起，与理相悖，不得不舍，从权为治。

皂角刺　防风　白芷　木香　桔梗　全当归　炙甲壳　川芎　丹参大功劳　杭菊（选自《疡症医案》）

例 6：阳明痰凝气滞案

阳明痰凝气滞，延成颊疡之候，木硬漫肿，牙关拘急，疼痛时作，势难消散，拙拟一方，希冀移深居浅之意。

浙贝母　苏梗　陈皮　昆布　大力子　海石　姜半夏　桔梗　茯苓海藻　木香（选自《疡症医案》）

颈痈

例 1：阳虚湿扰风束成痰案

先天阳气在肾，后天阳气在脾。孩提噬乳不足，脾阳未始非虚，脾气既虚，则湿易内聚，迩来风邪外束，引动内蕴之湿，酿成胶固之痰，窒塞流行之路，致使项旁结肿，按之疼痛，左右皆然。身热时作，势成颈痈之候。顷又面目浮肿，渐及四肢，下焦尤甚，甚则纳食作胀，胸痞不舒，小溲短少。挹脉滞数，舌苔薄腻且灰，是乃脾虚湿盛之明征也。饮食入胃，游溢精血，上输于脾，脾气既虚，不得散精，上归于肺通调水道，下输膀胱，遂使湿留躯壳，则肿生，湿扰清阳则胸痞。湿自内蓄，则泄短，湿痰壅遏则痈成。总之症情，何莫非湿，肿满皆属于脾。又云：湿胜则肿。即此之理也。况湿为黏腻之邪，如油入面，使暂投汤剂，而即欲扫除病根，恐扁仓亦不敏自谢也。仿经旨湿淫于内，治以淡渗，佐以苦温用意，敝见如是，未知尊意若何。

车前子　生米仁　省头草（注：佩兰别称）　方通草　采芸曲　制於术　粉丹皮　新会皮　大腹皮　炒枳壳　潼木通　土贝母（选自《潘氏医案》）

例 2：阴虚血少风热外感案

体素阴虚，血少流行之用，时逢金旺，木失畅达之机。因感风热，遂化火而化痰，阻痹少阳，致伤营而伤卫，逗留肌肉之间，酿成颈痈之候，症起未经亦候，疮形已肿四围。外候热而候寒，营卫之调和失职；内时疼而时痛，经络之灌溉无权，肿见焮红，渐显酿脓之象。根形散蔓，未得托毒之征。脉来细数带弦，风火兼夹相火，舌色微黄近燥，热邪蒸化毒邪，口渴胃呆，癸水亏而阳土嫌燥，痰稠咳逆，甲木旺而阴金受伤，治宜辛凉清解，泄热所以保阴。佐以顶托透邪，攘外即所以安内。即承雅招，不弃浅陋，非敢设梦，聊以解嘲。

鲜生地　元参　大力子　赤芍　雅川连　薄荷　连翘　丹皮　川贝桔梗（选自《揣摩集》）

例 3：风温酿痰阻遏少阳案

本镇　右。稚年体属纯阳，阴本不足，易感时令风温，酝酿为痰，阻遏少阳脉络，遂发头痛之患。前经清泄少阳，佐以廓清痰浊，兼和脉络。一则有形之肿硬已渐而退，无形之疼痛逐步暗消，颈项转侧已舒，俯仰亦利。一症而得数善，庶可高枕无忧。惟具根脚坚牢，难许旦暮霍然。拟方再从前意损益，希望缓缓全散。

清炙柴胡　姜半夏　青陈皮（各半）　洗昆布　四制香附　杏仁　橘核　洗海藻　瓜蒌皮子　土贝母　浮海石（洗）（选自《潘鉴清医案》）

例4：阴虚火郁案

阴虚火郁，少阳脉络失宣，遂成颈痈之候。左右两项，木硬漫肿，疼痛异常，甚至寒热往来，是营卫有乖违之虑。化脓则吉，崩漏为凶。为今之计，姑拟清解少阳为是。

清水炙柴胡　白杏仁　双纯钩　浮小麦　扁金石斛　海石粉　夏枯草　粉丹皮　经霜桑叶　白茯苓　浙贝母　白於术（选自《疡症医案》）

肚痈

例1：瘀湿交结内将酿脓案

敦疽兼发肚门痈。先患敦疽，经旬不愈，继而大股后兼木硬漫肿，时觉疼痛，势成肚门痈之候。考厥病源，良由瘀湿与营卫交相纽结为患，内将酿脓。法宜托顶。

牛膝　寄生　角刺　米仁　忍冬藤　木瓜　丹皮　赤苓　络石藤　丝瓜络　甲片　泽泻　川断　纯钩（选自《潘氏医案》）

例2：脓毒久扰营阴大耗案

肚痈针溃以来，屈指几经旬日。四围肿硬虽减，而脓水依然如故。体热不解，饮食少思，精神疲倦，究系脓毒久扰，营阴大耗，一时未能全恢全复。故如是之纠缠罔效耳。脉象细数而兼弦。夫细为气虚，数为血虚，兼弦者木火有余也。舌苔根腻而尖绛。根腻者余温内着；尖绛者阴分不足也。挹脉参症，图治最难。若专理外疡，窃恐剑阁苦拒而阴平非复汉有也。再依前方，细为增损一法，俾一阴得来复之机，余邪有默化之兆，纵不期外疡之愈而自愈矣。附骥芜词，祈高明采夺。

别参须　鲜首乌　茯苓　金石斛　炒归身　地骨皮　纯钩　杜仲　炒白芍　焦於术　银花　莲肉

肚痈复诊。前拟调和气血参入养胃一法，肿硬全消，脓水少而不堪尽净；寤寐安适，饮食增而不得充足。自汗时来，微有寒热。脓水虽净

曲溪湾潘氏中医外科

者，余邪内留也。余食未充者，胃阴尚未恢复也。微有寒热者，气入而阳往乘阴，阴虚不胜则热顷至，气出而阴复乘阳，阳虚不胜则寒，阴阳两不足则亘实亘虚，而不循尺度也。诊得脉象细数，重按少神。夫细为气虚，数为血虚，少神者元气不足也。以脉参症，显露一脉虚象。舍补何从？再尊前方因革一法，以效后观何如？

别直参　杜仲　制首乌　地骨皮　茯神　牡蛎　炒归身　莲肉　江西子　潼蒺藜　炒白芍（选自《潘氏医案》）

偏脘痈

例：暑湿阻于膜原案

偏脘痈，起于夏，今由暑湿阻于膜原使然，迄今三月有余。业已高肿疼痛，皮色异常，此内有成脓之象，今施刀法，脓水颇多，邪得宣化。但稚年体偏纯阳，蕴热恒盛，难以速愈可知矣。宜排脓解毒为是。

炒归身　白芍　炙甘草　金石斛　陈皮　东洋参　根生地　元参净银花　苏梗　茯苓　焦於术　冬桑叶（选自《疡症医案》）

胁痛

例1：气郁火炎案

肝为将军之官，胆为决断之权。肝喜扶苏，胆喜清净，遂其自然之性，则肝胆有何伤乎。症缘肝体不足，厥用有余，加以情怀少旷，则肝胆之气为之不舒。盖肝属乙木，胆属甲木。木性本直，其气伸，稍有所郁，不能遂其直达之性，又不能顺上升之势。肝伤则气易郁，胆伤则气火易炎。肝胆既无上困，则郁火因而窒塞，是以右胁遂发一并。初若桃李，渐为覆盆。木硬疼痛，皮色微红。审其名，乃胁痈是也。迄今旬余，肿势日甚，按之略觉引指。是以内蕴之邪，将欲酿脓之象。急拟顶托易法，必得迷溃，毒从外泄则吉。但处此皮浇肉薄，恐无内穿而成败候。聊其数语，并附一方即诘。高明采夺。

皂角刺　粉丹皮　川芎　连翘　大功劳　炙甲片　鲜生地　苏梗净银花　杭菊（选自《潘氏医案》）

例 2：肝胆气郁积久不化案

人之两肋，乃肝胆出入之道路也。夫肝主谋虑，胆主决断，谋敌不遂则肝胆之气郁而不伸，积久不化致成胁痛之候。溃经既久，恐其积渐而成管漏。尚宜吃紧图治。

炒归身　粉丹皮　白茯苓　焦於术　炒白芍　净银花　绿豆衣　冬桑叶　杭菊　血丹参　白蒺藜（选自《潘氏医案》）

例 3：肝木失疏土郁不夺积久化热案

腋痛（又名夹肢痛，俗名胳肢窝，《疡科心得集》夹痈）

过　肝木失疏，土郁不夺，积久化热，逗留肉腠，使致营不营于中，卫不卫于外，营卫不行，乃成腋痛之候，即经所谓营气不从，逆于肉里，乃生痈肿是也，刻已针溃，法宜解毒排脓。

金石斛　白芍　绿豆衣　丹皮　丝瓜络　归身　纯钩钩　银花　桑寄生　杭菊　血丹参（选自《潘氏医案》）

内肋痈

例：肝经积热凝滞气血案

肝经积热，凝滞气血，流行失职，遂成肋痛之疾。溃经二旬之久，依然脓水连绵，气味腥臭，疮口广大，内见肺腑、内膜，大伤显露一班矣。症属斗危，恐难力挽。勉拟一方，以冀万一。

别直参须　辰茯神　炒归身　玫瑰花　绿毛陈皮　白及　净银花纯钩　生熟谷芽　白芍　霍石斛　莲肉（选自《潘氏医案》）

腕痈

例：气血凝滞余邪酿脓案

余杭　左。手腕里侧，系手三阴经经过之地，寸口动脉原属气血大会之所，一经劳伤腕骱，经络为之被阻，气血凝而为瘀，瘀久酿脓，腕部一带红肿作痛，痛甚溃脓，共穿五六处，脓水贯通，稠流不绝，幻成腕痈之候，两月于兹，筋伤骨损，残疾一途，势所难免，治宜调养气血，兼化余邪，以为舒筋活络之计。

金石斛　净银花　制首乌　茯苓　炒归身　丹皮　炒根生地　炒谷芽　炒白芍　绿豆衣　阳春砂　广皮（选自《潘鉴清医案》）

鹳口疽

例：肝肾湿热逗留督脉案

尝考尾闾一穴位，居尻首之上，系督脉往来之所。夫督脉掌统督之权，又肝肾之所隶也。肝肾湿热下注，逗留督脉部分，致使经络阻塞，气血失调。于是鹳口疽一症因此而成也。《灵枢》所谓锐疽即此致候也。起发以来，屈指已越旬日，依然木硬漫肿状，如鱼肫，形色亦暗，疼痛不休。考厥此病之源，端缘湿邪不化，因而下走也。今按之未觉引指，内脓未成，欲图针溃再延亦候可耳。况此处乃至阴之域，一时不得奏效者也，顷按脉象细数，舌苔微黄，以脉参症杜绝最难。若溃候失治，窃恐逼到管漏一途。据间拟以渗湿解毒兼入顶托一法，未知妥否，还请高明裁政。

生米仁　角刺　银花　怀牛膝　赤苓　炙甲片　绿豆衣　粉丹皮泽泻　川断　新会皮（选自《潘氏医案》）

臀痈

例1：元气渐惫湿火扰攘案

年愈古稀，元气渐惫，近为湿火扰攘，阻于肌肉之间。气血之流行失其常度，遂成臀痈之候。迄今半月有余，营已脓熟，施刀法，而脓水颇多，厚而且腻。是毒邪宣化，但瘰痹之间，神识恍惚。舌糙苔厚兼黑，两手脉息跳动无伦。是根已损，恐难图功。宜扶正以却邪为是。

原生地　山萸肉　金石斛　辰茯神　赤苓　米仁　石菖蒲　炒丹皮丝瓜络　西洋参　麦冬　天花粉（选自《疡症医案》）

例2：湿热下注案

湿热下注，更因筋伤血泣，营气不从，遂成臀痈之候，候已漫肿酸痛，皮色如常，甚至身热纳减，是将成脓之预兆，有何消散之希望矣。宜疏散一法，以冀转大为小则吉。

西秦艽　赤芍　炙甲片　赤苓　粉丹皮　全当归　角刺　制没药　乳香　川石斛（选自《潘氏医案》）

箕门痈

例：太阴湿热兼夹筋伤案

股内近膝，木硬漫肿，疼痛彻骨，名曰箕门痈也。脉象滞数，舌苔糙腻，以脉参症，良由太阴湿热下注，兼夹筋伤，血泣为患也。势已难消，再延浃辰之数可施针溃。

归尾　怀牛膝　桑寄生　生米仁　赤芍　宣木瓜　皂角刺　赤苓　丝瓜络　子红花　川续断　炙甲片　延胡（选自《潘氏医案》）

囊痈

例1：湿热下注肝气郁结案

湿热下注，阻肝家之道路，营气为之失从，遂成囊痈之候，迄今十余日，红肿疼痛，皮色异常，此内已成脓，即施刀法，脓水颇多，邪得宣化，但皮色紫滞，恐有延烂之忧。兹拟清肝解毒法。

左金丸　延胡索　川楝子　荔枝核　橘核　青皮　粉丹皮　净银花　野菊花　天花粉　赤芍

接方　西秦艽　根生地　金毛狗脊　赤苓　五加皮　粉丹皮　盐水炒杜仲　黄柏　福泽泻　宣木瓜　怀山药（选自《疡症医案》）

例2：肝气积湿未清案

囊痈先后共穿两孔，稠水淋漓，涓涓不绝，甚至肿势未减。此肝气积、湿未清，还防漏管。至于右睾丸，近又作痛作肿，恐亦不免出毒之忧，宜宗子和主治。

童木通　橘核　全当归　制川朴　福泽泻　昆布　小茴香　川楝子　荔枝核　小青皮　延胡索（选自《疡症医案》）

例3：厥阴经气滞火郁案

阴囊红肿作痛，偏于左睾丸。乃厥阴经气滞火郁，为囊痈之明征。预防成毒，宜疏散法。

橘红　白芍　川楝子　粉丹皮　荔枝核　左金丸　福泽泻　黑山栀
炙甲片　小青皮　延胡索　小茴香（选自《疡症医案》）

阴包毒

例1：瘀湿凝泣形气两伤案

尝考阴包毒一穴象厥阴之毒穴也。夫厥阴，肝也，其脉起于左足大指，循足跗入股内，抵于少腹。其职风木之权，其体阴焉，其用阳焉，其性刚强莫措焉。一有不调，势必侮脾。脾焉湿土，土受克则湿易内留，阻遏厥阴之过脉，致使营卫失调和，经络少灌流。经脉既伤则血必凝而为瘀，瘀因湿叙而胶固，湿因瘀滞而拦阻。瘀湿凝泣，肿痛交加，此阴包毒已成，朗若星辰矣。其症之初生也，屈而不伸，筋病源非骨病，肿而且痛。气伤人，又见形伤四围，木硬欠和，冰消无望，中间皮薄，顶耸针溃，有期顶托，化瘀诚为至要，舒筋渗湿，岂属缓图。自愧浅陋，愿请指政。

归尾巴　川断　米仁　怀牛膝　赤芍　炙甲片　忍冬藤　赤苓　木瓜　白角刺　桑寄生　丝瓜络（选自《潘氏医案》）

例2：湿邪留阻气血耗伤案

厥阴肝经，起于叙毛，上循股内，今缘湿邪留阻，营卫失调，此阴包毒之所由成也。刻已针溃，脓水汩汩而来，肿势随灭，是内蕴之邪从脓已化矣。所惜者脓酿过熟，气血耗伤，而欲奏续旦暮之间，恐未能也。

牛膝　木瓜　川断　丝瓜络　赤苓　归身　白芍　忍冬藤　寄生　丹参　米仁（选自《潘氏医案》）

膝痈

例：三阴内亏风寒湿化热案

人之两膝系肝脾肾三阴游行之所。夫肝者，干也，以其体状有枝干也，位于东方，掌风木之令。脾者，裨也，助胃气以谷也，位居正中，应湿土之权。肾者，引也，能引气于通骨髓，位于正北，为寒水之脏。故肝主筋，脾主肌，肾主骨也。肝脾肾三阴内亏，风寒湿乘机凑袭，因循失治，积渐化热，致使气血欠流行，络少畅达，膝痈一症由此而成矣。迄今降近一旬，疮势已形高肿，皮色焮红，疼痛时作，按之略觉内指蕴之，邪将欲化脓外达之象。拙拟顶托一法，必得脓透即行针溃也可。

归尾　生米仁　宣木瓜　皂角刺　赤芍　怀牛膝　桑寄生　炙甲片　赤苓　泽泻　忍冬藤　丝瓜络（选自《潘氏医案》）

黄鳅痈

例1：瘀湿氤氲案

小腿内侧，系太阴厥阴之所游行也。夫厥阴肝也，属乙木之脏，禀刚强之性，筋所主也。肝体向亏，而又勤劳不辍，则体中之营血不能灌溉百脉，而筋失营矣。筋脉既伤，则必血聚而成瘀，经隧被阻，是以筋似矢抽，艰以步武。经云：屈而不伸，其病在筋。诚哉是言也。抑太阴脾也，擅己土之职，得中和之气，肌肉主也，脾阳素馁而又饮食不节，则水谷之精华不能充护肌肤，而湿侵袭矣。湿邪既袭，则必胶固而不宣；营卫失职，是以肿硬交加，疼痛不已。又云：诸湿肿满，皆属于脾，请事斯语矣。湿因血瘀而化热，瘀为湿滞而酿脓，瘀湿交结于中，气血流行莫展，此黄鳅痈之所由成也，前经医治，虽得针溃，而脓出不爽，肿硬较甚，疼痛倍增，仰屋图维，谅非是症之变幻，实由针脓之失当耳。想脓性与水性无异，水性就下，脓讵能上行乎？司乎者既不能因其势而利导之，而欲求其脓来滔滔，不犹如水之博跃，而使过颡乎？故是症之翻覆无常，不惟在病者之调养未善，而医者亦当分任其责也。现视症势，心骇异常，为今之计，势必别行针溃，使脓水滔滔而来，内无贮蓄，庶乎有正本清源，而无治未塞流之咎矣。据拙见，先进化痰渗湿舒筋排脓方药，兼而调肝扶脾之品，再图疏呈，方可合《内经》先治其标，后治其本之旨。理之当否，即请尊翁裁政。

生米仁　赤苓　忍冬藤　泽兰　血丹参　淮牛膝　桑寄生　福泻　粉丹皮　宣木瓜　川断　丝瓜络（选自《本堂医案》）

例 2：肝脾湿热下注案

肝脾湿热下注，营气失从，遂成黄鳅痈之候。今已高肿疼痛，皮色异常，按之引指，内脓已熟，即施刀法，脓水虽多，而气臭兼秽。毒邪已着筋矣。恐非佳兆，莫藐视之。宜补益之剂。

金石斛　炒归身　白茯苓　冬瓜子仁　生米仁　原生地　福泽泻　炒白芍　青盐陈皮　焦谷芽　白茯神　桑寄生（选自《疡症医宗》）

例 3：阴分不足湿邪下注案

体素阴分不足，湿邪乘虚下注，逗留肝脾之经，气血为之阻遏，经络因而失宣，此黄鳅痈之所由成也。溃经数月，依然脓水连绵，三孔相串，四周板滞，足难任也。甚至胸膛以及大股，结肿隐痛，按之木硬。究厥病源，尽是病魔久扰，气血愈虚，风湿乘虚凑袭耳。若耽延日久，恐其积渐而成流注。附骥芜词，候高明采夺。

炒归身　炒白芍　陈皮　潞党参　白茯苓　怀牛膝　丹参　忍冬藤　丝瓜络　焦谷芽　川续断　熟地　焦於术

黄鳅痈复诊。腐肉脱而肿消，新肌生而脓少，湿邪得默化之机，气血复流行之用，斯症日臻佳矣。所惜小腿内廉系肝脾游行之地，夫肝主筋，筋失荣养，则伸屈不遂，脾主肌肉，脾土受伤，则疮口难敛，症虽无害，而欲求尽善尽美，难以旦暮期之，再依前方细为因革一法，缓缓图之。

大熟地　鸡血藤　炒白芍　怀牛膝　制首乌　络石藤　陈皮　潞党参　炒归身　炙绵芪　焦於术　茯苓　桑寄生（选自《潘氏医案》）

坐马痈

例 1：督脉湿邪下注瘀凝逗留案

潘　尻骨酸痛，不红不肿，身难转侧，不得不倚坐，由来一月之久，仍蔑见效，脉象紧而兼弦，舌苔燥而根腻，以脉参症，良由督脉湿邪下注，兼夹瘀凝逗留为患也，延久防有坐马痈之变，拙拟一方俾得有松为幸。是否请政。

炒归身　参三七　赤苓　川断　炒白芍　陈皮　鸡血藤　生米仁

血丹参　牛膝　生姜　木香（选自《潘氏医案》）

例2：邪虽外泄精血已损案

姚家坎　右。坐马痈前经扶托，今已针溃，脓出盈盆，邪虽外泄而精血已损，真阴暗耗，良肉又为其大伤，病致若是之虚端，医责草木之无情，按脉左右均现滑大，大脉亦为劳脉也，舌光如镜，而根无苔，根属肾，肾败已无疑矣，所幸饮食不废，后天脾阳尚有生生之气，峻补之剂当可接踵而进，然欲否欲还，请内科专家斧正。

老山别直参　盐水川断　炙龟板　炒归身　龟鹿二仙胶　制女贞　炙绵芪　炒白芍　阳春砂拌熟地　盐水杜仲　炒於术　生谷芽（选自《潘鉴清医案》）

委中毒

例1：湿瘀化热脓已成熟案

委中毒属太阳膀胱经也，今为湿阻瘀滞，营气为失依从，于是委中成毒，既高且痛，既肿且红，按之又得引指，脓成熟矣，即施刀法，脓水盈盂而出，邪得宣化之机，惟此处乃太阳之过脉，与肾相为表里，诚恐湿热下注，致发遗精，慎之。

金石斛　根生地　炒白芍　炒车前子　丝瓜络　金银花　络石藤　炒归身　抱木茯神　炒米仁（选自《名家医案》）

例2：湿瘀化热皮紫难愈案

湿阻太阳，瘀凝肉里，是委中毒之根源也，红肿作痛，足屈难伸，是委中毒之枝叶也，今施刀法，脓水颇多，邪得宣化，惟皮色紫滞，难以速愈可知矣，治宜排脓为是。

净银花　桑寄生　炒白芍　野菊花　丝瓜络　川石斛　炒归身　络石藤　粉丹皮　莲肉（选自《名家医案》）

例3：真水亏相火旺案

委中毒迄今三月，不痛不肿，足屈不伸，推其原故，真水亏矣，相火旺矣，心摇恍惚，精为梦遗，有限之精血暗泄，何以充养筋脉，此足屈之不伸，所以日甚一日矣，徒用宽筋，焉能中肯，治本之策，舍坎离交媾，无他术焉。

龙骨　车前子　抱木神　莲肉　桑寄生　金铃子　远志　绵杜仲
煅牡蛎　泽泻　酸枣仁（选自《名家医案》）

例4：少阳相火流入太阳案

膀胱守州都之职，少阳为相火之脏。胆经积热，流入太阳，流行之
气血，为之被阻，是以有委中毒之候也。业已针溃，脓水黏腻，是邪得
外泄之兆。但太阳为聚湿之所，一时未能完善耳。拙拟一方，缓缓图其
向愈。

怀牛膝　宣木瓜　川续断　福泽泻　忍冬藤　桑寄生　粉丹皮　川
草薢　生米仁　血丹参　赤茯苓　丝瓜络（选自《潘氏医案》）

贴骨痈

例：三阴不足案

初缘贴骨痈，因酿脓过熟，更中时毒，遂令大腿延烂溃脓，疼痛不
止。斯时已阴阳错杂，用药最易偏胜。今按脉小弦无力，舌苔糙白，此
少阴不足，肝脾有亏。图治之法宜扶正以化余邪为是。

川石斛　茯神　淡苁蓉　怀牛膝　原生地　山萸肉　盐水炒杜
仲　火麻仁　麦冬　净银花　盐水炒泽泻　煅牡蛎　莲肉（选自《疡症
医案》）

腰痈

例：脓透邪达气血营伤案

留下　左。痛胀交加，按已引指，内脓已透，即施针溃，脓出滔
滔，邪得宣化。筋络得畅达之机，良肉无扰攘之累。所虑筋伤未复，气
血已耗，诚恐难以速效，治宜养营阴，解余毒，佐以舒筋活络，希望缓
缓图功。

扁金斛（原枝）　绿豆衣　忍冬藤　炒归身　粉丹皮　桑寄生　炒
白芍　伸筋草　制首乌　净银花　鸡血藤　丝瓜络（选自《潘鉴清
医案》）

海底悬痈

例：淋后余毒淹留案

落瓜　左。淋属肝胆，浊属心肾，既浊且淋，肝胆心肾俱伤何疑，由来匝月有余，淋浊虽得告痊，而余邪淹留，究未廓清，盘踞至阴之域，阻遏营卫之路，此海底悬痈由此而成也。刻下会阴穴间结并坚硬，按之疼痛，小溲短少，少腹作胀，趁此未经成脓，治宜疏散一法，冀得暗消是幸。

土茯苓　粉丹皮　淡条芩　生米仁　怀牛膝　瞿麦　飞滑石　赤苓　通草　童木通　石韦　清宁丸（分吞）　透骨草　萹蓄　车前子（选自《潘氏医案》）

大腿痈

例：寒湿气滞阳气本虚案

东家湾　左。寒凝气滞，湿阻三阳，积久不化，寒郁如热，热则肉腐为脓。此大腿痈之所由成也。刻已针溃，脓出滔滔，盈盆盈碗，肿势随退，酸痛乃减。毒邪虽已外泄，然阳虚之质难以速愈可知矣。

别直参（另燉代茶）　炒归身　炙绵芪　生熟二壳芽　炒白芍　焦冬术　大熟地　佩兰叶　阳春砂（研冲）　炒牛膝　新会皮　怀山药（选自《潘鉴清医案》）

黄瓜痈（又名肉龟）

例：湿热凝滞营气被阻案

过　脾家湿热凝滞，营气为之被阻，致成黄瓜痈之候，高肿寸余，形长尺许，由来旬余，按之引指，内蕴之邪，蒸脓已透，即施针溃，脓水大来，盈盆盈碗，毒邪已得外泄，肿势亦随消，原属第嫌脓酿太过，未能骤愈。

炒归身　白芍　云苓　银花　绿豆衣　粉丹皮　金石斛　广陈皮　生熟谷芽（选自《疡症医案》）

肛痈

例：阴虚体质湿温久扰案

初诊：体归阳盛，诚为松柏之资，但质本阴虚，未得涵濡之用。况乎权操国政，地辟事繁，条教所施，悉本精神所注，即使节性提躬，怡情静养，犹惧不济。而复加以湿温久扰，则虚者愈虚，余湿不能尽化，注于会阴之间，酿成肛痈之候。起经二月有余，仍蔑一毫之效，根脚仍然木硬，脓流状若漏卮。脉细数而带弦，肝阳失潜；舌微黄而根腻，湿热未清。想下焦为深远之乡，药力难至；肛旁乃至阴之域，气血罕来。凡外症不特难期速效，抑且有成漏之虞，幸而胃气无伤，中流尚可支持。附骥芜词，候舜臣仁翁教政。

细生地　生首乌　茯苓　东洋参　泽泻　白术　粉丹皮　金银花陈皮　生米仁　甘草　象牙屑

二诊：症起略有半年，翻覆已经数次。静究其源，总由正气衰惫，余邪不能宣化耳。想肛旁属太阳，与少阴肾经相为表里。盖膀胱为聚湿之腑，少阴乃藏精之脏，此处生痈，每多反复，况乎质本阴虚，肝肾早失涵濡之用。加以宵旰勤劳，以绥安黎，庶则虚者愈虚，余邪更难宣化矣。是以疮口痊愈，时有头晕气冲之患。按脉虚弱少神。左关独见弦象。以脉参症，日久根深。于此而谓骤能愈者非也；于此而谓莫能愈者亦非也。必得大剂，阴阳并补，而复深以涵养之功。以冀气机流畅，精血二充，自克渐臻康泰矣。复方呈政。

别直参　大熟地　滁菊　炙甘草　龟板胶　淡苁蓉　杜仲　盐水炒杞子　野术　制首乌　潼蒺藜　茯苓　盐水炒归身

三诊：前进阴阳并补一法，福体稍强，新肌略长，头晕冲逆之患亦见渐平，此乃正复邪退之兆也。刻按脉息细数，尤见少神，左关仍留弦象。细数者，余邪未净也。少神者，元气未充也。带弦者，肝阳未熄也。度势揣情，总不外劳心所致尔。经云：君火一动，相火随之，二火频升，一水不能相济尔。虚体患此，奏效最难。非难以敛其疮口，以治其标；实难以复其真阴，以固其本也。若夫徒进辛温，以补气壮气，即以助火，专投腻滋以养阴，一阴不能自生，必得阴阳并补。庶乎阳生阴长，而无偏胜之虞矣。仍宗前策增损，须臾更张，未知有合于尊意否耶。

方凭熟地以为君，术、草、苓、参作大臣佐理，芍、归、潼、杞、菊、苁、胶又使性和平。（选自《潘鉴清医案》）

第二节　有头疽

百会疽

例1：好嗜膏粱蒸淫化毒案

百会疽者，位居颠顶，百脉聚会，精血藏焉，督脉者，循行中道，督领阳气道行焉。假令一身之气血周流不息，肿痛何有，痈疽何起乎？平素好嗜膏粱，且以火焙火熏为美，厚味留于胃底，蒸淫化毒，上攻督脉，致使气不升、血不行，经坠欠畅，络道失宣，此百会疽之所自成也。起经一候，根脚坚牢，疼痛不罢，疮顶平塌，浆水杳无，耳鸣响而唇焦，身灼热而口渴，按脉两手弦数，舌苔微黄，尖绛。以脉参症，正邪势鸱张之时也，况又复感风邪，留恋肺胃，郁蒸化热，酿成胶固之痰，蒙蔽清明之府，是以咳嗽频作，弱冠之年，困内外交争之候，何恃无恐？勉拟清营解毒，佐以护心一法，以为背城借一之谋。是否请政。

暹罗尖　京川贝　真广尖　辰茯神　连翘心　叭杏仁　净银花　竹二青　粉丹皮　牛黄丸　鲜扁斛（选自《潘氏医案》）

例2：膏粱火毒凝滞熏蒸上焦案

过　颠顶起一细瘰，初如粟，渐如钱，红肿疼痛，此由膏粱火毒凝滞，熏蒸上焦逗留督脉，成为百会疽之候也。起虽未经二旬，而延烂不休，呕逆神昏，想督主帅，毒主寇，如寇贼甚，而性猛，譬若暴虎，是以形势暴戾也。虽有军师，而津液有伤，原是护兵不足，恐鞭长有莫及之虞，勉拟另商。

犀角尖　粉丹皮　草河车　黑元参　连翘　人中黄　辰茯神　鲜生地　天花粉　净银花　上川连　黄连　广尖　绿豆衣　辰灯心（选自

《疡症医案》)

例3：火毒上攻湿邪下流阴阳本亏案

先患百会疽，继发涌泉疽。督脉火毒上攻，致使营卫失调，经络阻塞，遂成百会疽之候。穿溃以来，屈指已越旬日，脓水略减，肿硬渐消，疼痛亦得安止，似乎有转机之兆候。不意迩来足心继起痛块，肿痛日增，势成涌泉之症，又可知矣。想涌泉乃少阴湿阻而生，较百会疽不亦大相悬殊乎？然而统究其源，无不一本阳阴二亏之所致也。经云：阳虚者，其湿必胜。阴虚者，火自旺。夫火兼湿，其性不同。火性上达，湿胜下流。火为阳邪，上亢不免化腐化脓；湿为阴邪，下注易以为肿为疼，是以一波未平一波又起，意成庙兵出而岸兵入也。以六旬之高年因二症之大患，末学浅陋而欲借箸代筹，计出万全，不啻为鳌载三山之重矣。竭思毕力以图治，甘寒解毒在所必需，淡渗利湿亦不可缓也，俾湿热有宣化之机，火邪得静熄之兆，庶无意外之虑。否则深恐难挽，理之是否，即请高明采夺。

怀牛膝　银花　络石藤　赤苓　广皮　生甘草　丝瓜络　生米仁通草　寄生（选自《本堂医案》）

例4：阴精耗竭虚阳浮泛案

玉顶疽形色紫暗，四围软陷，显属其阴耗竭，虚阳浮泛，阴精消涸耳，治当固本一则。

六味地黄汤加减。（选自《名家医案》）

脑疽

例1：火炎于上逗留督脉案

脑铄　当考奇经有八脉之名，而督脉居其首也。掌统督之权，肝肾之所隶也。其脉始于尻骨，循项入脑，盖脑为髓海而通于肾，肾主万蛰，精髓藏焉。高年真阴告衰，髓不能为精所化，故肾无火则髓不能化精。肾火旺则髓亦不能化精。经云壮火食气，气食少火，旨哉斯言也。今阴竭于下，火炎于上，逗留督脉蒸淫化毒，致使营卫失度，经络不舒，是以项下正中，初起如粟。在病者以为小恙而无上，渐大如盆，在医者几乎束手无策。四围此晕蔓布，中圈乌腐难分，浆水杳无，硬若牛嘴，疼痛不罢，色如烟煤，甚则烦躁口渴。错语时呈，则脑铄重症，莫重于斯矣。顷按脉象洪数兼弦，舌苔灰黄尖绛。脉症合参，非但毒邪有横走之防，抑且有液涸风生之变。症在危笃，恐难挽回。急拟清火托毒，参入护心一法，使毒邪有退舍之机。一阴得来复之兆，开生一线，在此举耳。否则虽鞭之长，犹恐不及马腹。然是否即请斧正。

香犀尖　绿豆衣　鲜生地　蚤休　人中黄　丹皮　净银花　竹心提毛菇　连翘　广尖（选自《疡症医案》）

例2：火留督脉案

脑铄　上焦火毒逗留督脉，遂成脑铄之候，初起如粟，渐大如盆，疮顶平塌，疮口僵硬，中央乌腐难离，四围紫滞异常，甚则浆水杳无，色如灶烟，显系元气疲惫，不得托邪外达，犹造酒之无曲，药其何以成浆？高年得此，难以力挽。勉拟一方以尽人事。

炒当归　吉林须　广尖　淡附子　蚤休　生绵芪　皂角刺　茯神紫地丁（选自《疡症医案》）

例3：肾水素虚阴精消耗毒火凝滞案

脑疽　脑疽势来二候，仍然疮头平塌，毒邪开盘踞之端，根脚旁流，火毒有肆横之兆，过候不透，脓稀难腐，此正气内虚，不能使毒外达，而现陷里之象，总总症情，由于平日肾水素虚，阴精消耗，督脉毒火凝滞，膀胱湿火相侵，再感时邪，引动蕴蓄之湿，化火化毒，致令升降失调，酿成头疾，按脉细数少神，舌苔尖绛，调治之法，最难恰当，骤进苦寒，恐犯虚虚之戒，而长投滋腻，难免实实之忧，姑拟扶正却邪，标本兼顾，使其裂缝来浆，根盘收束，可望安澜之庆，否则虑其意外之变，鄙见如是，未知高意若何。

别直参　元参　肥知母　赤苓　净银花　鲜生地露　焦山栀　纯钩生米仁　丹皮　绿豆衣（选自《潘氏医案》）

例4：正气不足案

莘宝全，左，年五旬，洛舍乡人，脑疽邪势树炽，疮顶平塌，正气不足之征，扶托乃为上策。

潞党参五钱　炙甲片五钱　皂角刺四钱　当归五钱　炒白芍五钱
大功劳三钱　生甘草一钱　赤茯苓（各半）三钱　生米仁四钱　银花三
钱　鹿角片五钱　生绵芪三钱（选自《潘鉴清医案》）

例 5：湿热升腾之候偶感时邪案

质本丰腴，湿邪逗留可见。性情急迫，郁火内蕴无虞。况节属中
天，正当阳气大泄，湿热升腾之候，偶感时邪，引动蕴蓄之湿，化火化
毒，逆于太阳之脉，致令升降失调，遂成偏脑疽之症。盖疮头塌陷，毒
邪开盘踞之端，根脚旁流，火毒有肆横之兆。四肢清冷，阳虚而表不固
也。五志昏蒙，邪盛而神无依也。症既如是，安能无内陷外脱之虑哉。
如其不陷则君主灵明，心神内守，焉有神昏妄语之候欤？如其不脱，则
鬼门固密，阳气外充，安有自汗肢冷之症欤？以七旬之高年，困一月之
大患，何堪支持。末学浅陋，而欲借箸代筹，计出完全，不啻鳌载之重
矣。但死生虽有天命，医治聊尽人工。勉拟一方，以冀万一。

台参　大炙芪　辰染茯神　炙甲片　丹皮　白芍　石菖蒲　人参
至宝丹　银花（选自《潘氏医案》）

例 6：膀胱湿火凝滞案

脑疽　膀胱湿火凝滞，致成脑疽之患，初小渐大，疼痛时作，身热
胃呆，由来半月，火势已定，法宜清解托毒，佐以醒胃。

生绵芪　净银花　生谷芽　生米仁　连翘　绿豆衣　提毛菇　粉丹
皮　蒲公英　福泽泻　佩兰（选自《名家医案》）

例 7：暑湿攻于督脉案

脑疽　暑湿攻于督脉，致成脑疽，疼痛已减，肿势渐消，毒邪已得
宣化，可勉微烂之虑，法宜解毒醒胃，清暑化热为务。

净银花　根生地　白芍　佩兰　绿豆衣　金石斛　青蒿梗　陈皮
谷芽（选自《潘氏医案》）

透脑疽

例：督脉火毒上攻案

督脉火毒上攻，致成透脑疽之候，初起如粟，渐大如钱，中央为腐

难离，四周紫滞异常，疮顶塌陷，浆水杳无，正邪势树帜时也。症属沉重，慎防内陷。

犀角尖　细川连　连翘　提毛菇　净银花　广尖　鲜生地　粉丹皮　蚤休　紫地丁　竹卷心（选自《潘氏医案》）

偏脑疽

例1：肾虚相火易动案

高年肾水告虚，相火易动。火动则水愈亏，水虚则火愈炽。夫肾与膀胱为表里，肾水既受其伤，而膀胱安能无恙乎？是以气化失职，饮食之湿，不得下渗于膀胱，行溢于太阳之过脉。气血流行莫展，经络灌溉无由，此偏脑疽所由成也。业已五朝，依然腐无休，延及数寸，疼痛异常，项难转侧，甚至自言自语，呕恶频呈，毒邪内陷，显露端倪。时有忽寒忽热，自汗不止，元阳外脱，又彰征兆。以七旬有五之高年，困体虚症实之大患，虽有扶正却邪之法，窃恐鞭长不及马腹。按得脉象虚数兼弦，舌苔中黄尖绛。以脉参症，用药殊难，仰屋图维，计出两可：清营解毒诚为要务，辅正调元岂属缓图，俾邪势有退舍之兆，正气得来复之征，则生机有望矣。聊书数语并附一方，还望高明采夺。

犀角尖　辰茯神　净银花　鲜生地　吉林参　煅牡蛎　人中黄　真广尖　绿豆衣　黑元参　竹卷心（选自《潘氏医案》）

例2：内发五脏外感六淫案

疽名偏脑，原是火毒之疡，经属膀胱，曾为寒水之腑。夫脑疽一症，有内因外因之异，有正轻偏重之殊。由六淫外感者轻，从五脏内发者重。外感者，多生于正中，内发者每起于项旁。疽生偏左非内因而何？所谓内因而成者，其源有五：或有心绪烦扰煽动不宁，以致火旺而沸腾，行于项间，与寒水交滞而成者。或因脑怒伤肝，项乃三阳统筋之所，肝伤则血脉不潮，筋失荣养，凝为肿而成者。亦有思虑伤脾，脾伤则健运失职，营气不从，逆于肉里而成者。又有忧郁伤肺，伤肺则毛窍闭塞，腠理不通，纵横经络而成者。又有恣意伤肾，肾伤则真阴之气败，真阴一败，相火即生亦能致此。仰屋图维，良由操劳过度，加以情怀不畅，则肝胆之火勃动于中，逆于太阳之脉，与内蕴湿邪熏蒸化毒，遂成斯症尔。迄今几经二候，仍然木硬漫肿，根脚色紫，甚至浆水稀少，间有嗳气，脉息沉数少神，舌苔白根腻。以脉参症，显系正气虚邪实，一时不能托邪外达而然，年尊患此，深恐难以支持。拙拟扶正却邪，标本兼顾一法，希其裂缝来浆，根盘收束，庶几有安澜之庆，否则虑有意外之变，拙见如是，未识尊意若何？

参须　炙甲片　银花　茯神　佛手　黄芪　金扁斛　归身　骨皮莲子　绿豆衣　生甘草　生谷芽（选自《揣摩集》）

例3：太阳过脉毒邪凝降案

偏脑疽虽已穿溃，而肿不消，痛不减，焮红不退，毒邪依然未化，防有蔓延之忧，况此处乃太阳之过脉。太阳性存寒水，毒邪得此最为凝降，非比督脉之易溃易敛也。仍与托毒法为主治。

粉丹皮　生绵芪　皂角刺　炒天虫　生甘草　净银花　大力子　草河车　提毛菇　紫地丁　连翘　野菊（选自《疡症医案》）

例4：湿火攻于膀胱熏蒸化毒案

湿火攻于膀胱，熏蒸化毒，遂成偏脑疽，初小渐大，腐烂延开，邪势底定，法宜清解化毒。

金扁斛　泽泻　川连　谷芽　银花　绿豆衣　根生地　赤苓　丹皮泽兰　胡桃（选自《名家医案》）

例5：膀胱湿火凝滞案

偏脑疽　初起小瘰，逐渐肿大，致成偏脑疽，由膀胱湿火凝滞项后，遂发头痰。刻下腐烂已定，邪已宣化，虽高年患此，亦无过虑，按脉细涩，舌苔白腻，治宜醒胃兼清湿火为要。

扁金斛　生米仁　生白芍　银花　省头草　根生地　炒归身　生谷芽　川断　赤猪苓（选自《潘氏医案》）

玉枕疽

例：毒邪肆横案

过　先患玉枕疽，继而项旁红肿，疼痛时作，此乃毒邪肆横之故，难免穿溃，法宜清热解毒。

银花　绿豆衣　提毛菇　钩钩　金石斛　丹皮　天花粉　大力子
野菊（选自《疡症医案》）

对口疽

例1：督脉火毒上攻案

过　疮生项后正中，名谓对口疽也。新腐未判，浆水杳无，究系督脉火毒上攻而致，邪未底定，法当清解为先。

鲜生地　提毛菇　粉丹皮　紫地丁　银花　绿豆衣　连翘　草河车
大力子　皂角刺　川连　竹卷心　炙甲片（选自《疡症医案》）

例2：湿火攻督肝胆火勃案

对口疽由膀胱湿火攻于督脉，加以操劳太过，情怀失畅，则肝胆之火勃动于中，与内蕴之湿邪熏蒸化毒，遂成头疾。起势以来，屈指已经旬日，根盘红肿，浆水骤来，五善叠现，七恶杳无，此症显属顺候，庶无内陷之虑，法宜清营解毒，佐以补托，添入醒胃方法。

生绵芪　连翘　川连　提毛菇　地丁草　净银花　鲜生地　赤苓
米仁　焦谷芽　绿豆衣　粉丹皮（选自《潘氏医案》）

例3：湿火郁督本元亏虚案

膀胱湿火郁于督脉，以致对口红肿木硬，疼痛不休，初小渐大，寒热催迫，致成对口疽之患。凡患疽毒督脉当洪大，今按脉象细弱兼滞，与脉参症，大相其反，虽疮形高耸，谨恐难恃，法宜标本兼顾为是。

生绵芪　制白芷　泽泻　银花　绿豆衣　赤猪苓　炒河车　米仁
胡桃（选自《名家医案》）

例4：阳症风热未化案

对口疽发经半月，遂渐肿胀，疼痛无休，本而相穿正穴，疮高根束，显属阳症，诸必易脓易腐，按脉洪数，舌苔凝白，尚有风热未化，当以托里并施为要。

皂角刺　净银花　炒白芍　生米仁　连翘　蒲公英　绿豆衣　根生
地　粉丹皮　赤芍（选自《潘氏医案》）

百脉疽

例：针后肝胆毒邪宣化案

过　百脉疽环生颈项，大小共有数枚，经属肝胆，刻已均焮红漫肿，按之引指，显系内脏已透，即施针溃，脓来涓涓，肿势随退，是毒邪得宣化之机，气血复循因之用，惟此处皮浇肉薄，尤恐延久，而成管漏，宜趁早图治。

扁金斛　银花　焦山栀　青梗　杭菊　绿豆衣　粉丹皮　南花粉　早蚕　纯钩（选自《疡症医案》）

天柱疽

例：肾水不足督脉火炽案

肾水不足，督脉火炽，酿成天柱疽之候，刻下腐肉已脱，红晕渐消，大有转机之象，惟神疲气倦，气血受伤，胃不思纳，痛楚久扰，治宜清热醒胃法。

制绵芪　净银花　小生地　谷芽　葱白　绿豆衣　生米仁　生白芍　角斛　佩兰（选自《疡症医案》）

发背

例1：督脉邪壅日久案

督脉邪壅久，延成发背名。肌肤灵木硬，气血少流行。黑腐犹难尽，红形尚未干。年高元已惫，症重毒非经。幸喜症高耸，何愁火肆横。回春诚有术，兼饵岂无怯。

东洋参　生绵芪　净银花　金扁斛　生草　陈皮　天花粉　阳春砂　炒归身　绿豆衣　谷芽（选自《名家医案》）

例2：心肺火炽湿邪凝督案

上发背，由心肺火炽，湿邪凝督，起发两症，由小渐大，现溃为大，为多孔，孔流脓，百鸟朝凤，即此症也。近感暑邪，郁蒸化热，口渴烦闷，脉细数，舌瘀红，阴液暗伤，恐其虚脱。

生芪　小生地　米仁　鲜生地　鲜石斛　净银花　绿豆衣　白芷
连翘　赤苓　青蒿梗　粉丹皮（选自《名家医案》）

例3：邪凝外泄肠胃暗伤案

发背之脓已化多而且稠，根盘活而收束，可无内陷横溢之虑。盖脓既化则痛自渐减，腐亦不盛。究系凝滞之邪已得外泄之机，惟饮食少思，大便不爽，则肠胃津液暗受其伤。若过壅清火解毒，深恐剑关苦拒而阴平非复汉有也；骤进救本穷源，犹恐余烬复腾而津液更受其伤。姑拟清营一法，徐俟其液复邪净，则肠胃自和，而外疡亦缓缓向愈耳。

金石斛　莲子　粉丹皮　绿豆衣　知母　青盐皮　银花露　元参
谷芽　西洋参　纯钩（选自《揣摩集》）

例4：内蕴湿火外受暑热熏蒸化毒案

内蕴湿火，外受暑热，熏蒸化毒，酿成中发背，疮故腐烂，邪得外泄之机，红晕渐退，火势无松横之势，但高年患此，气血亏损，不能一时奏效，脉细数，舌黄腻，法宜托毒醒胃，清暑化热为务。

生芪　青蒿梗　公英　丹皮　赤芍　赤苓　小川连　白芷　鲜生地
银花　连翘　佩兰　谷芽（选自《名家医案》）

例5：暑热熏蒸营气失常壅塞经络案

嗜饮之家胃湿恒盛，况今夏天气正热，暑热熏蒸，以致营气失常，壅塞经络，经云营气逆于肉理，乃生疮肿，即此症也。疮形平塌多枚，竟有湿毒发背之象，高年患此，诚恐内陷之虑，急进补托一则，未知应否。

生芪　小生地　冬术　生米仁　生熟谷芽　陈皮　生白芍　归身
白茯苓　赤苓（选自《名家医案》）

例6：肝脾不调暑热熏蒸案

肝脾不调，营气违和，兼夹暑热熏蒸，化火作热，《内经》云：营气不从，逆于肉理，乃生疮疽，即斯症也。今为当始自半背热疖，无属无关紧要，比之炉烟将熄，灰中火炽，所谓形诸于内，必形诸于外，验疮势肿流半背，痛连两胁，未溃先糜，毒水稀少，属发背之重症，幸而根脚不散，疮形高耸，内毒现外达之机，况五善见三，七恶未露，不过受痛苦之虑，断无性命之忧，极宜谨慎调养，庶可无变幻之虑，附方，希政。

生绵芪　净银花　小生地　赤芍　赤苓　连翘　绿豆衣　天花粉生米仁　青蒿梗　白芷　丹皮（选自《潘氏医案》）

例 7：营卫失调肝郁化火案

肝乃至刚之脏，膺将军之职，又为罢极之本，擅谋虑之能。其体阴，其用阳，其性急迫而主动主升，偶失扶苏则郁，而化火稽留督脉之中，阻遏流行之路，致使营卫失调，经络被阻，遂成中发背之候。夫督脉掌统督之权，总领一身之气火，体属阳，性属猛烈。邪阳攻于阳经，两阳交灼，其腐烂可立而待也。是以初起若粟，在病者，以谓小患而无伤。至于忽大如盘，在医者，几乎束手而无策。火因毒而肆横不已，毒因火而扰攘无休。火毒交争，良肉大损，竟同火燃舍宇，有不尽不灭之势。时或疼痛无常，火势有横行之象；时或心神恍惚，毒邪有内陷之虞。症在切紧关头，恐难应手。幸而元本充足，正气犹克胜邪；胃阴无伤，中流尚能砥柱。否则虽鞭之长，犹恐莫及。脉来细数而带弦，舌苔中黄而根腻。以脉参症，图治最难，清营解毒为先，保护心神宜佐。俾火毒得宣化之机，疮势有底定之，庶几渐臻坦境矣。理之是否，即请高明采夺。

暹犀尖　人中黄　粉丹皮　皂角刺　真广尖　草河车　绿豆衣　黄芩　黑元参　紫地丁　提毛菇　天花粉　连翘　竹卷心（选自《潘氏医案》）

例 8：欲火不遂肝火肆恣案

淋症继发中发背。淋症溺痛，尽是欲火不遂；发背延蔓，良由肝火肆恣。夫肝为刚脏，膺将军之职，其体阴，其用阳，其性急迫而主动主升，全赖肾水以涵之，得其平准，精道既为欲火窒塞，肾水不得上承，于是木化为火，火不得制，肆横不已，逆于督脉。盖督脉统督一身之阳，火为阳邪，阳邪攻于阳经，其腐烂可立而待也。是以初起若粟，忽大如盘，浆水杳无，根塌顶陷，甚则烦躁而口渴，便秘而神昏，此乃毒邪横走已有内陷之象。考诸医鉴前贤，再四叮咛，红肿易治，平塌难疗。既已如斯，谓非至危至险之候乎？脉来细而且沉，舌中黄而尖绛。参其脉审其症，非但正不胜邪，抑且胃中之精液告涸矣。以五旬之高年，困火毒之大患，区区草药，总属无恃，焉能回返金品，勉拟一方，聊尽人事而已。

西洋参　粉丹皮　炒归身　真廉珠　大有芪　玉露霜　赤茯苓　炒白芍　金石斛　血丹参　西琥珀　肥知母　净银花　红灯草（选自《潘氏医案》）

例9：膀胱湿火熏蒸化毒案

膀胱湿火攻于督脉，与内蕴之邪熏蒸化毒，遂成痈发背之症，初小渐大，红肿木硬，疼痛不休，邪势未定，法宜补托解毒，俾得浆水骤来，腐肉尽脱，方可收敛。

生绵芪　炒河车　净银花　绿豆衣　小川连　蒲公英　泽泻　鲜生地　香白芷　淡条芩　粉丹皮　焦山栀　连翘（选自《潘氏医案》）

例10：膀胱湿火攻于督脉案

膀胱湿火攻于督脉，致成中发背之症，形势虽小，根源广深，刻下邪势未定，还防火势鸱张，发宜清营解毒，俾得邪退三舍，遂得安澜之庆。

生绵芪　赤芍　活生地　白芷　净银花　绿豆衣　小川连　提毛菇　连翘　地丁草　米仁　粉丹皮　蒲公英（选自《名家医案》）

足发背

例：胆胃火毒下注案

胆胃火毒下注，遂成足发背之候，刻腐烂四围红肿，甚至浆水杳无，间有呕恶，症非轻渺，慎防内陷，即经所谓三背不宜生疮，诚者是言也。

鲜生地　草河车　广尖　提毛菇　净银花　粉丹皮　胡黄连　连翘　紫地丁　竹卷心　赤苓（选自《潘氏医案》）

搭手疽

例1：暑邪外受阻遏营气案

搭手，腐净新生，是无过虑，不过迩来满背红肿，游行无定，身热脘闷，人所谓毒邪散漫，殊不知暑邪外受，阻遏营气之故，法宜清暑化毒为要。

犀尖　地丁草　元参　钩钩　青蒿　鲜生地　灯心　鲜斛　人中黄银花　连翘　丹皮　赤苓（选自《名家医案》）

例2：营卫两伤毒不外达案

搭手疽毒邪势已定，可免腐烂之虑，但营卫两伤，一时不能使毒外达，收敛难以速效，调养之法，宜理气血为是。

生芪　蒲公英　陈皮　根生地　泽泻　白芷　绿豆衣　银花　生谷芽　胡桃（选自《名家医案》）

上搭手

例1：暑邪外受阻遏营分案

先患上搭疽，腐净新生，是无顾虑矣。不意迩来满背红肿，游行无定，身热脘闷，人以谓毒邪散蔓，殊不知暑邪外受，阻遏营分之所致也。宜清暑化毒为急。

暹罗尖　鲜石斛　雅川连　鲜生地　大青草　纯钩钩　绿豆衣　粉丹皮　紫草　连翘　净银花　青蒿子（选自《潘氏医案》）

例2：火盛生风内窜心营案

燎原之火，本不可向。兹因失火焚山，肆横无制，当局者能无忧危之心哉。忧心一起，竟无忘生死之关，强绝其源。被火燃伤，焦头烂额，原属好肉做疮，本无内症，但迩来憎寒壮热，大便秘结，脉息沉数带弦，舌色光红中焦，间有神昏。想胃主肌肉，肺主皮毛，邪伤肌表，肺胃内应，是以兼有咳嗽，气急，口渴烦闷等症。经云：火盛生风，风驾火威，火乘风势，风火相煽，深恐内窜心营，始拟清营解毒，兼通地道一法。冀其釜底抽薪，庶免内陷之虞。

犀角尖　生军　丹皮　元参　犀黄　鲜生地　银花　连翘　黄芩
竹心（选自《揣摩集》）

例3：痰火久踞元气愈虚案

据述去春偏中以来，左足臂俱不能用，肌肉不仁，痰多言蹇，显系下元不足，痰火中络之候。至今春来，复中之后，左肩忽觉红肿，疮头延烂。此是肝火夹痰上扰，逆于太阳之脉，阻遏营气，郁蒸化毒，遂成上搭手之候。刻下腐肉虽脱而根脚仍然紫硬，不觉疼痛，脉息细数带弦，重按殊无神韵，舌质光绛且干，气急自汗。种种症情，良由痰火久踞，元气愈虚而阴液愈损矣。高年患此岂可不深虑？既承雅招，不吝鄙陋，勉尔挥汗撰方，冀其一阴得来复之机，元气有生振之兆，庶无意外之变，否则虑其虚脱。

高丽参　银花露　知母　元参　谷芽　川贝　生首乌　扁金斛　黄芪　西参　莲子（选自《揣摩集》）

例4：羊毒致成案

本镇　左。肩后起一细瘰，由来月余，不痛不痒，不以为事。迩来偶中羊毒，陡然腐烂，虽经下吊，而毒邪当未底定，是以肆横无制，红肿滋蔓无休，乃上搭疽，邪势树帜之际，虚体患此，治非易事。

鲜生地　粉丹皮　绿豆衣　上川连　焦山栀　金石斛　净银花
嫩广尖（研冲）　野菊花　草河车　紫地丁　竹卷心（选自《潘鉴清医案》）

中搭手

例：火炽生毒毒阻太阳案

本镇　卓。《内经》云：年五十阴气自半。阳气渐衰，五志之火勃动于中，迩因时令风火外招，遂致二火交灼，少火变成壮火，火炽生毒，毒阻太阳，此中搭疽之所以成也。起今半月有余，延烂将近一候，红肿虽得渐消，而乌腐尚未尽净，淹留之邪火究未廓清，已耗之真元实难恢复，拟方仍以夹元托毒，标本兼顾之法，然否候政。

老山吉林须　鹿角片　炒白芍　皂角刺　炒归身　净银花　炒条芩

炙甲片　原支扁金斛　生绵芪　建泽泻（选自《潘鉴清医案》）

下塔手

例 1：未溃清解案

下搭手，始起形小，日渐肿大，四围紫滞未溃，先腐，故露百针，根源非浅，防有变幻，急进清解化毒一法。

鲜生地　连翘　赤芍　赤苓　嫩绵芪　白芷　提毛菇　米仁　蚤休绿豆衣　胡桃（选自《揣摩集》）

例 2：气血两虚不能引毒案

下搭手由来二载，疮顶虽糜烂，根脚紫滞，毒尤未化，此乃高年气血两虚，不能引毒外达，理以补托何疑。

大有芪　白芍　大生地　生米仁　泽泻　净银花　皂角刺　赤芍绿豆衣　粉丹皮　连翘（选自《揣摩集》）

肾俞发

例 1：肝肾不足寒邪乘袭案

乙癸同源，肝肾同位。肝肾不足，寒邪乘隙凑袭，致使气不得升，血不得行，延成肾俞发之候。根源弥深，溃后还防成漏。谨之慎之。

炒当归身　炙甲片　杜仲　安桂　炒白芍　续断　丹皮　怀牛膝十大功劳　木香　皂角刺　盐水牛膝　象牙屑　根生地（阳春砂拌）东洋参（选自《潘氏医案》）

例 2：肝脾肾亏寒湿辐辏营气失常案

王家庄　左。久痢不止，肝脾肾脏阴内亏，寒湿之邪因虚辐辏，营气循行失常，延久酿成肾俞发之候。针溃以来，脓水涓涓，气且腥臭，形羸肉削，纳谷式微，起经四月之久，非惟外疡，依然罔效，而便溏不实，仍然如故，兼有目眩头疼，微咳痰稀，病至水亏，木旺，土弱，金虚，诚恐药难补救，勉拟一方，以为虾力行舟之助。

老山吉林须（另服代茶）　炒归身　净银花　新会皮　土炒於术炒白芍　煨肉果　炙绵芪　盐水杜仲　炒谷芽　赤茯苓（各半）　根生

地（选自《潘鉴清医案》）

例3：肝脾肾阳不足风寒湿乘袭案

肾俞疽纠缠数载，翻覆两次，稠水淋漓，涓涓不已，其疮口之深且远，已属昭然若揭，揆厥原因，是肝脾肾阳不足，则风寒湿乘虚深袭所致。夫风为百病之长，湿乃黏腻之邪，寒属沉阴之性，此三邪互聚不化，逗留于少阳本穴，真不啻城狐社鼠之盘踞矣。幸后天自强，精血自有生生之望，区区空隙，何难填实耶？虽然为时已久，病根已深，欲求速效，则又不可得也，附方希政。

鹿角胶　麻黄　淡附片　蒸牛膝　炒干姜　莲肉　福泽泻　杜仲　淡苁蓉　大熟地　胡桃（选自《揣摩集》）

例4：风寒湿乘袭阻遏营行案

硖石　左　肾俞发。头晕频发，精为梦遗，少阴真阴有亏，厥阴阳亢有余，尝考乙癸同源，肝肾同病，水亏则木旺，亦必然之理也。夫肝藏血，肾藏精，精血两不足，风寒湿乘机侵袭，阻遏营行，盘踞肾俞穴间，延成肾俞发之候，历来数载，虽经穿溃，而涓涓之脓水尚未尽净，疮孔幽深，脓弥脊骨，管漏已成，万难完善。

盐水杜仲　炒归身　怀山药　潼蒺藜　枸杞子　炒白芍　茯苓　莲须　盐水牛膝　象牙屑　根生地（阳春砂拌）　东洋参（选自《本堂医案》）

例5：正气既虚寒湿乘袭案

腰者，肾之府，七节之旁，小心寓焉，肾乃命之根，两圈之内，阴阳寄焉，肾与肝有母子之情，相生不宜相克，肝与肾有同位之义，相合不贵相离。肾主封蛰，要必清其心，寡其欲，以保肾之真。肝欲条达，要必恼不起，恐不生，以顺肝之性，肾藏精，肝藏血，血充精足，则百病自远矣，故精血为人身之至宝，何可稍有亏损哉？乃竟有不能保其天真，又不能安其罢极。房事不禁，欲念繁生，辛苦不辞，躁怒频发，有形之精血，用之无穷；无形之元气，逐渐有夺。正气既虚，寒湿乘隙深袭，盘踞筋骨之间，堵塞流沙之路，致使气不得升，血不得行，如土之堵水，石之投泉，积久不化，延成准肾俞之重候也。起发以来，寒暑迭迁，依然木硬漫肿，酸楚异常，腰难转侧，左右相生，考厥源由，端因元气大亏，不能托邪外达。故起发如其之难也。现视症势，深为可忧，非特无消散之望，抑且有管漏之防，顷接脉象细弦少神，细为营虚，弦为木火，少神者，元气又不足也，以脉参症，显症一派虚象，非补不宜，若欲舍补而图他法，与斯症大相径庭矣。经云乙癸同源，肝肾同治，理宜峻补肝肾为是。然区区草药，经属无情，焉能还返金品，必须返观内视，保养精神，戒喜怒以养肝，节嗜欲以镇肾。庶乎有开生机于一线，否则我甚恐。

大熟地　怀山药　川断　吉林须　制首乌　枸杞子　炒归身　白茯苓　萸肉　杜仲　白芍　莲肉（选自《本堂医案》）

例 6：湿邪久踞气血壅遏案

年近六旬，阳气日就其亏损。阳虚者湿必胜，湿邪久踞，气血为之壅遏，遂成肾俞发之候。症起未经旬日而盘，几同覆盆，木硬隐痛，皮色如常，脉细而涩欠利，舌苔淡白且腻。间有寒热，种种症情总不外乎阳虚湿胜使然。况平素恶寒喜暖，肾发不扬，下体酸痛，时有湿盛阳浮，已露端倪。以脉参症，深恐难以消散。拙拟和阳利湿兼调气血一法，冀其移深居浅之意，愚见如是，未识当否？

生米仁　赤芍　鹿角胶　补骨脂　杜仲　潼蒺藜　茯苓　东洋参　淡苁蓉　木香　紫衣胡桃　炒归身

二诊：大凡肾俞之症，前贤议论不一。或谓肾居至阴至低，不可以阳证治之；或曰先天阳不可以阴证治之。谁知阴中有阳，阳中有阴，阴阳怀抱，几同太极。分而言之谓之阴阳，合而言之谓之元气。元气之分阴阳，如太极之分两仪。固未有阴虚而阳碍，阳虚而阴无累矣。不过有由阴虚而及于阳虚者，有由阳虚而及于阴虚者也。想尊翁自去年先见音低恶寒，继而腰痛内热，显由阳虚而及于阴，阴阳俱虚，湿邪乘虚下注，营气不调，遂成斯症乎。盖肾俞为少阴本穴，关系甚大，此处生疽，岂可不深虑乎？幸而疮形未见黑色，高肿渐增，欲酿脓之象，可无微烂之虑。姑仿陈远公两治散，参入补托一法，俾其速溃而为要，理之是否，候琴翁裁之。

东洋参　豨莶草　防己　白芍　生黄芪　炙甲片　茯苓　甘草　银花　白术　当归身　盐水炒杜仲　龟鹿二仙胶

方用人参以为君大举一身之阳，取术仲以为臣，专利二肾之气。佐归芍以盐炒，即能守命门真阴，使苓莶得防己便可驱肾宫湿热。甲片共黄芪托邪甚远，银花同甘草解毒最纯，庶几阳无偏胜之虞，邪正有解纷之妙。更用龟鹿二仙，以有情生有形也。（选自《揣摩集》）

例7：暑湿伏气默运默化案

肾俞疽乃肾虚证也，溃久元虚，暑湿伏邪，感新凉而外达，状如疟类，屡进清暑渗湿方法，暑湿伏气，默运默化，诚无意外之变幻，奈乎脓水厚腻，络绎不绝，午后潮热，似渐起而渐平，来疾去驶，得汗始解，将瘥未瘥之时，略有惊缩之象，将热未热之候，稍有懊忱之形，此肾液未充，肝阳有勃然升腾之势，无所归壑，故潮热不已。若见热投凉，难免蹈驱良为盗之戒，畏虚呆补，诚恐犯助桀为害之谓。兹拟之方，必须两不相害，滋肾水而缓肝急，而退无根之虚火，清暑邪，渗湿热，以徹内伏之余邪，附方于后，以获小效则吉。

黄肉　浮小麦　阳春砂拌炒大熟地　淡苁蓉　炒归身　怀山药　炙龟板　炒福泽泻　白蒺藜　炒白芍　粉丹皮（选自《名家医案》）

例8：暑湿内伏郁蒸化热案

腰乃肾之府，肾乃先天真阳，藏精藏神藏气，又乃受命于天，育女育男育寿，因肾阳不足，寒湿从而互聚，发为肾俞疽也。春间进阳和汤加减，屡服屡效，至夏秋交替之时，暑湿乘虚内伏，郁蒸化热，热甚化脓，疽脓由足反复，从急则治标主治，伏邪得退，继进六味地黄汤进退，脓水易于为稠水，毒邪有宣化之机，午后之潮热得平，虚阳有归原之兆，惊缩得止，肝有谋也，瘰瘵得安，心阴足矣，惟丑时还作潮热，热时虚汗妄泄，饮食虽纳尚松，不甚知饥，大便微有溏泄，是脾土之阳未得恢复，仍宗前意加入醒脾之品可也。

大熟地　茯苓　炙甘草　怀山药　泽泻　扁金斛　龙齿　炒白术　炒米仁（选自《名家医案》）

例 9：膀胱湿火化毒案

肾俞发乃膀胱湿火化毒，阻于肌肉而成，今已延烂无休，红肿作痛，毒势甚重，尚宜托毒为先。

皂角刺　制天虫　野菊花　赤芍　紫地丁　炙甲片　金银花　粉丹皮　蒲公英　提毛菇（选自《名家医案》）

耳后疽

例 1：三焦积热凝滞案

症属耳后疽，端由三焦积热凝滞而致。由来数月之久，仍然脓水连绵，疮孔深远，想此处系少阳之过脉，夫少阳内寄相火，又为多气少血之经，故取效如是之难也。症已成漏，完善非易。

炒归身　白蒺藜　浙贝母　净银花　炒白芍　纯钩钩　粉丹皮　茯神　制香附　金石斛　佛手柑　冬桑叶（选自《潘氏医案》）

例 2：少阳积热凝滞营卫失调案

过　少阳积热凝滞，营卫失调，兼夹胎毒上攻留阻，遂成耳后疽之候矣。迄今匝月有余，仍然木硬漫肿，按之痛甚，甚则耳窍闷肿，时流稠水，邪势鸱张，不免内外相穿，稚年患此，恐成管漏，尚且吃紧图治。

粉丹皮　净银花　杭菊　连翘　银胡　牛蒡子　青蒿梗　焦山栀（选自《疡症医案》）

鱼口疽

例：阴虚夹湿湿阻经隧气血不行案

阴虚夹湿，湿阻经隧，气血流行失职，筋脉荣养无从，以致股骱疼痛，伸屈不遂，势成鱼口疽之候。症势恐难消散，拙拟一方，俾得有松为幸。

怀牛膝　粉丹皮　忍冬藤　络石藤　宣木瓜　泽泻　纯钩钩　桑寄生　生米仁　赤苓　川断　丝瓜络（选自《潘氏医案》）

四淫疽

例：刺伤时毒湿郁蒸热案

初缘刺伤，偶触时毒，引动内蕴之邪，湿郁蒸热，阻遏流行之路，遂成四淫疽之候。迄今既久，依然数孔相串，稠水连绵，绕足肿硬，不得任地，症源弥深，不免废疾之忧。

牛膝　炒归身　赤苓　省头草　木瓜　炒白芍　陈皮　泽泻　川断　生米仁　焦谷芽　丝瓜络（选自《潘氏医案》）

肩重疽

例：少阳积滞气血违和经络窒碍案

受少阳积热凝滞，更兼负重瘀聚，气血为之违和，经络从而窒碍，遂成肩重疽之候。刻已高肿焮红，按之绵软，即施针溃脓水稠多，兼有血块，肿形随退，疼痛即除，原属佳兆，无如手难举扬，筋脉已损，欲求速愈，恐未能也。

归身　净银花　血丹参　桑寄生　石斛　伸筋草　白芍　粉丹皮　绿豆衣　忍冬藤　纯钩（选自《潘氏医案》）

唇疽

例：脾胃积热案

脾胃积热上攻致成唇疽之后，刻已下唇结肿疼痛异常，疮头紫暗四围坚硬，姑拟顶托一法，俾得化脓则吉，否则慎防腐烂。

连翘　胡黄连　粉丹皮　野菊花　天花粉　炙甲片　牛蒡子　净银花　草河车　皂角刺　竹卷心（选自《潘氏医案》）

凤眉疽

例1：肝胆积热案

凤眉疽乃肝胆经积热所致，刻已左眉棱红焮肿疼痛异常，以指按之颇得引指，是内脓已熟矣，今施刀法，脓水稠黏是邪得外达矣，无足深虑矣。右眉红肿又甚疼痛难堪，此酿脓又可知，再延四朝可以针溃。

皂角针　天花粉　大力子　绿豆衣　杭菊　银花　炙甲片　扁金斛　黑山栀　生甘草　丹皮（选自《潘氏医案》）

例2：肝胆积热肝胆火邪上攻案

凤眉疔乃肝胆火邪上攻所致，业已三朝，依然新旧未判，稠水杳无，甚至红形滋蔓，双目肿胀，倏有形寒倏而发热，是疔不护场，毒邪有横走之势，幸得七恶未露，告轻浅无事，刻下调治当拟清营解毒为先。

鲜生地　犀尖　紫地丁　野菊　牛蒡子　丹皮　净银花　蚤休　绿豆衣　川连　焦山栀　连翘　紫地丁　天花粉　黑元参　生甘草　大力子　竹心（选自《疡症医案》）

佛顶疽

例1：脏腑阴阳不调热毒上扰案

过　脏腑阴阳不调，热毒因此上扰，逗留上星穴中，阻遏督脉之路，是以额颅之上，囟门之前，初起如粟，渐大如钱，疮头腐烂，四围起晕，势成佛顶疽之候，迄今五朝，依然浆水稀少，新腐未分，甚至兼有呕恶，此乃毒邪肆横，将欲内陷之势。急拟犀角地黄合黄连鲜毒汤加减，俾邪热有退舍之也，离宫无扰攘之累矣，可保无虑，否则虽鞭之长，犹恐莫及。

香犀尖　丹皮　银花　绿豆衣　牛黄丸　蚤休　鲜生地　川连　连翘　提毛菇　野菊花　竹心（选自《疡症医案》）

例2：肝火妄动心阳案

恼怒伤肝，肝伤则血脉不潮，多生郁火，妄动心阳，是以逼血上行，致成鹤顶之患，然乎业之辈，久无药饵培养，又且多劳，年久深恐皮破血流，酿成难治之症，附方以后请自察之。

茯神　益智仁　炒当归　盐炒川芎　木香拌大生地　炙草　陈皮　酸枣仁　远志　土炒白术　焦丹皮　炒白芍（选自《名家医案》）

颧疽

例1：上焦火毒逗留太阳案

过　上焦火毒逗留太阳，致成颧疽之候，刻已颧骨尖处，初起如粟，渐大如钱，由来五朝，依然浆水杳无，新腐未判，邪势鸱张，法宜清解为先。

鲜生地　雅川连　粉丹皮　牛蒡子　绿豆衣　竹卷心　天花粉　连翘　净银花　野菊花　焦山栀　紫河车（选自《疡症医案》）

例2：阴虚生热案

颧髎穴者，属手太阳小肠经也。小肠为火府上壅，荧惑炎天热庚大行，侵入手三阳经隧，即亲乎上者从上，亲乎下者从下。寒伤足而热，伤手，乃一定之理也。而营卫安能畅达，脉络既失宣通，是以颧髎穴中起发一症，疮头紫暗，根脚散漫，按之坚硬，疼痛时作，是颧疽之候也。考之《金鉴》曰：痈发于阳，而疽发于阴。夫小肠丙火为阳府，手太阳为阳脉，颧为阳位，宜其纯阳而无阴矣。而言此发于阴分者何欤？盖阴不足，其阳必盛，阳盛必化热，热邪侵入阳位，二阳相并，同气相求，症发于阳而根阴也。经云：阴虚生热。其斯之谓乎？起发以来，为日已久，虽今医治，邪气不为药衰，其治不当症情可知矣。今已指节根盘消散，已属无望燎原势焉，腐烂必要预防。况脉来细数，身热苔黄，正虚邪已露一班。拙拟一方主以清热解毒为务。所谓无粮之师，利在速战是也。

皂角刺　提毛菇　银花　野菊　连翘　绿豆衣　紫地丁　生甘草粉丹皮　竹心（选自《潘氏医案》）

鬓疽

例：少阳积热凝滞案

过　少阳积热凝滞，气血乖达，遂成鬓疽之候，溃经数月之久，依然脓水连绵，旁穿不已，究系脓热，太阳骨骺受伤之故，延久恐成管漏。

归身　绿豆衣　杭菊　绿萼梅　莲子　白芍　金石斛　云苓　白蒺藜（选自《疡症医案》）

天疽

例：肝气郁结胆火内生案

尝考耳后为少阳环统之处。少阳，胆经也，胆为中正之官而主决断，其体附于肝叶，不特表里相通，抑且相辅为用，俨然有唇齿之相依，焉使肝得扶苏之性，则胆气伸而不屈，又何至抑郁不舒而发为疽也。讵恚怒频呈，谋虑不决，肝气既郁，胆火由生，所谓气有余便是火，于是左耳之后一寸三分，起如粟粒，渐大如瓜，根脚坚牢，顶头塌平，色滞不泽，紫而且焦，疼痛难鸣，寒热递作，据时不能托邪外达。而然年尊得此，深恐难以支持，拙拟扶正却邪，标本兼顾，冀其裂缝浆来根盘收束，庶几有安澜之庆矣，否则虑有意外之变，附方正之。

别参须　炙甲片　净银花　绿豆衣　金石斛　炒归身　粉丹皮　新会皮　生甘草　生谷芽　佛手柑　生绵芪　茯神　莲子（选自《潘氏医案》）

缺盆疽

例：风温外袭痰火内蕴案

风温外袭，肌肤失周流之度，痰火内蕴，肺胃乏清降之权。脉洪数而带弦，火邪方炽，苔老黄而光绛，阴液已伤，是以咳嗽且爽，痰稠如胶。虽已针溃而根脚犹然木硬，甚至肿延胸胁，焮红疼痛，寤寐不安，间有神昏，此系肺胃邪热渐欲入营之象。高年患此，甚属棘手，姑拟大剂清营解毒兼化痰火一法，以冀弋获。

上犀黄　鲜生地　银花　川贝　鲜石斛　大青　暹犀尖　天竺黄丹皮　天花粉　连翘心　竹沥（选自《揣摩集》）

额疽

例：外游风湿热久蕴复感风热案

过　先患外游风，继而头额肿硬，肿甚溃脓，脓流不绝，甚至数孔相患，势成额疽之候，脓出过多，额骨受伤，恐成管漏。

炒归身　金石斛　净银花　绿豆衣　粉丹皮　杭菊花　炒白芍　天花粉　生甘草　双纯钩　黑元参　冬桑叶（选自《疡症医案》）

第三节　无头疽

腋疽

例1：肝脾气机窒塞经络拦阻案

肝为将军之官，脾任谏议之职，有一不调则肝脾气机为之窒塞，经络拦阻，此腋疽之所由成也。穿溃以来，屈指已越半载之久，依然脓水连绵，数孔相穿，手难举扬，究厥病源，良由脓酿过热，筋脉受伤之故。症属纠缠，恐成废疾，拟进调养气血参入舒筋一法，未识得奏肤功否？候高明采夺。

炒归身　桑寄生　炒於术　白茯苓　炒白芍　忍冬藤　络石藤　鸡血藤（选自《潘氏医案》）

例2：肝脾不和肝气酿痰案

腋疽由肝脾不和所致，穿溃以来，已有半载，依然稠水淋漓，状若漏疮之难塞，究属怒伤肝，肝气酿成痰核，从七情而得，怡情静养，最为切要工夫。

清炙柴胡　当归　制香附　陈皮　制首乌　酒炒川芎　茯苓　杭菊花　薄荷　白术　冬桑叶（选自《潘氏医案》）

例3：痰气凝滞阻于肝脾案

肝阴不足，厥气有余，气有余便是火，火炽生痰，痰气凝滞，阻于肝脾之过脉，成为腋疽之候，穿溃以来，已经九月，疮孔深远，稠水涓涓，是以变为漏症，难许速效，静养为是。

曲溪湾潘氏中医外科

炒归身　抱木神　远志　新会皮　漂昆布　制香附　明天麻　杭菊
缩砂仁　漂海藻（选自《名家医案》）

胁疽

例1：肝郁气滞兼夹痰浊案

胁疽从肝郁气滞，兼夹痰浊，互聚而成，至今甫及一载，虽已穿溃，而稠水清稀，皮色紫滞，疼痛较甚，于未溃之前，饮食反减，于既溃之后，根深源远，难以速愈可知矣。治宜疏肝利气，兼消痰浊法。

西潞党　炒白芍　杭甘菊　土瓜蒌　莲肉　炙甘草　江枳壳　白茯苓　新会皮　浙贝母　制半夏（选自《名家医案》）

例2：元气不复暑湿凑袭案

瘩后元气不复，暑湿得以凑袭，阻塞肝胆之道路，气血乖违，致成胁疽之危，溃经既久，脓水难净，四围空壳，究系溃后气血愈虚，余邪不得尽化之故，延久谨防成漏。

归身　茯苓　银花　谷芽　别直参　玫瑰花　白芍　佛手　杭菊
广皮　焦於术（选自《疡症医案》）

中脘疽

例1：胃火勃动气血不和案

人身之经脉无伤，痛由何起？气血之流行自适，肿从何来？平素膏粱过度，胃火勃动于中，逆于任脉部分，致使筋脉少灌溉之由，经髓失濡汲之用，由是气不得升，血不得行，气血不和，肿痛作矣。定其名，乃中脘疽也。溃脓以来，屈指已越半载之久，依然脓水连绵，疱孔幽深，形羸肉削，力乏神疲，遂致有形之精血，损漏无穷；无形之元气，逐渐有夺。经云"形乃大伤"，即此之谓也，幸而饮食知味，中阳尚可扶持，否则中流之砥柱坐镇，将何悖而无恐，诊得脉来向弱，舌苔微红。以脉参症，图治殊难，若专理外候，窃恐元气告衰，逼到股坏一途。据拙见，拟内外兼顾一则，庶几有神于斯病否，未识明经先生以为然否？即请指政。

潞党参　炙甘草　广皮　莲肉　归身　大生地　茯苓　白芍　焦於术　焦谷芽（选自《本堂医案》）

例2：阳明气滞络脉失宣案

阳明气滞，络脉失宣，遂成中脘疽之候，木硬漫肿，推之不移，隐隐作痛，根脚坚牢，恐难全消。

全归　广木香　苏梗　制川朴　佛手柑　桃仁　青陈皮　枳壳　白茯苓　姜半夏（选自《疡症医案》）

缓疽

例1：寒凝气滞劳伤瘀聚案

足太阴寒凝气滞，更兼劳伤瘀聚，延成缓疽之候。业已针溃，脓水稠多，是邪有外泄之兆，第此处乃全阴之域，气血罕来，药力难至，一时未能完善。拙拟一方，缓缓图其向愈。

炒归身　焦於术　陈皮　牛膝　炒白芍　焦谷芽　炒枳壳　直参须莲肉　茯苓　佛手　泽泻　砂壳（选自《疡症医案》）

例2：先天不足寒湿困脾案

骨小肉脆，定非松柏之贞矣，先天既弱，后天又亏，饮食水谷之气，留酿而为寒湿，阻于足太阴脾经之过脉，延成缓疽之大候也。迄今一载有余，溃经三旬之久，疮口大而深远，稠水涓涓，此乃邪未宣化，断难速效，若云内肠生疮，焉得两便通利，确是虚损之症，故无肿痛之患，为今之计，当从脾肾主治。

大熟地　阳春砂　萸肉　粉丹皮　炙绵芪　莲肉　怀山药　茯苓福泻　炒甘姜　炒白芍（选自《本堂医案》）

例3：湿阻脾困气滞血凝案

体质肥胖，湿邪内留，致使脾运失职。脾虚则气易滞，气滞则血愈凝。气血既失流行，经络何由灌养，是以少腹左旁木硬漫肿，状若覆盆，疼痛时作，按之尤甚。甚则身难转，寝食违常。测证决缓疽重候。拟渗湿散血，参入行气顶托一法。按述医更数人，有认为肠痈者用苦寒以消之。殊不知湿滞肌膜与肠无涉，则攻下误也。又有认为痞块者用疏肝消坚之品，便真属癥瘕积聚，古人曾有此法，但此疽虽兼气滞，实由湿阻，则辛热峻剂又误也。拙见未知妥否？请政。

生米仁　赤苓　炒枳壳　广木香　陈皮　血丹参　皂角刺　赤芍灸甲　全当归　生香附　大功劳（选自《本堂医案》）

例4：肝脾失调瘀血留阻案

足太阴寒凝气滞，肝脾失调，兼之作劳受伤，瘀血留阻，以致少腹作肿疼痛，发为缓疽，脉小弦近数，治宜内消一法，冀其有松是幸。

制川朴　炙甲片　木香　红花　炙柴胡　枳壳　小青陈　燀桃仁苏梗　牛膝　丝瓜络　赤苓（选自《潘氏医案》）

例5：伏邪乘虚而发阻于肌肉气滞血瘀案

初患牛程蹇，疼痛溃脓，邪得外达，无如伏邪乘虚窃发，阻于肌肉之间，气为之壅，血为之滞，遂成缓疽之候，即近时所谓吊脚疡痛者也。足屈难伸，甚至身热纳减，更衣又艰，势恐难以消散。法宜疏散一则，以效移深居浅之意。

粉丹皮　川楝子　广木香　桃仁泥　黑土　全当归　生米仁　制川朴　小青皮　枳壳　怀牛膝　延胡索（选自《疡症医案》）

少腹疽

例：湿火相并营卫失调案

盖脐下有气海、丹田、关元三穴，皆任脉游行之路也。夫任脉担任一身之阴，主乎胞络。经曰：任脉为病女子带下癥瘕，男子内结七疝。至于疮疽一症，未之前闻也，乃今者不尔也。少腹陡然红肿，根脚不束，推之不移，痛疼应心，身难转侧，定其名，谓非少腹而何？考厥病源，端缘郁怒伤肝，肝郁则化火，思虑伤脾，脾虚则湿盛，得火而弥炽。火因湿而胶固，湿火相并，留恋任脉，致使经络拦阻，营卫失调之致也。刻下形势日渐散漫，疮头已觉蔓延，稠水连绵，新腐未判，如同燎原之势，殊难扑灭。纵施药饵，然区区之草药，总属无情，恐难回返金品，况大衍之高年，困火毒之大患。末学浅陋而欲计出万全，不亦尤尤乎难之哉。按脉洪数兼弦，舌苔中黄尖绛。以脉参症，图治最难。拙拟一方，俾得邪有退舍，可保无恙，否则虽鞭之长犹恐不及马腹，然焉？否焉？即请高明采夺。

鲜生地　小川连　绿豆衣　广尖　连翘　银花　粉丹皮　角刺（选自《潘氏医案》）

痰注发

例1：湿痰阻痹瘀血凝滞案

湿痰阻痹，气血流行莫展；瘀血凝滞，经络灌溉无权。此痰注发之所由成也。漫肿疼痛，按之引指，内脓鼓热，即以针溃，脓水滔滔而来，是邪得外泄之兆。所嫌者酿脓过热，难许完善于旦夕也。拙拟一方，缓缓图其向愈。

炒归身　炒白芍　炒枳壳　粉丹皮　姜半夏　新会皮　血丹参　浙贝　焦谷芽　净银花　绿豆衣　茯苓（选自《潘氏医案》）

例2：真阴有亏气滞血瘀经络失畅案

余杭　左。南亩辛勤之辈，营卫最易留停。兼之努力瘀凝，经络失畅，延成痰注发之患。迄今匝月，漫肿无头，酸疼莫止，俯仰不利，转侧维艰。刻下虽未成脓，然消散已属无望。脉濡形削，真阴有亏。治以扶托，虽不能完全消散，谅可以移深居浅。

全当归　延胡索　血丹参　炙甲片　上绵芪　桃仁　粉丹皮　皂角刺　西潞党参　三七　广木香　大功劳（选自《潘鉴清医案》）

横痃疽

例1：溃久血虚脾火上蒸案

横痃疽已将敛矣，果无足虑。但溃久血虚，筋脉不得营养，两足略觉酸痛。步履艰难，显系营虚不复。理宜养营充筋，奈何脾火上蒸，两唇糜烂，遇辛则痛，当先滋阴降火，候上焦得清泻，服究本穷源之治。

黑元参　连翘　川石斛　黑山栀　鲜竹叶心　炒黄柏　灯心　炒知母　莲肉心

继服　川石斛　白茯苓　土茯苓　甘草节　滁菊花　西秦艽　明天

麻　细生地　忍冬藤（选自《疡症医案》）

例2：伏邪阻肝营气失从案

先患间日疟，其为伏邪不化可知，迩来阻于肝经，营气失从，遂成横痃疽之候，红肿作痛，内已成脓，难许消散，宜渗湿化毒法。

左金丸　延胡索　赤苓　淡竹叶　川楝子　甲片　生米仁　两头尖　福泻　童木通　皂角刺（选自《疡症医案》）

例3：渗湿导浊清热平肝法治案

左为横玄，右为便毒，溃后又鱼口。名虽不一，具源则同，要皆不离乎湿浊阻遏肝经所致。夫肝为将军之官，内寄相火。相火妄动，火与浊邪两相交互，狼狈为相依，阻遏不化。气血之流行失其常度，营卫之转运乏其主司，随成横痃之候，又患鱼口之疽。横痃者，形长横于少腹之下也，鱼口者，疮口形如鱼口之张也。迄今四旬有余，溃经半月甫过。稠水涓涓，肿势坚硬。其色紫滞不明，其形高耸不退。无碍于饮食，胃气不伤；无妨于伸屈，筋脉无疡。症已久矣，又非小也。脓毒之盘踞，不啻城狐社鼠；津液之消乏，谁云市虎杯蛇？邪数未退，难保无再溃之忧；正气不充，却乎有外缠之虑。今邪气一日不退，正气一日不复，邪气与正气势不二立，此消彼长，理之常也。为今之计，驱邪乎？扶正乎？然以外症论之，毒邪未化，理当逐邪，邪退则正复，亦必然之理也。若畏虚进补，不特与正无俾，反与毒邪树炽；若遽进攻消，毒邪未化，正气先伤。要知此症治法，最宜慎重。化毒忌攻忌消，攻消则津液伤。而相火妄动，进补忌呆忌滞，呆滞则气血滞而邪毒肆横。要使不碍邪不伤正之法，不以体质参之不能也。体素清癯，木火自旺，横痃之毒，蕴湿恒多。脉息右小濇，左独弦，弦中带数，蕴势必多。热甚则化火，火炽则生毒，此毒之所以难化也。兹拟渗湿导浊，以清本源，清热平肝，以化火毒，务使邪热宣化，气血流行，行将有不期肿之退而自退矣。然根深源远，即有对症良方，终不能效于旦夕。然耶否耶，即希裁夺！

童木通三钱　炒归身钱半　两头尖五粒　福泽泻钱半　赤苓三钱
白芍钱半　净银花三钱　甘草梢八分　金石斛三钱　野菊花钱半　左金

丸五钱（用三剂之后除去）　冬桑叶八钱　莲肉七粒　淡竹叶钱半

二诊：以木火之体，而困横痃疽之患，欲求速愈，恐扁鹊亦不谢不敏也。前用渗湿导浊，清泄肝热一法，今肿势较前退，红形比昔亦消。肿退者，气血渐复流行；红稍消者，湿浊见宣化。症情如此，已有见有松转之象，惟此处乃厥阴肝经之过脉，此症乃少阴肾脏之精浊阻遏为患，原属根深蒂固。近来更见遗精，心肾不相交合，相火升腾，毒邪焉能骤化耶？仍宗前方加减，以望缓臻佳境矣。

两头尖　银花　福泻　细生地　甘草梢　金石斛　归身　辰茯神潼木通　瞿麦　野菊花　淡竹叶（选自《潘氏医案》）

环跳疽

例1：两亏寒湿化热伤阴案

体质向亏，旧岁适逢妊娠，则气血愈虚。气虚则涵养失令，筋脉纵此不舒，气虚则外卫不周，寒湿因而侵袭，内不得入于脏腑，外不得越乎皮毛，凝于骨髓之间，阻于少阳之脉，致使营卫欠流行，径路都阻碍，如土之堵水，石之投泉，积久不化，延成环跳疽之候。迄今已越二月，仍是脓水淋漓，状若漏卮之难塞，根脚板滞，犹如石硬之无情。兼之疮恐深远，时觉疼痛。想此处系少阳之过脉，盖少阳相火内寄，又为气少血之经。经云：气有余即是火，火炽则痛，血不足则肌肉难长，故取效如斯之难也。至于头眩耳鸣，肝阳有上潜之势。胃呆纳减，戊土乏冲和之权，况乎身热若潮，阴分早显其损象，腰疼如折，八脉已露其虚端。按得脉象细数而少神，夫细为气虚，数为血虚，少神者元气不足。舌苔淡红而尖绛，尖绛者津液已伤也。症情如此，难治何疑。勉拟阴阳兼顾，参入清营养胃一法，俾得阴阳有来复之兆，胃气复生振之权，庶无意外之虞，否则深恐鞭长莫及矣。然与否与，还望质诸高明。

高丽参　大生地　於术　龟板　制首乌　茯神　纯钩钩　金石斛滁菊　归身　黑元参　杜仲　生熟谷芽　莲肉　山药

方用首地以养阴，又取参术以壮气。一阴不足赖，元母以扶持。八脉空虚，藉归龟调剂。欲肝阳之潜伏，非钩菊而不能期。胃阴之上承，金斛谷而难剂。山药甘涩，肾弱所宜。杜仲甘温，水亏当取。辰茯神以定志，寤寐自安。配莲肉以清心，虚热能去。略考十剂之方，聊仿七方之意。并附方案，统希教益。（选自《揣摩集》）

例2：素体不足风寒湿侵案

余杭　左。体素气血两亏，风寒湿因虚侵袭，深伏筋骨，营气失从，宛如土之堵水，石之投泉，积渐而成环跳疽之大患，前经吊降，脓管已脱，脓水亦较前减少，四围之肿硬比昔已消。症既是斯，诚属路转峰回。脉细数少神，舌质光滑，久病元虚，还虑变幻。

西潞党参　炙甘草　根生地　银柴胡　白云苓　炒归身　炒川断
地骨皮　土炒於术　炒白芍　稆豆衣　青蒿梗（选自《潘鉴清医案》）

例3：营阴不足复感寒湿案

产后营阴不足，寒湿乘隙深袭，阻遏少阳之经脉，遂成环跳疽之候。刻已针溃，脓水大来，盈盆盈碗，是邪得外泄之路，但体质向亏，恐成管漏。

直参须　牛膝　血丹参　陈皮　炒归身　焦谷芽　茯苓　玫瑰花
炒白芍　佛手　川断　莲肉（选自《潘氏医案》）

例4：素体阳虚风湿阻于少阳案

大麻　左。体偏阳虚，曾有形寒，风湿之邪乘隙辐辏，盘踞骨骱，阻遏少阳脉络，遂成环跳疽之候。历来半载有余，漫肿无头，环跳屈而不伸，走注酸痛，趁此未经酿脓，治宜温散。一则希望缓缓暗消。

鹿角胶　全当归　川续断　西秦艽　炒白芍　桑寄生　威灵仙　宣
木瓜　生苡仁　川牛膝　广木香　圣济大活络丹（选自《潘鉴清医案》）

例5：环跳溃脓甚穿少腹症案

肝肾两亏，风寒湿乘虚深袭，复阻于少阳之过脉，环跳溃脓前阻于太阴之过路，少腹出毒，三载于兹，脓水涓涓不已，恐有残疾之忧，治宜阳和汤加减。

鹿角胶　川桂枝　绵杜仲　大熟地　麻黄　福泽泻　炒干姜　全当
归　白芥子（选自《名家医案》）

第四章　医案选读

例 6：脓毒久扰阴虚虚脱案

余杭　左。环跳疽起经半载，于兹针溃，将近两月。脓水之涓涓不已，夜寐盗汗溱溱，脓毒久扰，阴虚可见，甚至破䐃脱股，身皮甲错，精血已夺，显露一斑。症非轻视，非特管漏，残疾之忧，且有虚脱之变幻。

盐水炒杜仲　炒归身　稆豆衣　盐水炒牛膝　炒白芍　浮小麦　净银花　赤茯苓　怀山药　米炒白晒术　炒谷芽　建莲肉（去心）（选自《潘鉴清医案》）

例 7：阴阳并补参入熄肝养胃治案

寒凝脉络，少阳之道路难通；湿阻肌膜，气血之循环莫展。寒邪乘气血之窒虚，盘踞筋骨；气血因寒邪之扰攘，堵塞流行。盖六淫之邪皆从火化，即《内经》所谓：阴极生阳，寒郁为热。热甚腐肉为脓，此环跳疽之所由生也。据述症情起自胎前，溃于产后，针溃以来，屈指已经二月，犹然脓未连绵，无殊漏井；形躯瘰瘦，宛若枯蔗。甚至数孔相串，转则无能。况饮食少思，中气已经告惫；翻覆不已，余邪犹未全消。身热脉弦，由真阴之下竭；耳鸣头晕，属肝阳之上浮。仰屋图维，良由产后营阴大耗，加以脓水久溃，则虚者愈虚而肝阳愈旺。兹拟阴阳并补，参入熄肝养胃一法。俾既伤之津液缓缓回生，使已败之精神徐徐恢复。庶几旋元吉，否则虑其虚脱，愚见如是，未知尊意若何。

高丽参　杜仲　大熟地　炒白芍　制首乌　黄甘菊　杞子　炒归身　熟生谷芽　炙甘草　佛手片　茯神　莲子（选自《揣摩集》）

股阴疽

例 1：湿阻瘀滞案

股阴疽，由湿阻瘀滞而成。迄今甫及旬日，漫肿酸痛，皮色如常，兼之身热纳减，已无消散之希望矣。况脉已弦数，弦数主热，热灼化脓，难免化毒。为今之计，急拟顶托法，非感望其见松，不过冀其速溃而已。

皂角刺　炙甲片　赤苓　泽泻　怀牛膝　宣木瓜　全当归　粉丹皮　赤芍　陈皮　忍冬藤　生米仁（选自《疡症医案》）

例 2：湿阻三阴尚未成脓案

湿阻三阴，气血之循环莫展，瘀滞内里，经络之畅达失司，遂成股阴疽之候。迄今甫及一旬，微红微肿，微痛微焮，此内将成脓，尚未熟透，难下刀法，法当顶托为先。

皂角刺　全当归　赤苓　怀牛膝　泽泻　川草薢　炙甲片　生米仁　赤芍　净银花　陈皮（选自《疡症医案》）

例 3：湿阻三阴已成脓案

裘家坲　左。思虑伤脾，脾虚湿胜，湿聚不行，下注三阴。气血循环，失其常度，遂成股阴疽之患。刻已针溃，脓血大来，盈盆盈碗，诚属邪得宣泄。经云：诸湿肿满，皆属于脾。气既虚则湿留躯壳，于是四肢浮肿，溲短肌黄，相因而起。刻下仿湿蕴于内治，以淡渗为法。

川石斛　大腹皮　福泽泻　木防己　赤茯苓（各半）　猪苓　官桂　方通草　地骷髅　生苡仁　老姜皮　炒归身（选自《潘鉴清医案》）

鱼口疽

例：阴虚夹湿湿阻经隧案

阴虚夹湿，湿阻经隧，气血流行失职，筋脉荣养无从，以致股骻疼痛，伸屈不遂，势成鱼口疽之候。症势恐难消散，拙拟一方，俾得有松为幸。

怀牛膝　粉丹皮　忍冬藤　络石藤　宣木瓜　泽泻　纯钩钩　桑寄生　生米仁　赤苓　川断　丝瓜络（选自《潘氏医案》）

附骨疽

例 1：寒湿深伏筋骨中气惫矣案

据述病情，自去年七月间左股先觉隐痛，不红不热，皮色如常。延至冬底穿溃，脓水清而且多。静思其故，显系寒湿深伏筋骨，致成附骨疽之候。穿溃以来，屈指已经半载，仍脓水连绵，窗口细小，形羸肉削，饮食少思。按得脉息细数，少神，舌色淡白。夫细为气虚，数为血虚，舌苔白，中气惫矣。症情一派虚象，非补不宜。拙拟调养气血兼救胃阳一法。

东洋参　怀山药　炒归身　大熟地（砂仁炒）　青盐皮　炒於术　炒谷芽　炒白芍　白茯苓　炙甘草（选自《揣摩集》）

例2：寒邪深沉已溃难收案

先天大亏，寒邪深沉筋骨，致使气血乖违，延成附骨痰之重候。溃经既久，依然脓水连绵，状若漏卮之难塞，形容枯槁，几同败鼓之难修。症属棘手，必须药力相助，可许带病延年，否则深恐难挽，勉拟候商。

大熟地　杜仲　茯苓　东洋参　萸肉　制首乌　炒归身　焦於术　炙绵芪　胡桃　紫河车　炒白芍　菟丝饼　怀山药（选自《潘氏医案》）

例3：肝肾两亏风寒湿侵案

及笄以后，肝肾之精血两亏，风寒湿三气，乘虚深袭，阻于筋骨之间，遂成咬骨疽之候，咬骨疽得愈，而附骨疽又生，竟成庙兵出而岸兵入矣。由来数载，今秋始溃，脓水清稀，涓涓不已，其有形之精血，由是而供其走泄，筋无营养，酸痛交加，上及腰下及膝，都是肝肾亏损之明征，经曰腰乃肾之府，转侧不如，肾将惫矣；膝乃筋之府，伸屈不遂，筋将惫矣。病而至于肝肾两惫，筋脉两损，则将来残疾之虑，恐扁鹊亦难保其安然矣。为今之计，先进阳和温补一法，未识可见松否？

鹿角胶　白芥子　盐水炒杜仲　麻黄　川桂枝　枸杞子　经霜桑叶　干姜　真滁菊　大熟地　金毛狗脊（选自《潘氏医案》）

例4：督脉已虚任脉始损案

症起多年，显系沉寒之疾；疽名附骨，原是痼冷之邪；背如鳖背，督脉已露其虚端；胸若龟胸，任脉自形其损象；脉息虚而少神，先天已经告惫；饮食少而欠运，后天未始非亏；形羸肉削，由于元气之难荣；膝屈筋伤，不外营阴之失养；脓水连绵，宛若漏卮之难塞；皮肤枯槁，几同败鼓之无修；邪踞筋骨，无殊社鼠城狐；病入膏肓，谁曰杯蛇市虎；深察症情，不独身躯坐废；参究脉理，且忧性命难全。拙拟固本之

曲溪湾潘氏中医外科

方，聊为延年之计。

高丽参　炒归身　杜仲　於术　谷芽　淡苁蓉　大熟地　杞子　绵芪　制首乌　龟鹿二仙胶（选自《揣摩集》）

例5：营气不足内已成脓案

寒湿阻于足三阳之过脉，营气为之不足，遂成附骨疽之候，迄今五旬有余。漫肿酸痛，皮色如常，兼之足难伸屈，此内已成脓，即施刀法，脓水颇多，盈盂而出，邪得外达之机。但此症深着筋骨，难以速愈可知矣。附方希政。

西潞党　炒白术　根生地　酒炒川芎　炒白芍　白茯苓　焦谷芽金毛狗脊　炒杜仲　炙甘草　炒归身　青盐陈皮（选自《潘氏医案》）

例6：滋养扶元俾徐徐奋发案

先天不足，后天又虚。湿浊因亏而内袭，寒邪乘隙而深居。气血难以转辗，经络不得安舒。考诸此部之经，尽是纯阳之脉。详诸斯候之目，无非附骨之疽。想此症之初生也，肌膜阻遏，脉络塞壅。无焮热兮无红，原是阴寒为患；不甚疼兮不痛，非比阳毒成痈。始则筋似矢抽，寒邪已露其潜伏。继而肌如板滞，营卫亦失其依从。按述起由冬底，溃自春分。已投百余良剂，未闻一线奇勋。漫肿依然下连胫膝，隐疼如故内彻骨筋。至于脓水多兮，气腥臭湿尚内留。疮孔远兮，肌虽生邪未外越。元阳亏损，肉削形羸。督脉空虚，腰疼而脊突。足不动移，身难而突杌。屈而不伸其病在筋，伸而不屈其病在骨。况乎年近五十，气血日就其虚。患扰半年，精力终难独任。舌色淡红而失绛，脉形细弱而兼沉。非特外损其气，抑且内耗其阴。幸而传道之官未失守庚金犹克，扶谏议之令有专权，己土尚能因运。然而元气不足，已显足冷而肢寒。木火有余，又有耳鸣而头晕。恶寒自汗甚于午初，潮热骨蒸剧于阴分。兼之多梦而纷纭，心摇而恍惚，亦由心血久虚，水源渐竭。斯症之危险甚深，取效之功能岂近？吾远稽卢扁针灸之仙术，近考素灵方药之流传。当以古法为图谋，并取方论而考核。法刘家之滋养，冀已耗之津液，缓缓回生。宗李氏之扶元，俾已败之精神，徐徐奋发。

抱木茯神　怀山药　炒归身　扁金斛　绿毛陈皮　绵杜仲　净银

花　玄武胶　莲肉　真高丽参　大熟地　五味子　炒白芍（选自《潘氏医案》）

咬骨疽

例1：三阴寒湿劳伤瘀聚案

三阴寒湿，深沉筋骨，兼夹劳伤瘀聚，使气不得升，血不得行。如土之堵水，若石之投泉，积久不化，遂成咬骨疽之候。木硬漫肿，疼痛彻骨，足伸不屈。经云伸而不屈其病在骨。与斯症有相符矣。酿脉有象，法宜顶托。

皂角刺　归尾　米仁　鹿角胶　炙甲片　赤芍　赤苓　宣木瓜　大功劳　怀牛膝　川断（选自《潘氏医案》）

例2：湿阻瘀滞营气失从案

湿阻瘀滞，注于足三阴之过脉，营气失从，遂成咬骨疽之候。高肿疼痛，皮色如常，以指按之，颇得引指，是内脓已熟矣。即施刀法，脓水颇多，邪得宣化，但深在筋骨，难以速愈可知矣，治宜排脓解毒为是。

炒归身　炒谷芽　桑寄生　忍冬藤　青盐陈皮　炒白芍　根生地　蒸牛膝　络石藤　川石斛（选自《名家医案》）

例3：瘀湿深伏案

王家庄　左。大腿里侧结并，形巨色白，酸痛，腿屈不舒，足难任地，咬骨疽何疑。经医调治，几经匝月，症势依然如故，究系瘀湿深伏三阴，一时不克涣解所致。刻下难许全消，拟箍托以冀移深居浅。

全当归　炙甲片　粉丹皮　赤白芍　皂角刺　大活络丹　生绵芪　大功劳　怀牛膝　散红花（选自《潘鉴清医案》）

多骨疽

例1：肾虚外疡久溃受寒案

多骨疽由肾弱然，外疡久溃复受寒。疮根散蔓坚如石，脓水淋漓孔若钻。

毒阻筋髓须当究，邪留脉道可相探。驱邪辅正方合法，气血流行缓向安。

炒归身　焦冬术　忍冬藤　炒白芍　新会皮　赤茯苓　川续断　生米仁　怀牛膝　潞党参　桑寄生　大有芪（选自《潘氏医案》）

例2：肾虚寒湿案

肘疽成为多骨，是为多骨疽也。多骨不脱，则疮口不敛。推其原委，一由于先天之不足，一由于寒湿之深沉。症情如此，难免残疾之忧。

象牙屑　川石斛　西秦艽　川断　姜半夏　五加皮　桑寄生　炒干姜　麻黄　大熟地（选自《疡症医案》）

贴骨疽

例：寒湿深沉气血乖违案

三阳寒湿，深沉筋骨，气血乖违，延成贴骨疽之候。刻已针溃，脓水颇多，盈盆盈碗，是邪得外泄之兆。但身热不清，舌光且燥，饮食少进，的系脓毒久扰，胃阴受伤之故。现视症势，图治最难。若专理外候，窃恐剑关苦拒，而阴平非复汉有也。拙拟一方，俾一阴得来复之征，热邪有退舍之兆，再商治则。

青盐陈皮　纯钩钩　知母　净银花　扁金石斛　辰茯苓　桑寄生莲肉　生熟谷芽　黑元参　天花粉（选自《潘氏医案》）

股阳疽

例：热壮津伤案

股阳疽，热壮津伤，气喘神乱，恐非药力所能济事也。勉拟一方，以观天命如何。

大熟地　西潞党　莲肉　带心麦冬　炙绵芪　怀山药　煅左牡蛎金石斛　白茯苓　泽泻　辰拌茯神（选自《疡症医案》）

穿踝疽

例1：精血不足风寒互聚案

肝肾精血不足，风寒互聚于筋骨之间，遂成穿踝疽之候。共穿数孔，依然稠水淋漓，涓涓不塞，是内已成为多骨，与寒温一法，以冀缓图小效。

阳春拌炒大熟地　象牙屑　蜜炙桂枝　川续断　桑寄生　蒸牛膝茯苓　五加皮　炒归身　西秦艽　白芍（选自《疡症医案》）

例2：肝肾精血两伤风寒湿乘虚深袭案

肝肾精血两伤，风寒湿乘虚深袭，阻于筋骨之间，发为穿踝疽之候，迄今半载有余，热则痛，冷则麻，不碍伸屈，不妨步履，尚可免残疾之忧，治宜补养精血，以通脉络为是。

大熟地　桑寄生　丝瓜络　金毛狗脊　炒归身　蒸牛膝　西秦艽盐水炒杜仲　五加皮　广木香　麻黄（选自《潘氏医案》）

例3：精虚寒结案

穿踝疽内外成脓，叠起数孔，而肿不消，痛不减，温之则生热，清之则踝痛，脉细数兼弦，舌苔白腻，据理当进温养法。

大熟地　全当归　白芥子　金毛狗脊　怀山药　淡干姜　鹿角胶蒸牛膝　麻黄　萸肉（选自《名家医案》）

第四节　疔疮

黄鼓疔

例1：暑热攻于脾经案

暑热攻于脾经，熏蒸化火，遂成黄鼓疔之患，前医虽经下吊，现下兼中恶毒，根盘散蔓无休，毒邪肆横无定，正至满口腐烂，双目肿胀，秽气难闻，刻下邪势鸱张之时，谨恐内陷之虑，急进清营解毒，兼通地道一法，俾得邪退三舍，根盘收束，安得无事，否则竟成意外之变，宜慎之。

西尖（注：犀角尖） 陈星汁（陈南星） 公英 川连 大青叶 蚤休 鲜生地 银花 元参 灯心（选自《名家医案》）

例2：热毒攻于阳明案

热毒上攻，攻于阳明，致发黄鼓疔之患，俾得根盘收束，邪退三舍，遂可完善。

犀角地黄汤治之（选自《名家医案》）

过梁疔

例：督脉火毒毒邪肆横欲陷案

山根初起小瘰，麻痒相兼，跟盘坚硬，业已三朝，依然浆水杳无，新腐未判，探究其源，良由督脉火毒上攻，遂成过梁疔之大患也。现视症势外则肿及面目，内则胸闷且呕，甚至神昏烦躁，错语娓娓，此系毒邪肆横，已有内陷之状，夫火为阳邪，督乃阳脉，阳邪攻于阳经，故见症如斯之甚也。症属棘手，恐难力挽，勉拟一方，以备万一。

香犀尖 粉丹皮 广尖 活生地 上川连 提毛菇 银花 辰茯神 紫地丁 辰灯心 连翘 竹卷心（选自《疡症医案》）

颧疔

例1：阳明火毒上攻案

阳明火毒上攻，致成颧疔之候，业已三朝，根脚坚牢，浆水稀少，正邪是树帜时也，症非轻渺，慎防内陷，法当清营解毒为急。

野菊花 竹卷心 鲜生地 绿豆衣 草河车 提毛菇 净银花 胡黄连 连翘 粉丹皮 大力子 焦山栀（选自《疡症医案》）

例2：阳明火毒案

上月曾患颧疔，颧属阳明经也，疔乃火毒症也，斯时失其图治，毒邪内陷于胃腑，于是胃脘作痛，饮食谷粮不思，舌苔焦黑，其火毒之入阳明也，班班可考，延医调治，胃中之邪渐得退步，而脾为胃之里，肝为胃之克，胃邪移于肝脾之过脉，少腹侧下为之隐痛，逐渐加大，漫肿无头，足难伸挺，竟成吊腿肠疮之大候也，迄今甫及一月将成，脓象已无消散之希望矣。医林用药，如珠走盘，原无一定，思此症由疔而起，既不可以肠痈板方，又不可以余毒内陷立方，拟兹之方，疏肝和脾佐以顶托之品，以冀移深居浅，便是善治法程。

左金丸　川楝子　桃仁泥　延胡索　粉丹皮　黑牵牛　赤芍　老苏梗　福泽泻　皂角刺　江枳壳　青陈二皮（选自《潘氏医案》）

例 3：少阴火毒上攻案

肾开窍于耳，心寄窍于耳，胆络附于耳，今缘少阴火毒上攻，清窍为之被阻，是以耳窍闷肿，鲜血时流，痛如锥甚引脑腮，此乃黑疔已成矣，正邪势未定，急拟清解为先。

胡黄连　野菊　提毛菇　净银花　蚤休　竹心粉　丹皮　连翘　绿豆衣　紫地丁　甘草（选自《潘氏医案》）

疔疽

例：膏粱火毒逗留阳明案

过　膏粱火毒逗留阳明，是以腮间燉肿作痛，恶血时淋，似成疔疽之候，邪势方张，慎防腐烂。

连翘　提毛菇　丹皮　鲜生地　广尖　野菊　净银花　川连　大力子　竹卷心（选自《疡症医案》）

唇疔

例：火毒入阳明案

唇疔发经五朝，根脚渐渐木硬，浆水全无，疔顶紫滞，传有潮热，昏昏欲睡，肢节疼痛，频频呕恶，此脓毒火窜入阳明使然，偶而天癸适至，谨防内陷之虑，慎之。

香犀尖　小川连　鲜生地　净银花　粉丹皮　毛菇菇　黄芩　真西黄　焦山栀　大青叶　草河车　绿豆衣　蒲公英（选自《名家医案》）

鼻疔

例：风邪外袭案

鼻疔不谨避忌，风邪乘机外袭，鼻准坚肿，目难开转，痛引头颅，有发散之象，症属棘手，须防内陷，慎之。

西尖　鲜生地　连翘　蒲公英　黄芩　小川连　蚤休　绿豆衣　丹皮　焦山栀　池菊　毛菇（选自《名家医案》）

龙泉疔

例1：风火上攻案

龙泉疔，由风火上攻，凝于督脉，已经下吊，毒得宣化，法宜清解化毒。

鲜生地　毛菇　淡条芩　蚤休　川连　灯心　绿豆衣　山栀　蒲公英　丹皮　胡桃（选自《名家医案》）

例2：上焦积热化火案

上焦积热化火，攻于人中，逗留水沟穴间，阻遏督脉道路，此龙泉疔之所由成也。初起如粟，渐大如钱，疮顶微烂，稠水稀少，四围红形不退，中央腐肉难离，身体倏寒倏热，两唇或痒或疼，按脉洪数且浮，舌苔中黄边白，以脉论治，拟清热解毒，佐引血化脓，俾邪势中止则吉。

大力子　粉丹皮　山栀　鲜生地　连翘　净银花　雅川连　野菊花　生草　绿豆衣　蚤休　竹卷心（选自《疡症医案》）

例3：督脉火留案

隐名，龙泉疔。督脉因火留，经络流行莫展，水沟被毒阻，脉道灌溉无由，此龙泉疔之所由成也。初起如粟，渐大如钱，四围形色紫暗，疮头微烂，迄今五朝，依然麻木不仁，浆水杳无，甚至呕恶频呈，时有错语，邪势鸱张，毒邪内陷，已露端倪，症既如斯，危笃何疑，急拟清营解毒，添入护心一法，以为背城借一之谋。

犀角尖　雅川连　丹皮　广尖　鲜石斛　提毛菇　鲜生地　净银花

连翘　竹茹　紫地丁　野菊（选自《疡症医案》）

锁口疔

例：毒火散漫案

锁口疔，势来五日，症形散漫，毒火甚深，恐防变幻，清其意外之变。

清营解毒一法，俾得邪退三舍，遂可无事。

鲜生地　元参　犀尖　焦山栀　川连　提毛菇　淡芩　丹皮　大青叶　灯心

复方：疔毒虽经下吊，而根盘毒火肆横，散蔓无度，深恐内陷之虑，所幸在七恶杳无，迩望无事，法宜前递出入。

西尖　净银花　粉丹皮　大青叶　川连　绿豆一合煎汤代水　蚤休绿豆衣　蒲公英　鲜生地（选自《名家医案》）

烂皮疔

例1：阳明火毒案

性本操劳，阳气先衰于平素，端由火毒，阴津复损于当时。夫人之气血周流不息，兹为毒邪所害，难免腐烂之虞，是以有烂皮疔之患也。症起未经旬日而疮形已有尺余。此处属阳明之脉，阳邪攻于阳经，即谓两阳熏灼矣。故其烂叶也，立而待也。脉浮洪而且数，邪势方长，舌焦黑而尖红。营阴几劫，身热口渴，谵语神昏由是而蜂起，势已重极，危险何疑，而图治之法最难洽当。况用药如用兵，得则其兵也，不得其寇也，若投清轻解毒，无殊杯水车薪。妄用辛热驱邪，不啻抱薪救火。必得大剂清营解毒以为背城借一之计。

暹犀尖　犀黄　元参　安宫牛黄丸　鲜生地　银花（选自《潘氏医案》）

例2：偶中时毒案

大麻　左。胫骨外侧因碰伤偶中时毒，遂致延烂不休，乌腐不脱，四围红形滋蔓无度，足背轰热异常，直等火燃舍宇几有不尽不灭，烂皮疗何疑。据述起经旬余，延烂已近尺许，身热如灼，口渴神烦，所幸七恶未露，可许生命无害，拙拟清营解毒，缓望邪火退舍。

犀角尖（磨冲） 净银花 紫地丁 怀牛膝 鲜生地 粉丹皮 蚤休 淡条芩 上川连 绿豆衣 焦山栀 竹卷心（选自《潘鉴清医案》）

例3：阴气已衰阳气外越案

大麻 左。足背始患烂皮疗，腐肉已脱，腐势已定。毒邪究未宣化，循经上行，箕门穴色黑微烂，红势蔓延。所虑阴气已衰，阳气外越，自汗烦热，神志略有昏蒙。病势殊非轻浅，恐有正不胜邪。

鹿角片 净银花 西洋参 犀角尖 福泽泻 粉丹皮 大海马（另墩先服） 皂角刺 炒白芍 炒当归 炙甲片 辰茯神（选自《潘鉴清医案》）

例4：阴虚余毒案

烂皮疗投清解，今已见松，疼痛除，肿势退，与前不同，新已生，腐已脱，就臻佳境，养营阴，解余毒，可望收功。

金扁斛 粉丹皮 野菊花 生甘草 根生地 净银花 绿豆衣 紫地丁 天花粉 蒲公英（选自《名家医案》）

例5：真阴不足毒邪外达案

烂皮疗前进黄连解毒汤加减，肿势略退，气血得转运之机，腐肉稍脱，毒邪有外达之兆，症情如此，已臻佳境，惟舌苔厚黄兼糙，余邪未清，脉息细数少神，真阴不足，为今之计，宜育阴清热以化余邪，若进补益则助桀为虐矣，不但无益，而尤善害之。

金扁斛 野菊花 紫地丁 赤芍 黑山栀 天花粉 粉丹皮 淡条芩 连翘 净银花（选自《名家医案》）

卸肉疗

例1：阴虚夹湿湿火下注案

素有阴虚夹湿，湿火下注，兼发流火，始则寒热往来，继而足背连及大腿，焮红胖肿，痛势不休，再则徒然黑点，不但黑烂延开，而且肌肉腐败致成卸肉疗之患。症势已属正虚邪实，谨恐不能使毒外达，口渴，脉细，竟有内陷外脱之虑，拙拟扶正却邪，未知应否。

香犀尖　元参　净银花　大青叶　鲜石斛　西洋参　知母　粉丹皮　蒲公英（选自《名家医案》）

例 2：流火下注案

先患大手风，均自退舍，近因流火遂发下注足背，滞而不化，变成卸肉疔之症，腐烂延开，足背尽脱，四围疼痛，邪势已定，法宜清解化毒，兼顾元阳为务。

毛茹菇　净银花　蒲公英　生草　泽泻　小川连　活生地　粉丹皮　绿豆衣　米仁　佩兰（选自《名家医案》）

例 3：外受时序内夹湿火案

削足伤寒　外受时序，内夹湿火，小腿陡然红肿，身体灼热，痛楚难安，由红变紫，紫渐变黑，流走无定，医在所谓削足伤寒，即卸肉疔是也，其势迩防滋蔓，治以清营解毒一则，不至内陷是幸。

鲜石斛　毛茹菇　西尖　川连　川柏　净银花　连翘　鲜生地　地丁草　防己　丹皮　绿豆衣（选自《潘氏医案》）

例 4：湿火互结案

湿邪阻三阴，气血流行莫展，大毒留肉里经络，灌溉无由。湿因火而弥炽，火因湿而胶固。湿火互结，留恋肌肉之间，致使营不营，卫不卫，营卫既失调和，肌肤安保无恙？是以小腿里侧陡然红肿，轰热疮围，紫暗腐烂无休，竟同火燃舍宇，有不尽不灭之势。定其名者，即俗所谓卸肉疔。经所云：肉化为腐也。时或神昏谵语，毒邪内陷无虞；时或疼痛无常，火势横行有象。验舌灰黄而失绛，诊脉浮数而兼弦。挹脉参症，几乎有危笃之状。幸而胃阴无伤，中流尚可砥柱；禀赋充足，正气犹克胜邪。否则虽有解毒护心之法术，窃恐车薪杯水难御其势也。姑拟一则，使离宫无扰攘之忧，毒邪有退避之路，庶几其旋元吉，浅见如是，未知同志以为然否？

提毛菇　丹皮　米仁　竹卷心　绿豆衣　赤苓　梅花点舌丹　犀角尖　紫地丁（选自《潘氏医案》）

例 5：湿火未清，阴虚阳旺案

李家圩　左。流火屡发，尽是湿火未清。近日兼中恶毒，与流火相并，下注足背，陡然红肿，轰热，皮肤紫暗，势成卸肉疔之候。素有便血之恙，原系阴络戕伤，症属阴虚阳旺，毒邪树帜。恐有正不胜邪，治当着意。

上川连　汉防己　方通草　净银花　福泽泻　金石斛　赤苓　焦山栀　蚤休　炒条芩　炒丹皮　生苡仁（选自《潘鉴清医案》）

例 6：湿火下注兼中时毒案

湿火下注兼中时毒，遂变卸肉疔之候，黑腐无休，甚至身热神乱，乃热极所致，毒邪非浅，当防内陷之忧，急宜清解为是。

上雅莲　人中黄　粉丹皮　提毛菇　蚤休　连翘　净银花　蒲公英　天花粉　紫地丁　赤芍　野菊（选自《名家医案》）

例 7：气血受伤案

流火变成卸肉疔，腐烂形巨，气血受伤，高年患此，深恐难以支持，宜清养为务。

扁金斛　丹皮　根生地　赤苓　东白芍　省头草（注：佩兰别称）银花　绿豆衣　谷芽　驴皮胶（选自《名家医案》）

例 8：中下阳虚风寒湿袭案

花甲之年，真元已惫，近中时毒，注于合阳，遂令小腿黑腐气臭，无烂肉无稠脓，只有微延不已，是卸肉疔之口之深且远，已属昭然，若揭揆厥原因，是肝脾肾阳不足，则风寒湿乘虚深袭所致。夫风为百病之长，湿乃黏腻之邪，寒属沉阴之性，此三邪互聚不化，逗留于少阳本穴，真不啻城狐社鼠之盘踞矣，幸后天自强，精血自有生生之望，区区空隙，何难填实耶，虽然为时已久，病根已深，欲求速效，则又不可得也，附方希政。

鹿角胶　麻黄　淡附片　蒸牛膝　炒干姜　莲肉　福泽泻　杜仲　淡苁蓉　大熟地　胡桃（选自《潘氏医案》）

例 9：真元已惫近中时毒案

花甲之年，真元已惫，近中时毒，注于合阳，遂令小腿黑腐气臭，无烂肉无稠脓，只有微延不已，是卸肉疗之不肯卸矣。究其所以，气血两亏，不克化毒，犹造酒之无曲药，何以成浆，此解毒必兼扶正，为斯症之要图也，然症势已重，恐难胜任。

提毛菇　草河车　上雅连（注：黄连别称）　赤芍　生绵芪　全当归　野菊花　蒲公英　紫地丁　净银花（选自《名家医案》）

例10：津液两亏正不敌邪案

卸肉疗不肯卸矣，盖因津液两亏，即致神识不清，饮食谢绝，已属正不敌邪，药难奏效，前用犀角地黄汤依然无效，谅木已成舟，恐丹龟中当无妙术。

苏州六神丸　人中黄　赤芍　天花粉　粉丹皮　上上雅川连　金石斛　银花　生熟地（各半）

复诊　腐肉已得尽扫而空，新肌亦平，稠水减少，毒邪已得宣化，可谓尽善尽美矣，惟年花甲有几，真阴已虚，虽欲许其速愈，而未能也，治宜扶正化邪为是。

原生地　天花粉　粉丹皮　去心麦冬　净银花　金扁斛　野菊花　蒲公英　炙甘草（选自《潘氏医案》）

羊疔

例1：火毒凝滞案

火毒凝滞右臂，致发流火兼中时毒，陡然红肿疼痛，满臂体肿变成羊疔之患。邪势尚未底定，身体已觉疲倦，脘闷欲呕，毒邪渐入营分，谨防内陷，拙拟清营解毒，得能转重就轻，稳许安于无事。

西尖　小川连　净银花　毛茹菇　活生地　绿豆衣　竹茹　连翘　蒲公英　粉丹皮　大青叶　焦山栀　草河车　灯草（选自《名家医案》）

例2：毒陷心营案

大麻　幼。瘟羊之毒，由肠胃达于肌表。左手中指遂发细瘰，麻痒相兼，杳无稠水，不疼不痛，不肿不红，腋乳等处反致肿垂如囊，气热不舒，大便紧闭，肠胃之毒，未护下夺，肌表之邪，当在蔓布，恐其毒陷心营，治宜通降消导为急。

生锦纹　焦六曲　焦山栀　粉丹皮　玄明粉　焦山楂　淡条芩　番泻叶　上川连　嫩广尖　净银花　制川朴（选自《潘鉴清医案》）

例3：毒入肠胃案

鸭来村　左。误食瘟羊，毒随肠胃，外不得由汗而泄，内不得由便而化，沉伏筋骨，外达皮肤，此羊疔之所由成也。迄今一候，手指延烂，色紫，稠水稀少，手背白疱连生，红肿轰热，所虑年逾花甲，恐有正不胜邪之变。

嫩广尖（研冲）　焦山栀　大青草　上川连　连翘　暹罗尖（锦色）紫地丁　净银花　小海马　草河车　粉丹皮　辰灯心（选自《潘鉴清医案》）

胪疗

例：风热上攻案

胪疗由风热上攻，焮红胖肿，疼痛异常，内毒化脓，刻已腐脱，肿消，邪毒外泄，治宜清解。

川连　净银花　焦山栀　赤苓　天花粉　佩兰　绿豆衣　粉丹皮毛菇　焦谷芽（选自《名家医案》）

黑疗

例1：少阴火毒案

肾开窍于耳，心寄窍于耳，胆络附于耳，今缘少阴火毒上攻，清窍为之被阻，是以耳窍闷肿，鲜血时流，痛如锥刺，甚引脑腮，此乃黑疗已成矣，正邪势未定，急拟清解为先。

竹卷心　焦山栀　胡黄连　连翘　粉丹皮　绿豆衣　净银花　野菊花　草河车　提毛菇　紫地丁　生甘草（选自《潘氏医案》）

例2：肾水不足君相二火化毒案

肾开窍于耳，心寄窍于耳，胆络附于耳，症缘肾水不足，君相二火化毒上攻，清窍为之被阻，是以耳窍闷肿，鲜血时流，痛如锥刺，甚引脑腮，此乃黑疗已成矣，正邪势未定，急拟清解为先。

川连　银花　提毛菇　黑山栀　翘壳　绿豆衣　丹皮　野菊　紫地丁　草河车　竹心　生甘草（选自《疡症医案》）

螺疔

例1：偶中时毒案

左手四指初缘蹦伤，偶中时毒，阻遏手少阳之过脉，营卫为之失调，幻成螺疔之候。迄今既久，依然腐烂无休，甚则筋断骨露，上串掌心。此乃邪无出路，循经上扰之故。症势虽无甚碍，然亦不免废疾之忧。附方，希政。

金石斛　粉丹皮　提毛菇　野菊花　净银花　紫地丁　黑元参　天花粉　绿豆衣　草河车　大力子　灯心（选自《潘氏医案》）

例2：火毒逗留案

尝考手大指乃太阴循环之所。盖太阴，肺叶，主五脏之华盖，出声音而润泽皮肤，使经脉无伤，营卫有度，何患乎疮疡之有再。今也不然，火毒逗留其间，于是气为之滞，血为之凝，经络亦从之窒塞，螺疔一症，由此而成也。起发以来，屈指已越一候，依然指头腐烂疼痛，日增红肿满指及手背，甚至寒热交作，错语时呈。脉来洪数，舌苔尖绛。以脉参症，毒邪几有内陷之象。急拟消火解毒佐以护心一法，俾得邪势底定，刻保无虑。否则毒扰离宫，何恃而无恐。理之是否，即请指正。

雅川连　鲜生地　连翘　银花　紫地丁　广尖　蚤休　提毛菇　绿豆衣　野菊　丹皮　竹卷心（选自《潘氏医案》）

舌疔

例：心脾火毒案

舌者，心之苗，又为脾之窍也，出言吐语皆属于苗，今缘心脾火毒上攻，致成舌疔之候，刻已舌上突起紫疱，麻木不疼，甚至壮热形寒，邪势鸱张，急拟清解为先。

犀角尖　鲜石斛　川连　焦山栀　法条芩　鲜生地　连翘　纯钩　净银花　竹卷心（选自《疡症医案》）

脉骨疔

例：火毒凝滞案

手厥阴火毒凝滞，遂成脉骨疔之候，业已三朝，疔头微烂，稠水稀少，皮色紫滞不明，新腐界限未判，红丝上攻臑部，肿势蔓延于肩，此乃毒邪肆横，恐有内陷之变，症非轻渺，尚宜吃紧图治。

香犀角　胡黄连　连翘　粉丹皮　提毛菇　竹卷心　鲜生地　净银花　广尖　紫地丁　人中黄（选自《潘氏医案》）

虎髭疔

例1：胃经积热肾水不足案

症属虎髭毒，端由胃经积热，肾水不足，胃火偏旺，熏蒸上焦，逗留任脉而致，业已溃破，以来已经五朝，脓出稠黏，疼痛遂减，邪虽外达而四围肿硬未消，兼有寒热往来，此乃内蕴之邪未化解，营卫不和之故，治宜调和营卫，解毒为先。

大力子　绿豆衣　粉丹皮　天花粉　生甘草　净银花　扁石斛　杭菊花　归身　白芍　焦山栀　玉泉散（选自《疡症医案》）

例2：胃腑积热案

阳明胃腑积热之久，化火之炽，生毒逗留任脉，上扰承浆穴处，发为虎髭疽也。初起如粟，渐大如钱，疮头腐烂，脓水稀少，四围坚硬异常，红形散漫不休，身体乍寒乍热，胃纳忽钝忽展，邪势树帜之际，急以清解之剂，俾乃速化稠脓为幸。

皂角刺　连翘　焦山栀　炙甲片　杭菊　牛蒡子　粉丹皮　蚤休　小川连　鲜生地　净银花　淡黄芩（选自《疡症医案》）

例3：阳明积热案

过食熏焙煎炒，阳明积热，热久化火，升炽不息，流入任脉，遂成虎髭痈之患。颏部陡然暴肿，燃红作痛，牙关开合不以自由，舌下兼瘀重舌，阳明脉络亦为之失宣。迄今内蕴之邪将欲化脓之状，虽施刀法，当顶托。

皂角刺　炙甲片　牛蒡子　焦山栀　杭菊　粉丹皮　天花粉　连翘
小川连　蚤休　竹卷心　鲜生地（选自《疡症医案》）

例4：毒邪横走案

虎髭疔发三朝，当未底足，是以浆水杳无，红肿渐蔓无度，累及颈部，此系疔不护场，毒邪有横走之势，幸乃七恶未露，谅无大害，拟迫清营解毒一法，俾约邪有退舍则吉。

犀角尖　连翘　小川连　鲜生地　蚤休　焦山栀　净银花　绿豆衣
粉丹皮　紫地丁　人中黄　竹卷心（选自《疡症医案》）

坐板疮

例1：下焦湿火凝滞案

下焦湿火凝滞，致发坐板疮之候。刻已臀部起发细瘰形如黍豆，流脂结痂，痒痛相兼，甚至延及谷道，正邪势树炽时也，还防蔓延，法当清火解毒，佐以渗湿为先。

胡黄连　连翘　净银花　生苡仁　赤苓　粉丹皮　鲜生地　绿豆衣
焦山栀　清宁丸　竹卷心（选自《潘氏医案》）

例2：疥毒未化内蕴风湿案

先患疥疮，乃无根之毒，遂绕遍体，致令起瘰作痒，邪未宣化，引动内蕴之风湿，更为坐板症也。脂水津津，痒痛互作。症虽无害，而绝根非易耳。兹拟驱风渗湿，佐以解毒杀虫法。

壁虱　胡麻　生黄柏　黄芩　生米仁　粉丹皮　福泽泻　赤芍　野
菊　赤苓　净银花　炒茅术（选自《本堂医案》）

鼻䘌疮

例：肺家风热上壅案

鼻为肺之外候，今缘肺家风热上壅，致成鼻䘌疮之候。刻已鼻孔焮肿，两旁色紫，脓汁浸淫，痒而不疼，稚子患此，甚属纠缠，拙拟一方，以观后效何如。

桔梗　牛蒡子　杭菊花　生甘草　焦山栀　连翘　粉丹皮　净银花

川连　桑寄生（选自《潘氏医案》）

暑疖

例：暑湿两相交互案

暑乃天之阳气，湿为地之阴浊，暑湿两相交互，无异狼狈相依，逗留肌肉之间，窒塞流行之路，发为暑疖之候。刻已遍体起发数十枚大小不等，起溃无常，甚至身热如灼，口渴若燎，稚子患此，恐难支持。

鲜石斛　青蒿梗　连翘　方通草　冬瓜皮子　广尖　益元散　生苡仁　赤苓　野菊花（选自《潘氏医案》）

蝼蛄串

例1：脾伤酿痰案

思虑伤脾，脾伤则运化不及，饮食水谷之气，留酿痰浊流入肌肉之间，阻遏包络之路，此蝼蛄串之所自成。溃经半载有余，依然脓流不绝，数孔贯通，甚至力倦神疲，形羸肉削，显属溃后气血愈虚，余邪不得宣解之故，症源弥固，非惟管漏，自防抑恐残疾之累，兹拟气血并补，参入解毒舒筋，以观后效奚若。

炒归身　白芍　炙甘草　焦於术　丝瓜络　根生地　银花　东洋参　白云苓　紫丹参（选自《潘氏医案》）

例2：暑湿逆于肌肉案

暑湿逆于肌肉，致发蝼蛄疖之候，业已穿溃，稠水连绵，甚则数孔贯串，迄今匝月之久，依然翻复无常，显属内蕴之邪，不得溃澈故耳。症属纠缠，匪朝夕所能愈也。

青蒿梗　天花粉　净银花　丹皮　益元散　赤苓　绿豆衣　生甘草　方通草　杭菊　冬瓜子　川石斛（选自《潘氏医案》）

丹毒

例：肝脾热极案

肋骨连及腰胯，色赤如霞，游行成片，痛若火燎，此丹毒之大患也。探究其原，乃肝脾热极所致，起经念六朝，症势日甚，身热如焚，口渴引饮，甚至错语无间，呕恶频呈，正毒邪肆，恙已有内陷之征，症属掣肘，恐难力挽，勉拟一方，以冀弋获。

犀角尖　广尖　人中黄　川连　竹卷心　黑山栀　连翘　粉丹皮元参

复诊　前进清火解毒方药，细瘰蔓延甚即两胁，形色紫暗不明，口渴时饮时干，呕恶时衰时甚，此乃毒邪恐肆，已有内陷之势，症属棘手，恐难力挽，勉拟一方，以冀弋获。

暹罗尖　广尖　二宝花（金银花）　胡黄连　紫草　活生地　连翘粉丹皮　大青草　野菊　竹卷心（选自《潘氏医案》）

面发毒

例1：阳明风热凝滞案

颊车起发细瘰，形如赤豆，初少渐多，焮红肿硬，黄水浸淫，此乃面发毒之明征也。端由阳明风热凝滞而致，邪势未定，还防蔓延。

牛蒡子　生甘草　雅川连　桔梗　薄荷　苏叶　天花粉　绿豆衣粉丹皮　山栀　银花　焦栀　冬桑叶（选自《潘氏医案》）

例2：风燥夹痰气阻阳明案

托腮疮　时序风燥，夹痰气阻于阳明之络，以致颐下坚硬，已经旬日不消，逐渐肿胀，抽痛无休，乃成托腮疮之患，将欲化脓，急以疏散一则。

苏梗　赤芍　制蚕　象贝　皂角刺　薄荷　连翘　白芷　银花　楂炭　牛蒡子　桑叶（选自《潘氏医案》）

例3：脾胃湿热案

熟窝疮（俗名羊胡子疮）　脾乃己土，胃为戊土，脾胃湿热熏蒸，逗留颏部皮肤腠理之间，郁久则化毒，致发熟窝疮之候，即俗称羊胡子疮是也。初起粟米，渐如豆粒，流脂结痂，痒痛相兼，浸淫成片，疙瘩如攒，由来月余，仍蔑见效，究属内蕴之邪，尚未宣解之故。症属纠缠，难以速效。

白鲜皮　赤苓　净银花　生甘草　西秦艽　桔梗　粉丹皮　茅术
新会皮　生米仁　方通草　杭菊（选自《疡症医案》）

例4：阳明积热案

阳明积热凝滞，致使营卫失调，经络阻碍，遂成颏疮之候。刻已承
浆焮红漫肿，疼痛异常，按之颇得引指，岂非颏疮酿脓已熟乎？施刀法
以泄毒，开疮孔以放脓，脓水频来，是毒邪得以外泄之兆，肿形随退，
气血由是而流行，症既如斯，已入佳境矣。惟脉来洪数兼弦，舌苔黄腻
且糙，审其脉，参其症，奏效颇非易易，为今之计，和营解毒，诚为要
务，清热养胃，岂是缓图。余见如是，未识尊意若何？

扁金斛　净银花　杭菊　炒归身　白杏仁　粉丹皮　纯钩钩　炒白
芍　土贝母　绿豆衣　谷芽（选自《潘氏医案》）

第五节　瘰疬

结核

例1：痰凝气滞过动心阳痰火有升无降案

颐下结核，已经半载，渐渐增大，按之不甚坚硬，推之可移，乃痰
凝气滞，当积久而不化，刻下过动心阳，则经络痰火有升无降，肿势较
前更甚，四围疼痛不忍，已成瘰疬之患，拟以扶正豁痰之法。

夏枯草　香附　洗昆布　远志　潞党参　红枣　瓦楞子　白芍　新
会皮　土贝　全当归（选自《名家医案》）

例2：痰气互结气血不足难消案

前投豁痰软坚之品，左项恶核渐退，右边依然如故，腋间之块，亦
得消散，但稚年气血未充，瘰疬之症，根深蒂固，一时不能全消，俟其
气血充盈，此症不期愈而自愈矣。

西潞党　白芍　夏枯草　当归　海藻　橘红　制香附　云苓　炒冬
术　陈皮　昆布　土贝（选自《潘氏医案》）

例3：虚痰流入阳明之络案

虚痰流入阳明之络，以致项前贴近结喉结核一枚，逐渐肿胀，由来

三载之久，时觉隐痛，本而推之可移，按之不甚坚硬，定非纯阳，当以疏补一法，以冀移深居浅之意。

四制香附　党参　茯苓　陈皮　瓦楞子　夏枯草　归身　海石　银花　土贝（选自《名家医案》）

例 4：肝阴不足胆胃痰气案

大凡瘰疬之症，由于肝阴不足，胆胃痰气有余，以致结核数枚，皮色不变，疼痛未觉，按脉细数近弦，舌苔黄腻，胃呆少纳，推其故，良由左升太过，右降失权，高年患此，宜少思虑，戒劳动，适寒温，节饮食，庶可聊为延年之计。

西潞党　瓦楞子　海藻　昆布　夏枯草　陈皮　制香附　白芥子　土贝　天虫　生白芍　海带（选自《名家医案》）

例 5：湿热阻瘅脾失健运案

颓痰入络，气阻肌膜，以致项间腋下结核两枚，逐渐坚肿，酿成痰疬，自来既久，迫望全消，顷因湿热阻闭，脾失健运，以致小肚胀痛，脉和缓，舌润，治以疏通利湿，消痰行气为要。

制川朴　土贝　东白芍　赤芍　大腹皮　丝瓜络　广木香　米仁　沉香片　陈皮　制香附　炒枳壳（选自《潘氏医案》）

例 6：气血未充痰气郁积少阳阳明案

年有弱冠，气血未充，兼之痰气郁积，踞留少阳阳明，以致两项结核二枚，初小渐大，推之不移，按之隐痛，自来已久，左项之毒业已针溃，右边内毒鼓热不多，时亦欲破形。虽在壮年，取效至难，得能气血充盈，痰气渐消，庶可安全。

党参　白芍　炙草　茯苓　驴皮胶　新会皮　首乌　香附　半夏　山药　原生地

复方　前投豁痰疏散之法，表邪虽去，而痰气依然不化，肿痛已减，而结核犹未全消，究厥痛源，良由营阴不足，正不恃邪之故，是以全消为专之不易也，今当变法治之。

四制香附　土贝　归身　瓦楞子　炒怀药　夏枯草　陈皮　昆布　白茯苓　海白　海藻（选自《潘氏医案》）

例7：素有干咳木火萌动痰气郁积案

素有干咳，肺火恒盛，金不生水，水难涵木，更兼操劳营思，则木火萌动，顷因项旁痰气郁积，肿块形长，按之不移，及马刀痰疬之患，高年患此，甚属纠缠，宜静养不劳，庶可带病延年。

制香附　麦冬　海石　驴皮胶　燕屑　黛蛤散　昆布　川贝　广橘红　海藻　海白（选自《名家医案》）

例8：疬后三阴不足痰气上逆案

病起疬后三阴不足，颈项结核贯串如珠，按脉小弦兼数，五心烦热，痰气上逆，即呕稍松，况年未及笄，骨小肉脆，将来恐入虚怯之途，宜慎之。

驴皮胶　奎芍　白茯苓　昆布　地骨皮　法半夏　制香附　麦冬　炒归身　丹参　炙甲片（选自《潘氏医案》）

例9：体本不足痰气随升案

体本不足，痰气随升，两项结核逐渐肿胀，寒热晡作，左升太过，右降失权，未笄之年，最难收功。

西潞党参　海藻　全当归　炙草　小生地　红枣　四制香附　昆布　白茯苓　白芍　新会皮（选自《名家医案》）

例10：病元未复余邪化毒案

去年失血后，续增咳嗽，渐觉疲倦，延至今夏，右项结核二枚，业已自溃，溃久不敛，乃病元未复，气血两伤之故。刻下项旁发疽，平而头小根收，亦属无妨，姑拟培养营气为佐，解毒化血为臣。

制绵芪　原生地　制香附　瓦楞子　净银花　炒白芍　粉沙参　新会皮　炒归身　白茯苓（选自《潘氏医案》）

例11：先天单弱后天不爽近因气郁案

骨小肉脆，定非松柏之质，先天单弱，后天不爽，近因气郁，项颈遂结小块，非瘰疬之患也，乃体本不足之故耳，亦属无关紧要，脉细，治以培养化气为要。

瓦楞子　麦冬　大生地　茯苓　西潞党　橘叶　制香附　土贝　驴皮胶　陈皮　东白芍（选自《名家医案》）

例 12：先天不足痰气郁积案

先天不足，营卫未充，兼之痰气郁积，久踞肝胆两经，以致颈项结核，扰及脏间，起发三枚，形势虽小，而根深蒂固，延久恐成瘰疬之患，欲求全消，俟其气血充盈，痰气消化，方可痊愈。拟以软坚豁痰未知应否。

洗昆布　归身　原生地　海藻　海白　制香附　陈皮　潞党参　白芍　宋半夏　土贝　瓦楞子（选自《潘氏医案》）

马刀疬

例 1：肝胆郁火兼夹痰气案

肝胆郁火凝滞，兼夹痰气阻痹，经络为之失畅，延成马刀疬之候。刻已木硬漫肿，形长如蛤，疼痛时作，甚至左右皆然，难许消散。拙拟一方，俾得有松为幸。

制香附　姜半夏　昆布　夏枯草　杭菊　粉丹皮　白蒺藜　海藻　冬桑叶　浙贝　蔓荆子　石决明　瓦楞子　小川连（选自《名家医案》）

例 2：肝胆气郁酿成痰浊案

本镇　左。肝主谋虑，胆主决断。谋虑不遂，肝胆之气从而凝聚，积久不化，酿成痰浊。络脉为之失宣，营卫为之失调。此马刀疬之所由成也。刻已颈侧结并，色白隐痛，形长如蛤，病根非浅。治当着意，拟和营软坚，佐以涤痰利气。

炒归身　洗昆布　白杏仁　小青皮　姜半夏　炒白芍　洗海藻　土贝母　橘核　炒柴胡　浮海石　陈海蜇　制香附　带叶薜梗（选自《潘鉴清医案》）

例 3：肺脾两虚少阳气郁痰随气升案

素有咳嗽，肺脾两虚，兼之少阳气络不舒，痰随气升，郁结左项，形如水蛤，时觉痛楚，延成马刀疬之患，先以疏豁佐以软坚。

川郁金　土贝　香附　昆布　海石　竹叶　制南星　杏仁　苏梗　法夏　橘络

复方　前投疏泄痰气，佐以软坚之品，项间痰瘿稍觉平复，旁核渐消，症势似获小效，仍拟化顽痰为要。

夏枯草　土贝　天虫　制南星　白芥子　海藻　法夏　制香附（选自《名家医案》）

串疬

例1：气有余即是火火升而为痰案

气有余即是火，火升而为痰，痰火上扰，袭入少阳之络，酿成串疬之患，自来两月，按之隐痛，皮色如常，证属半表半里，非纯阴之候也。脉弦大，舌白腻。治以消痰行气，软坚柔顺之品。

制香附　土贝　瓦楞子　当归　新会皮　法半夏　西潞党　昆布白芥子　海藻　白茯苓　海白

复方　先天不足，营卫又亏，虚热内蕴，痰气有余，凝滞肌肉，酿成虚痰疬之患，起发数枚，溃肿不已，自来几载，依然如故。现视症势，深恐逼到童痨，按脉细弦，舌苔微白。拟以养阴清热左顾气血之品，未知是否，候政。

西潞党　白茯苓　归身　陈皮　细生地　红枣　驴皮胶　炒白芍麦冬　炙草　燕根　橘叶（选自《名家医案》）

例2：气血两亏顽痰串疬案

顽痰串疬，由于体元不足，气血两亏，酿成斯疾，由来既久，敛溃不已，所喜者，患在壮年，可望全善，拟以清养豁痰一法。

西潞党　昆布　制香附　白芍　麦冬　原生地　宋半夏　归身　驴皮胶　海藻　生草（选自《名家医案》）

例3：阴亏营卫并伤虚痰入络案

素本阴亏，营卫并伤，加以虚痰入络，阻于少阳之脉，以致颈项两旁，结核贯串，坚硬无情，已成串疬。刻下右项，穿溃二枚，稠水不绝，外形虽小而根源弥深，虚体患者，收敛难许旦暮，拙拟一方，不过虾力行舟之助耳。

党参　茯苓　陈皮　驴皮胶　黛蛤散　炙草　麦冬　土贝　制香附（选自《潘氏医案》）

鱼尾毒

例：少阴不足少阳有余案

本镇　张。少阴之阴不足，少阳之阳有余，夹湿上扰头部耳前，遂发瘰疬，不医自愈，已逾二月，然淹留之余，湿究未廓清，由少阳移转太阳之过脉，营气为之失从，耳后发际，酿成鱼尾毒之患，起经一候之久，焮红之势虽已见减，而按之木硬依未全消，所幸身不壮热，痛势未增，谅无熏蒸化毒之虞。刻下调治拟渗化湿邪，清泻肝胆一则，俟之外疡告痊，再商穷源顾本，理之妥否，伏请坚青先生酌夺。

清水炙柴胡　生蛤壳　赤茯苓　条芩　焦山栀　煅左牡蛎　白蒺藜
粉丹皮　通丝　生苡仁　九孔石决明　滁菊花　原滑石　纯钩　冬桑叶
（选自《潘鉴清医案》）

箕疡疬

例1：郁气横逆营阴大耗案

大凡妇人以肝为先天，肝主谋虑，胆主决断，平素操劳太过，情怀失畅，营阴大耗，气郁不舒，以致乳旁结核形巨，疼痛时作时止，积日累日，延成箕疡疬之患。破溃以来，均有半载之久，疮孔甚大，凹进凸出，形若翻逆，刻下肿及脏间，郁气横逆，再延持恐流红之累，有关性命之忧，宜慎之。

西潞党　合欢花　炙草　归身　制香附　奎白芍　大生地　熟首乌
茯苓　陈皮　炒淮药　大红枣（选自《名家医案》）

例2：痰凝气滞营气交伤案

箕疡疬由于痰凝气滞，营气交伤，筋络失其舒畅，以致脏下结核，皮色照常，逐渐坚肿，穿溃以来，已有半载之久，仍然木硬未消，疮口难敛，总总情症，难免气血亏损，痰气未化之故耳，拟以培养气血，佐以消痰软坚之品。

党参　夏枯草　茯苓　昆布　炒归身　大枣　海藻　熟首乌　白芍
炙草　大生地

复方　屡进培养软坚之品，症势十减其半，惟瘰疬之症，根深蒂固，有形之气血走流无穷，元气逐渐被夺，是以久溃难敛，取效甚难，求其尽善尽美，必须余痰尽化，营卫充足，方可安矣。

大生地　麦冬　焦於术　归身　炙草　制香附　宋半夏　昆布　驴皮胶　陈皮　茯苓（选自《潘氏医案》）

例3：营阴不足气滞为肿案

营阴不足，气滞为肿，项旁及腋下漫肿疼痛色白，遂成箕疡疬之患，虽未成脓外溃，势已难消。

东白芍　陈皮　小青皮　当归　茯苓　纯钩　广木香　川芎　制川朴　枳壳　橘白（选自《名家医案》）

第六节　流注

虚损流注

例1：督肾交亏案

素有腰痛，督肾交亏，背部流痰成毒，名曰虚损流注，脓溃经久不敛，背若弯弓，势欲成损之象，如能援补增谷，方许有益。

鹿角胶　西潞党　川断　大熟地　绵芪　红枣　陈萸肉　炒杜仲　茯苓　东白芍　归身　（选自《潘氏医案》）

例2：先天不足气血两亏案

先天不足，气血两亏，背如鳖背，督脉已露虚端，胸若龟胸，任脉已形损象。兼之虚痰流入腰胯，始则步履艰难，酸痛异常，继而胸间漫肿，皮色不变，积日累月，酿成虚损流注之症，内脓虽已熟透，刻难针溃，由气血虚不能使毒外达之故耳。脉细弱，舌白腻，法宜补托，未知应否，正教。

皂角刺　白芍　西潞党　川断　陈皮　龟鹿二仙胶　制香附　归身　生绵芪　茯苓　木香　厚杜仲（选自《潘氏医案》）

例3：病久夹虚痰气凝滞案

病久夹虚，痰气凝滞，左颈结肿，屡来百日之久，仍然色白漫肿，按之软陷，此乃虚痰流注之症，治以疏散痰气，以和营络为要。

广木香　沉香　法半夏　陈皮　丝瓜络　白芥子　丹参　制香附　苏梗（选自《名家医案》）

例 4：气血又亏寒湿袭入案

胎元不足，气血又亏，寒湿乘虚袭入，深沉筋骨，营气逆于肉里，积久外攻，酿成虚损流注之患，溃敛不已，所谓一波未平，又起一波也。起势以来，已有数载，稚年患此，气血尚未充足，莫得近功治旨。

大熟地　白芍　西潞党　怀山药　茯苓　炙草　桑寄生　陈萸肉　冬术　熟首乌　焦谷芽　归身　红枣（选自《潘氏医案》）

例 5：余痰结聚气血大耗案

病久余痰结聚，酿成虚损流注，脓出颇多，气血大耗，虚体患此，莫得近功治旨。

西潞党　东白芍　炒归身　炙芪　怀山药　制首乌　大生地　新会皮　杜仲　红枣（选自《名家医案》）

例 6：阴阳交亏寒邪外凑案

本镇　幼童阴不足，脾阳有亏，先天已明损象，后天亦露虚端，阴阳交亏，里虚而表不固，冷栗之邪乘隙外凑，沉伏阴分，盘踞筋骨，久而久之酿成虚损流注，起来九载，穿溃六年，或好或歹，翻复再四，症源根深蒂固，奏效难期，拙拟滋补三阴，兼维八脉，使免童痨一途是幸，录方裁政。

龟鹿二仙胶　炒白芍　大熟地（阳春砂拌）　炙绵芪　炒归身　佩兰叶　枸杞子　焦於术　盐水炒牛膝　炒谷芽　西潞党　莲肉（去心）（选自《潘鉴清医案》）

例 7：真阳不足八脉交亏案

先天真阳不足，八脉交亏，身中之精血不得灌溉盈满，致头骸颈项及手足有形高肿，不甚疼痛，迄今数月纠缠，毫无善状，已成为虚损流注之候，上下大小不一，而四岁幼龄，决非旦夕之效，用有形之精血补之可也。

象牙屑　桂枝　全当归　龟鹿二仙胶　洗昆布　大熟地　苁蓉　白

芥子　蜜炙麻黄（选自《名家医案》）

湿毒流注

例1：湿火恒盛气血凝滞胃阴欠纳案

原有脚气，湿火恒盛，兹因劳力伤筋，气血凝滞，遂成湿毒流注之症，今已针溃，脓出颇多，不勉气血受耗，胃阴欠纳，宜挑脓解毒，治以养胃为主。

茯苓　归身　生米仁　川断　净银花　野桑根　丹参　谷芽　木瓜　绿豆衣　陈皮　佩兰（选自《潘氏医案》）

例2：余邪未清营卫失调案

病后余邪未清，兼之劳伤经络，营卫失调，是以小腿肿痛，酸楚异常，酿成湿毒流注之症，时延经久，尚未全善，但下焦聚湿之处，故取效如是之难也。法宜温经化毒为主。

根生地　白芍　大炙芪　防己　犀胫骨　怀牛膝　归身　络石藤　川断　丝瓜络（选自《潘氏医案》）

例3：素有痰饮肺失清肃肝胃不和案

素有痰饮，肺失清肃，兼之肝胃不和，升降失调，自来已久，刻下湿热阻于太阳膀胱，遂成湿毒流注，业已完善，顷又腘中结并木硬，渐觉隐痛，势将成局，延久恐成委中毒之患，内未酿脓，法宜消散。

忍冬藤　泽泻　木通　车前子　石韦　宣木瓜　制香附　赤芍　当归　桑寄生　灵仙（选自《潘氏医案》）

例4：湿毒流注案

新塘　孟西。湿毒流注生于腿股，共计数枚，起溃不已，由来二旬，脓水难净，色紫肿痛，此处血少达，难望速效，刻下调治，拟和营解毒，参用渗化为务。

原石斛三钱　怀牛膝三钱　粉丹皮三钱　炒归身三钱　银花五钱　生米仁三钱　赤茯苓各半，三钱　炒白芍五钱　绿豆衣五钱　福泽泻二钱　焦山栀三钱　陈皮三钱（选自《潘鉴清医案》）

例 5：阴寒湿浊凝滞案

症名流注，正被邪阻可知也。夫流者流行，注者住也。气血凝而寒湿阻，安得无流注之患乎？且人身以小天地，苟能顺天时而揆地理，岂有疮疡之虑哉？盖阴阳既得以和，虽历冰霜而无厄。水陆不循其正，欲离雨露亦弥难。气愈弱则邪易乘，邪易乘则血亦凝，故疡之生，有不啻波澜之重复。今夫流注者，果何为而生也？是生于阴寒之凝滞，湿浊之逗留也。毒邪之进退，全资气血为转移，假令气血坚贞，不异重山之严密，虽力士履霜敌忾，亦不能薄我边疆，而何忧其疮癣？邪气之盛衰，悉本元阳为运化，假令骨体裕足，无殊磐石之奠安，虽武夫沐雨从征，又难以摇我固圉，而讵虑其疮痍？然则寒也湿也，固生于天地间，又流于人之身，注于人之络，以酿人身之大患耳。夫湿邪之为病，甚不一矣。有伤湿，有中湿，有风湿，有热湿，必归阳明，有寒湿首自太阴，纷纷乎条目不一，而其病不过一脏一腑之间耳，断不若寒湿之深沉难化，百体皆使其走移，湿邪之黏腻难化，诸毒皆听其起发。况脉弱无神，真元告困，胃呆少纳，中气受伤，纵橘井霞丹，兰台妙品，亦难奏功于旦夕耳，能不即流注而三思哉？流注之患发天时，风雨晦明之下，再有风寒之气以相乘，至期颐之期气就衰，而疮疡一发也甚矣，再则何堪也？岂知肌肉堵塞，毒愈肆横，故此处生，彼处亦生，一时生，异一时又见其生，不几为邪盛而生正虚者。流注之生，由六气高卑燥湿之间，息息有暑湿之邪相袭，至耄耋元气告急，而疮毒偶生已危矣，覆则何当也？岂知络失宣通，疮痍起发，故溃者溃，生者生，敛者敛，而肿者依然肿，不几而为根深蒂固哉？斯时也，而欲使既伤之气血缓缓回春，内蕴之毒邪徐徐退舍，扶正祛邪，庶不致庙兵出而岸兵入，稍慰医者执笔之苦心耳。

台参　於术　归身　炙草　白芍　谷芽　银花　佛手　砂仁　山药

（选自《潘申甫医案》）

暑湿流注

例1：暑湿外达肌肤案

吸受暑湿，外达肌肤，遂发流注，虽未成脓，恐难全散，治宜清利暑湿，佐以疏散法。

苏梗　赤芍　姜半夏　木香　大豆卷　青蒿梗　鲜荷叶　连翘　木瓜　炒枳壳　通草　炙甲片　双纯钩（选自《名家医案》）

例2：暑湿侵袭肌肉案

据述症状，自去年八月间，从暑湿侵袭肌肉，通身发流注数枚，业已收敛，惟腿间咬骨处，脓流不绝，至今仍连反复。孔深至骨，此咬骨流注，比众不同，况体素有湿热，脾家常欠通利，纳食作胀，胃气不佳，脉细弱，舌白腻，治以养血清热，兼顾醒胃利湿。

大生地　归身　龙骨　谷芽　川断　佩兰　陈萸肉　左牡蛎　赤茯苓　白芍　陈皮　泽泻　米仁　芡实　大腹皮（选自《名家医案》）

例3：暑湿郁蒸化热案

暑必夹湿，郁蒸化热，袭入肌肤，以致通体酸痛，起发流注数枚，重热催迫，脉数胃呆，勉拟清暑疏散，俾得内消是幸。

青蒿梗　延胡　淡豆豉　归尾　木香　赤苓　赤芍　丝瓜络　甲片　大豆卷　杏仁　钩　苏梗　荷叶（选自《潘氏医案》）

例4：暑湿侵袭案

暑湿侵袭，致发流注二枚，背旁现已出毒，邪溢外泄之症，惟丹田处仍然漫肿色白，内未酿脓，法宜兼顾，不过移深居浅之意。

青蒿梗　大豆卷　炙甲片　连翘　生香附　方通草　皂角刺　双纯钩　生绵芪　赤芍　丝瓜络（选自《潘氏医案》）

例5：风寒蕴热暑湿交蒸案

风寒蕴热，暑湿交蒸，内不入脏腑，外不越皮毛，行于营卫之间，阻于肌肉之内，延久通体酸痛，寒热往来，周身起发流注数枚，不红不肿，皮色如常，迩来毒穿之症，邪得外泄之机，胃气方醒，元阳未复，气血亦得流行，余处可免出毒，收功可期。

扁金斛　青蒿梗　新会皮　苏梗　赤苓　九通子（注：路路通别称）　生谷芽　佩兰叶　净银花　香附　白芍　归身（选自《潘氏医案》）

例 6：暑湿袭入经络案

流注毒发疹瘟，由于暑湿袭入经络，发为外疡，化热外达，发为疹瘟，热极伤阴，下注阳明，更增滞湿，病端尤杂，形神俱惫，防止虚脱之虞，宜慎之。

青蒿梗　净银花　焦谷芽　西潞党　土炒於术　生白芍　双纯钩　制川朴　大腹皮（选自《潘氏医案》）

例 7：暑热阻于肌肉案

吸受暑热，内不入脏腑，外不越皮毛，凝于营卫之间，阻于肌肉之内，以致手臂疼痛，举动艰难，结并形巨，酿成流注之患，迩来大腿阴侧，又觉隐痛，势亦皆然，虽未成脓，恐难全消，法宜箍托。

当归　双纯钩　苏梗　青蒿梗　秦艽　丝瓜络　赤芍　炙甲片　木瓜　五加皮　绵芪　威灵仙（选自《名家医案》）

例 8：暑湿逗留肌肉案

暑湿流注，由暑湿逗留肌肉，营气不从，经络亦从之窒塞而致。夫流者流也，注者止也。流行之气血被暑湿以阻止，故名暑湿流注。乳旁木硬，疼痛时作，按之板滞，甚至骨骼酸楚，邪未底定，谨防再生。拙拟一方，希冀转重就轻之意。是否请政。

青蒿子　杏仁　冬瓜皮　通草　扁金斛　丹皮　枳壳　川贝　益元散　郁金　皂角刺　钝钩　赤苓　炙甲片（选自《潘氏医案》）

例 9：暑湿之邪留恋肌肉案

谢村　左。夏令吸受暑湿之邪，内不能入于脏腑由便而泄，外不得达于腠理由汗而解，留恋肌肉之间，堵塞营行之路，深秋发为流注之患。初起形寒发热，偏身酸痛，继即胸膺以及腿背等处共起数并，肿溃不一，疼痛时作，脉来尚数，舌苔微黄。邪蕴尤未尽化，深恐续起之防，还宜渗湿化暑，参用和营解毒为要旨。

川石斛　冬瓜皮　净银花　泽泻，炒　归身，炒　白芍　赤苓　薄

荷叶　青蒿梗　益元散　粉丹皮　条芩（选自《潘鉴清医案》）

伤筋流注

例1：血泣筋伤营气失从案

大麻　左。伤筋流注，由于血泣筋伤，营气失从，兼之艾针刺伤络脉，溃脓以来旬余之久，肿形未退，脓未见减，筋脉之抽搐不定，按之疼痛非凡，病至筋伤络损，完善诚非易事，治宜和营舒筋兼化余邪一法，可免残疾一途，即是人功克尽。

扁金石斛　桑寄生　伸筋草　净银花　炒归身　炒白芍　鸡血藤粉丹皮　生熟谷芽　忍冬藤　汉防己　丝瓜络（选自《潘鉴清医案》）

例2：暑湿内伏新凉外束案

暑湿内伏，因新凉外束，不由毛皮而解，阻于肌肉之间，发为流注之候，遍身酸痛，腰背及臂为甚，胸闷身热，不仅流注而已，还有白痦之叠起也。宜辛凉开解，佐以通筋活络法。

羚羊角　通草　生米仁　杏仁　益元散　陈青蒿　鲜扁斛　赤苓皂角刺　当归　广木香　炙甲片（选自《潘氏医案》）

例3：暑湿阻痹案

暑湿阻痹，隧道欠行，以致腰腹连及背心，偏左，遂结肿块三枚，按之觉痛，势欲延成流注之象，耽延已久，恐难以全消。

苏梗　青蒿梗　白芥子　赤苓　赤芍　当归　丝瓜络　钩钩　元胡川南星　大豆卷　炙香附　木瓜　全瓜蒌（选自《潘氏医案》）

多骨流注

例：督肾久损案

多骨流注肾俞穴，今已自溃，脓水盈盂而出，清薄不腻，其为败浆可知。况背若鳖背，督损久矣，难免残疾之忧。

鹿角胶　炒干姜　白芥子　炒杜仲　麻黄　大熟地　川桂枝　炒归身　福泽泻　扶筋（注：狗脊的别称）　木香　丝瓜络　当归　血丹参陈皮　防己（选自《疡症医案》）

第七节　岩毒

石疽

例1：痰气滞于肝胆过脉案

忧郁恚怒，则结为痰，痰气交滞，阻于肝胆之过脉，成为上石疽也，坚硬如石，推之不移，甚至边旁抽痛，高年已无愈望，怡情静养，乃为上策耳。

洗昆布　洗海藻　炒归身　白茯苓　原生地　绿萼梅　杭甘菊　怀山药　金石斛　远志（选自《潘氏医案》）

例2：热蒸为痰痰气阻痹案

肝主谋虑，胆主决断，谋欲不遂，则肝胆之气郁而不疏，积久化热，热蒸为痰，痰气阻痹，络脉失宣，延成上石疽之候，木硬漫肿，隐隐作痛，时延已久，难许消散，拙拟一方，以观后效何如，是否请政。

杭菊花　粉丹皮　宋半夏　苏梗　昆布　绿毛橘红　白蒺藜　浙贝　制香附　海藻　桑叶　绿萼梅（选自《潘氏医案》）

例3：水亏木旺心肾离坎案

东坝亩头　左。高年水亏木旺，心肾离坎，有偏头疼，心悸怵惕时形兼之外疡，久扰肿痛未罢，脉象弦数，重按殊少神韵，显系阴亏于内，阳浮于外之候。照此而评，其症延久，恐其逼到石疽一途，毋勿轻视。

白蒺藜　滁菊花　煅龙齿　柏子仁　枣仁　茯神　远志　洗海藻　小青皮　洗昆布　陈海蜇　根生地露（冲）（选自《潘氏医案》）

例4：肾虚肝旺津凝为痰案

肾水已竭，肝阳大升，津液凝而为痰，血脉阻而不行，致令颈项腋下，共起痰核数枚，腋下为甚，坚硬如石，此石疽之大患也，难免崩溃之危，卢医扁鹊恐望之而惊走，怡情静养，或可迁延岁月。

大熟地　黄肉　炙龟板　海石粉　土瓜蒌　丹皮（选自《名家医案》）

例 5：水亏木旺案

咽喉腐烂半载于兹，颈项又有数月按之石硬，此上石疽也，舌麻骱紧，耳内抽痛，身延日久，诚恐崩溃，怡情静养，当可迁延岁月，药力何作恃耳。

川石斛　天花粉　漂海藻　杭菊花　冬桑叶　明天麻　黑元参　稽豆衣　根生地（选自《潘氏医案》）

例 6：精血不足案

下石疽乃精血不足使然，迄今七八载，已崩溃矣。血淋漓黑腐气臭，甚至凹凸若岩，坚硬如石，症情如此，与绝症已不远焉，勉拟一方，仅能迁延日月。

大熟地　山萸肉　福泽泻　抱木茯神　怀山药　白茯苓　金石斛　麦冬　丹皮（选自《潘氏医案》）

例 7：少阴不足厥阴有余案

少阴不足，厥阴有余，加以烦劳越度，暗损真阴，肝阳化风扰动，耳鸣气短，颠右起一硬块，按之如石，已延日久，防变石疽之候，此未溃以前，急急培养根本，务使阳潜阴密，不致逐渐加大，若专攻剥，恐激而生变，慎之。

两头尖　淡竹叶　福泻　金银花　土茯苓　甘草梢　童木通　瞿麦　根生地　野菊花（选自《潘氏医案》）

例 8：年高本虚肝郁化火案

操劳太过，情怀失畅，兼之肝胆之火勃动于中，以致上腭漫肿，齿上隐痛，内已穿溃，肿及睛明，木硬时痛，势欲外溃，延久恐成穿腭石疽，高年患此，难以支持，姑拟一方，不过聊为延年之计。

西潞党　麦冬　茯苓　黛蛤散　当归　驴皮胶　炙草　首乌　细生地　池菊（选自《名家医案》）

牙岩

例 1：肝郁气滞阳明脉滞案

肝郁气滞，阳明脉络失宣，酿为牙岩之重候。咽喉已经延烂，颊又肿硬不和，按之板滞，甚至高凸不平。亦绝症也，静养为宜。

大熟地　盐水炒丹皮　麦冬　黑元参　白芷　茯苓　怀山药　盐水炒福泻　萸肉　洗海蚬　海石粉（选自《潘氏医案》）

例2：思虑伤脾胃脉欠利案

思虑伤脾，脾与胃为表里，胃脉为之欠利，于是牙龈肿硬，渐渐加大，内则肉突衄血，外则皮色如常，据此以正其名，名曰牙岩之候，如能速化稠脓，或可望效，否则流血而败也。

根生地　金石斛　粉丹皮　抱木茯神　香白芷　怀山药　辰灯心　黄柏　山萸肉　天花粉　肥知母　茯苓（选自《名家医案》）

例3：太少阴不足厥阴有余案

少阴肾水不足，厥阴肝木有余，经营越度，心营暗损，思虑过多，脾阴又伤，久而久之，酿为牙岩之候。初如粟米，渐渐加大，至今甫及一载，溃烂流脂，甚则出血，外则有形肿硬，是成为绝症者也，颐居静养，当可带疾终天，若欲求速效，妄用力割则流血，必至祸不旋踵矣。

原生地　金扁斛　冬桑叶　麦冬　抱木茯神　怀山药　淡竹叶　炒归身　北沙参　海石粉（选自《潘氏医案》）

例4：三阴不足虚火内蕴案

肝脾肾三阴不足，加以操劳过度，虚火内蕴，每交冬秋，遂发牙痛，酿脓穿溃，内穿龈上，外穿迎香，脓浆时流，症非轻浅，深怕变成牙岩之患，再虑消血致危。

大生地　白芍　首乌　茯苓　补骨脂　莲子　吉林须　知母　归身　炙草　阿胶　桃肉（选自《名家医案》）

肾岩翻花

例1：肝肾两损湿邪下注案

欲火不遂，肝肾两损，湿邪乘虚下注，延成肾岩翻花之重候，迄今数载之久，仍然腐烂无休，坚如顽石，形若翻莲。经云：前阴者宗筋之所聚。夫宗筋为十二经之流枢，又为生命之根源，症已如斯，何恃无恐，虽施药饵，亦不过带病延年已耳，勉批一方，以尽人事。

根生地　绿豆衣　生米仁　茯苓　银花　粉丹皮　泽泻　川柏　炒谷芽　生甘草　知母　炒牛膝（选自《潘氏医案》）

例2：过服渗利气血下迫案

淋浊后变成肾岩菌，说者莫不以为肾精枯涸，将为肾岩绝症，然不坚不硬，状若鸡冠，意必由过服渗利气血从而下迫所致，兹拟升举法，以提其气血，作陷者，举之之法，或不致有反复之忧。

蜜炙升麻　炒归身　五味子　新会皮　炙绵芪　清炙柴胡　西潞党炒白芍　黑地榆（选自《潘氏医案》）

翻花疮

例：寒郁化热案

唇腮木硬，形若泛连，紫筋缠绕，时流稠水，势成翻花疮之患，考厥病源，良由寒邪久踞，郁蒸化热，阻遏隧络之所故，稚年患此，深为可忧，勉拟一方，以为虾力行舟之助耳。

根生地　归身　血丹参　白茯苓　佛手　驴皮胶　浙贝　净银花炒白芍　纯钩（选自《名家医案》）

第八节　皮肤和性传播疾病

外游风

例1：发际疮感受风温案

先患发际疮，甫有转机，顷又感受温邪，蒸淫化火，兼夹风邪外束，火乘风势，风驾火威，风火相煽，留恋阳络，以致头额连及耳轮，红肿焮热，游行无定，势成外游风之候。按脉浮数，舌苔厚腻带黄，以脉参症，正邪势炽之时也，年尊得此，恐难胜任。拙拟普济消毒饮增损一法，俾邪热有退舍之兆，可保无虑，否则邪势内扰，津液夺劫，何恃无恐，敝见如是，未识诸翁以为然否？

板蓝根　小川连　大力子　银花　绿豆衣　薄荷　元参　连翘　金石斛　野菊　竹叶

二诊　初自项后红肿，绕及耳轮，蔓延头鼻颧腮，业已七朝，红形渐退，肿势渐消，是络中之邪，庶无扰攘之果。不意身热复蒸，神识欠爽，手足瘛疭，错语时陈，是邪由太阴少阳，传至阳明，郁蒸化火，酝酿为痰，清灵之机，为之蒙闭，筋脉失宣，故一波未平，一波又起，竟成庙兵出而岸兵入也。曾投清解枉效，投以疏透，汗沛无休，夫汗为心液，汗多则亡阳，阳虚则阴无以生，阴不生则阳无以化，阴阳两不足，则邪势愈加猖狂，一身之津液几何，而能供此燔灼乎？以七旬有三之年，困内外交争之患，末学浅陋，而欲借箸代筹，计出万全，不啻如鳌戴三山之重矣。既承雅难招，不弃浅见，勉尔挥汗撰方，以为背城借之一谋。敝见如是，未识同志以为然否？

鲜石斛　辰茯神　银花露　玄参　鲜生地　鲜菖蒲　全瓜蒌　纯钩人中黄　牛黄丸　天竺黄　竹茹（选自《本堂医案》）

例2：风温上受阳络失宣案

少阳绕乎耳前，阳明起于目下，风温上受，阳络失宣，热而且红，由孙络而入于大络，肿而兼痛，自胃经而扰及胆经，头大如斗，见其形者，莫不心惊而胆战；身热如焚，患此候者，不免意乱而神驰，寒热迭呈，阴阳有乘乱之兆；呕恶频作，升降失循序之机。或谵语而神昏，热势深扰；或起泡而流水，邪得外宣，肠胃表里，表病则里亦病，故地遏孙络而不通；肺胃为子母，母伤而子又伤，故天气窒碍而失畅。脉象数而弦，原与伤寒相类，舌苔黄而兼腻，实与风热同源。邪攻清窍，耳无所闻，肿及山根，目无所见，核其实，定其名，谓非游风之重候乎？治此症而识见未明，最易指鹿为马，一则切脉而似伤寒，一则观形而如疔肿，拟方药而轻重失当，不啻市虎杯蛇，一则发表而不走络，一则攻里而不清营。或古方而疗治，人参败毒，周弥神散，按今时而投剂，普济消毒，更属灵丹。

板蓝根　大力子　粉丹皮　黄芩　犀角尖　小川连　绿豆衣　马勃连翘　银花　桔梗　竹叶　黑元参　真广尖（选自《潘氏医案》）

例3：风温上受郁蒸化火案

风温上受，郁蒸化火。火乘风势，风驾火威，风火相煽，阻遏阳

曲溪湾潘氏中医外科

络，致使营不营于中，卫不卫于外，遂发外游之候。刻已面目红肿，游行无定，身体灼热，神识欠清，言语不爽，胸膈不舒，此乃邪势肆横，几欲内陷之象。按脉洪数往来欠利，舌苔灰腻尖绛，以大衍之高年，困风火之急患，一身之津液几何，而能供此燔灼乎？拙拟清营络参入解毒护心一法，俾邪势有退舍之兆，离宫无扰攘之忧，庶可其旋元吉，否则虽鞭之长犹恐不及马腹，敝见如是，未识尊意以为然否？请政。

暹犀尖　银花　鲜石斛　广尖　绿毛皮　玄参　辰茯神　黄芩　板蓝根　竹叶　雅川连　丹皮（选自《潘氏医案》）

肾游风

例：风湿在下热毒欲陷心神案

腿肚红肿，形如云片，游行不停，挹脉洪速而浮，验舌微黄根腻，以脉参症，慎防毒陷，治当渗湿疏风，兼护心神为法。

鲜生地　连翘　胡黄连　薄荷　净银花　生苡仁　赤苓　乌元参广尖　粉丹皮　生军（选自《名家医案》）

破伤游风

例：风温乘虚入络案

热病将愈，更发脑疽，腐烂延开，不谨游忌风，风温乘虚，袭入少阳阳明之络，以致满面焮肿，双目难开，甚至寒热倏忽，幻成大头时疫，俗所谓破伤游风是也，姑拟清解透邪一则。

鲜石斛　鲜生地　元参　银花　焦山栀　荆芥　小川连　野菊　丹皮　姜汁竹茹　连翘（选自《名家医案》）

秃症

例1：风温化毒案

风温酿成秃症，瘙痒无度，稠水时流，法宜祛风化毒。

根生地　川连　茅术　净银花　白鲜皮　胡桃　粉丹皮　生草　绿豆衣　野菊花　福泽泻（选自《名家医案》）

例2：胎毒兼夹风热案

始由胎毒，外感风热，变成秃症，自来已久，仍然稠水不绝，瘙痒无度，稚年患此，气血未充，虽无甚害，取效最难，俟其蕴毒尽化，方可全善。

川连　白苏梗　净银花　根生地　赤芍　茅术　生草　荆芥穗　野菊花　绿豆衣　苦参　桑叶（选自《潘氏医案》）

附：油风（俗名鬼剃头）

例：风盛血烁案

过　症属油风，即俗名鬼剃头是也，端由玄府不密，风邪乘隙袭入，以致风盛血燥，不能营养皮肤，是以毛脱发落，皮红光亮，瘙痒宛若虫行，由来兼旬之久，依然罔效，症系纠缠，杜绝不易。

白蒺藜　制首乌　丹皮　东白芍　黑芝麻　冬桑叶　根生地　驴皮胶　胡麻　归身　黑元参　桔梗（选自《疡症医案》）

白屑风

例：血虚燥热案

白屑风由血虚所致，兼夹时令燥气，侵袭阳明，始由满面胖肿，热甚痒痛异常，淌水结屑，自来已久，外邪虽去，尚未尽化，治以解毒祛风，兼顾血分。

粉丹皮　元参　焦山栀　生草　血丹参　小川连　知母　生白芍　滁菊　冬桑叶（选自《名家医案》）

皮翻粘睑

例：脾热内蕴肝火上凌案

症属皮翻粘睑。端由脾热内蕴，兼夹肝火上凌而致。年尊得此，莫可挽回。勉拟一方，以为带病终天之算。

杭菊花　白蒺藜　焦山栀　黄芩　粉丹皮　壳精珠　石决明　冬桑叶（选自《名家医案》）

雪口疮

例：胎热蕴蓄心脾案

雪口疮，因胎热蕴蓄心脾，上蒸于口，舌上通生白屑，甚至咽间叠叠肿起，致难乳哺，法当清心脾之火，兼通地道一线。

鲜生地　连翘　焦山栀　淡条芩　绿豆衣　灯心　小川连　制军　鲜石斛　净银花　粉丹皮（选自《潘氏医案》）

口糜

例：胎热蕴蓄风邪上袭案

胎火恒盛，口疮时发，迩因风邪上袭，身体灼热，满口糜烂，名曰口糜，理清肺胃之法。

元参　鲜石斛　银花　大力子　粉丹皮　焦山栀　薄荷　鲜生地　知母　小川连　连翘　竹茹（选自《潘氏医案》）

唇风

例1：阴血虚兼外感案

本阴分不足，血虚生风，兼感外邪，郁蒸化火，火升上炎，致成唇风之候，按脉细数且滞，舌苔腻，是以聊释症情于前，杂配药物于后，然欲否与，即请仲翁裁之。

原生地　归身　白茯苓　粉丹皮　首乌　生谷芽　池菊　净银花　双纯钩　桑叶（选自《名家医案》）

例2：脾虚湿胜血虚生风案

脾虚湿胜，血虚生风，风湿侵袭脾经，以致唇部燥痛起壳，名曰玺唇风之患。由来两载之久，依然如故，反复不已，年高患此，难以杜绝，法宜养血熄风，未知应否。

细生地　池菊　白茯苓　归身　冬桑叶　驴皮胶　天虫　首乌　白芍（选自《潘氏医案》）

例 3：阳明积热兼风夹湿案

卷唇风由于阳明积热上攻，耽延月余之久，叠起靥痂不能尽脱，法宜宣风以清湿火为法。

元参 净银花 白芍 根生地 泽泻 天虫 粉丹皮 池菊 绿豆衣 泔米（选自《名家医案》）

鹅掌风

例 1：阴虚生热梅毒外达案

素阴虚，血少循环之职，感由风燥，营无溉灌之权，阴虚则生热，蒸动花柳之梅毒，由筋骨而外达皮肤，遂成鹅掌风之候。现形肌肉麻木，阻痹无形之气，皮肤燥裂，致伤有形之血。近日来破津黄水，略兼痒痛，良由阴虚内劫，鼓动花柳之余毒，熏蒸外达使然。诊脉涩而少力，舌尖红而苔黄。营阴所以受伤，即卫阳亦未能滋养。经云：阴虚生内热，阳虚恶外寒。寒热不调，乃阴阳二亏之候。症属根深，非但难以速效，且恐由虚成损，有意外之忧。兹拟调气养营，顾本主治，以冀一元乘复，庶期佳征。

制香附 东白芍 天花粉 生甘草 银花 归身 粉丹皮 大熟地 川芎 西洋参 白鲜皮 鸡血藤胶（选自《揣摩集》）

例 2：血虚生风风注手掌案

血虚生风，风注于手掌，致掌中结靥，痒痛相兼，皮肤麸脱，犹如抽蕉剥茧，层脱不穷，是为鹅掌风也。难许脱体，用养血驱风法，《内经》谓治风先治血，血行风自灭耳。

全当归 赤芍 巨蛇衣 荆芥 原生地 白鲜皮 川芎 鸡血藤（选自《潘氏医案》）

肾囊风

例 1：肝虚化风肾虚湿热案

肝为风脏，其体阴，其用阳，其脉起于足大指，上抵少腹；肾为水脏，其色黑，其臭腐，其脉始于足心，上环阴器，下肾部分，乃肝肾游行之地也。据述去岁疟疾纠缠，肝肾二脏，日就亏损则风易起，肾衰则湿易内留。湿因风而愈扬其势，风因湿而更张其威。风湿相并，蒸淫化热，下注至阴之域，留恋肤腠之间，积久不解，几同盘石苞柔，致使营不营于中，卫不卫于外，营卫不和，遂致肾囊焮热，瘰瘰相生，瘙痒无休，时津脂水，势成肾囊风之明症也。由来一月之久，依然扰攘不已。想风为百病之长，湿乃黏腻之邪，故如是之不易取效耳。刻下论治，攻补两难，使专进驱风渗湿，窃恐阴分虚愈虚，若骤投辅正投元，犹虑余邪复炽。今将扶正者乎，抑以逐邪者耶？据拙见，拟扶正不致助邪，逐邪不致碍正，庶几有益于斯症否？浅见如是，未知高明以为然否？即请酌而投之焉可？

生米仁　根生地　甘草　宣木瓜　赤苓　白鲜皮　怀牛膝　归身粉丹皮　银花　泽泻（选自《本堂医案》）

例 2：风湿下注案

风湿下注，发为肾囊风也，蔓延于玉茎，略起红点，略作痒痛，此正风湿扰攘所致。夫风为百病之长，其性善行，湿乃黏腻之邪，其质重浊，二者交互，故杜绝不易耳，宜驱风渗湿，佐以化毒法。

甘草梢　明天麻　福泻　大蛇衣　瞿麦　淡竹叶　车前子　二宝花土茯苓　萹蓄

（洗净方）野菊　银花　雄精　松萝茶（选自《潘氏医案》）

下疳

例 1：肝肾两虚湿邪下注案

肝肾两虚，湿邪乘隙下注，致发疳疮之候，迄今五旬之久，依然马口腐烂，玉茎肿硬，时津稠水，此乃内蕴之邪，究未尽化之故。脉象细涩兼弦，舌苔淡红尖绛，以脉参症，图治最难，若专以淡渗利湿，窃恐阴分愈虚，使骤进滋腻育阴，犹虑余湿复炽，今将投淡渗者乎，抑以滋腻者耶？据拙见，拟扶阴不致助湿，理湿不致伤阴，庶几有益于斯病否？敞见如是，未识尊意以为然否？即请酌而投之焉可？

根生地　绿毛皮　怀牛膝　霍石斛　泽泻　银花　鲜首乌　生甘草

茯苓　生米仁　知母　粉丹皮

复诊　前进滋阴渗湿，参入甘寒解毒之品，肿势已消，红形渐退，腐肉尽净，新肌徐生，是路转峰回，日臻佳境矣，但此处系至阴之域，气减难运，血亦罕输，而欲求其尽善尽美，难以旦暮期之。况前阴者，宗筋之所聚，太阴阳明之所合也。盖太阴脾也，脾喜燥而恶湿，阳明累也。胃之肌肉，脾阳不振，则余湿难清，胃乏中和，则肌肉难合，再依前方增损一法，缓缓图其向愈。

根生地　霍石斛　川萆薢　生熟谷芽　泽泻　茯苓　绿豆衣　净金银花　生於术　怀牛膝　生甘草　绿毛陈皮（选自《本堂医案》）

例 2：水亏木旺心火妄动案

本镇　左　袖口疔。淋属肝胆，浊属心肾。病由水亏木旺，心火妄动，兼受花柳余毒致成。斯症耽延，几经匝月，甚见龟头延烂，肿痛且痒势，恐变成袖口疔之患。虚体得此，难许杜绝。宜静养为最上策。

川石斛　淡甘草　炒归身　土茯苓　粉丹皮　炒白芍　皂角子　淡条芩　石莲子　净银花　透骨草　淡竹叶（选自《潘鉴清医案》）

例 3：肝肾湿浊气不宣通案

肝肾湿浊下注，气不宣通，发为淋浊。湿浊未化，阻于龟头，遂发蜡烛泻之候。迄今不多日，龟头已烂脱矣，而皮色紫暗，毒邪尤未定局，难免有蔓延之忧。治宜清解为是。

小川连　童木通　淡竹叶　萹蓄　瞿麦　甘草梢　粉丹皮　净银花黑山栀　野菊　黄芩（选自《名家医案》）

例 4：太阴之湿阳明之热案

经云：前阴者，宗筋之所聚，太阴阳明之所合也。又为生命之根源，乃十二经之统纽。人之所系者，莫重于此矣。不意患染下疳，甫得退舍，不数日而悠然反复。马口虽无甚恙而玉茎腐烂，已露一斑矣。脉象滞数，舌苔厚腻。以脉参症，良由内蕴之邪复又化火，症非轻渺，尚宜吃紧图治。

米仁　焦山栀　瞿麦　寒水石　赤苓　黄柏　知母　萹蓄　怀牛膝甘草梢　木通　丹皮　车前子（选自《潘氏医案》）

例 5：余邪反复案

东小河　左。三月前曾患便毒，鱼口兼发下疳，经砒汞针药，无形消灭，诚无深虑。近因劳伤，顷又复发，肿痛较甚以前，马口延烂作痛，溲短色黄，便硬不爽，治宜涤荡肠胃，廓清余邪，和营托毒，俾得速溃是幸。

风化硝　淡条芩　炙甲片　制军　赤苓　土茯苓　原滑石　焦山栀透骨草　方通草　皂角刺　福泽泻（选自《潘鉴清医案》）

例 6：肝肾湿火下注案

鸡肫疳　龟头红肿，皮色光亮，甚则溺管刺痛，小溲不遂，此鸡肫疳已成矣。考厥病源，良由肝肾湿火下注所致，邪未底止，慎防延烂。

方通草　车前子　胡黄连　焦山栀　甘草梢　连翘　净银花　粉丹皮　生米仁　童木通　赤苓　绿豆衣（选自《潘氏医案》）

例 7：肝肾湿浊逗留中途案

肝肾湿浊下注，逗留中途，发为蛀疳疮之候。龟头延烂，白浊淋沥，此症更有妒精互聚所致，不仅湿浊已也。用渗湿导浊，佐以妒精为是。

川黄柏　泽泻　萹蓄　黑山栀　野菊　淡竹叶　瞿麦　金银花　甘草（选自《名家医案》）

湿疹

例 1：湿留未化近夹感冒案

费树秋，男，三十四，十一月廿五日，报国乡。

湿疹经久，湿留未化，近夹感冒，微有寒热，治以解毒渗湿，佐以辛凉表散。

土茯苓五钱　银花四钱　绿豆衣三钱　生甘草一钱　泽泻二钱　白鲜皮三钱　通草六分　米仁四钱（选自《潘鉴清医案》）

例 2：少阳风湿凝滞案

旋耳疮（又名月蚀疮）　少阳风湿凝滞，遂成旋耳疮之候，由来半载之久，依然翻复再四，痒痛相兼，流脂结痂。想风为百病之长，湿乃黏腻之邪，故如是之纠葛不已耳。

川连　丹皮　滁菊　金银花　绿豆衣　生甘草　广皮　赤苓　白鲜皮　西秦艽　冬桑叶（选自《疡症医案》）

脚气

例1：脚热着水风湿凝滞案

牛程蹇　潘。脚热着水，复因风湿凝滞，遂成牛程蹇之候，溃破既久依然时津脂水，足掌僵硬，甚至步履维艰，筋脉抽搐，症虽无碍，然亦不免纠葛之累。

佩兰叶　白鲜皮　净银花　赤苓　生苡仁　新会皮　西秦艽　粉丹皮　木瓜　福泽泻　方通草（选自《潘氏医案》）

例2：脾家湿热下注案

田螺疱　潘。足掌连生数疱，破津黄水，绕足焮肿，疼痛异常，势成田螺疱之候，考厥原因，良由脾家湿热下注所致，邪势未定，还防再生，治宜渗湿解毒为先。

生苡仁　赤苓　绿豆衣　银花　甘草　福泽泻　丹皮　雅川连　牛膝　连翘（选自《潘氏医案》）

例3：脾家湿热下注案

臭田螺　潘。脚丫破烂痒痛胥兼，甚至时流腥水时愈时发，恹恹一载，究属脾家湿邪下注，已成臭田螺之患，高年得此难许脱体。

生苡仁　赤苓　福泽泻　白鲜皮　苍术　广皮　通草　川黄柏　净银花　绿豆衣　粉丹皮　晚蚕沙（选自《潘氏医案》）

癣疮

例：余湿内蕴案

癣疮屡发，尽是余湿内蕴。迩来前阴起发小疮，内含脓毒。有时疼痛，实本乎此。按得脉象滞涩，舌苔厚腻。以脉参症，难以骤效，况下焦乃远僻之域，湿乃黏腻之邪，药岂能速速收功乎？拙拟渗湿化毒，缓缓图之，是否请政。

生苡仁　陈皮　丹皮　通草　赤苓　银花　泽泻　白鲜皮　佩兰
绿豆衣　猪苓（选自《潘氏医案》）

流火毒

例：三阳湿火下注

三阳湿火下注，营卫失调，经络亦为之阻塞。此流火毒之所由成
也。业已针溃，脓水稠黏，是邪得外泄之兆，治宜渗湿排脓，佐以舒筋
为务。

米仁　佩兰叶　忍冬藤　牛膝　赤苓　陈皮　萆薢　丹参　丹皮
寄生　绿豆衣　丝瓜络　（选自《潘氏医案》）

燥裂风兼发棉子疮

例：先患风燥湿滞难绝案

先患燥裂风，经久不痊。顷又肛门叠起大瘰，按之木硬，时流脂
水，又成棉子疮之候。考厥病源，一则由于血燥，一则由于湿滞。症属
纠缠，难许杜绝。

根生地　炒归身　生米仁　泽泻　炒白芍　赤苓　三角胡麻　黑芝
麻　白鲜皮（选自《潘氏医案》）

酒渣鼻

例：脾胃湿火蒸肺兼夹风邪外束案

鼻为肺窍而司呼吸，鼻准属脾，位列中土，以嗜酒之好，酒热戕
胃，脾胃湿火上蒸于肺，兼夹风邪外束，遂成酒渣鼻之候。是以鼻部细
瘰漫布，初红渐紫，久变为黑，起着渐瘥，瘥而复起，起瘥无常，淹缠
不已，症虽无碍而取效不易，拙拟宣郁活瘀一法，未知应否。

川芎　荆芥　防风　桔梗　川郁金　杏仁　甘菊　银花　粉丹皮
茯苓　佩兰叶（选自《疡症医案》）

第九节 咽喉口舌

骨槽风

例1：风寒郁遏案

经曰：阳明邪阻，则机关不利。据述先觉齿根作痛，渐至牙关不利，紧而兼酸，显系寒邪阻遏阳明所致。迄今三载，依然如是。诚恐骨槽风也。兹拟通理阳明一方，以冀见松则幸。

酒炒川芎　净银花　象牙屑　原生地　明天麻　白芷　甘草节　荆芥穗　大蝉衣　土茯苓　元参　川石斛（选自《疡症医案》）

例2：风寒留恋阳明案

腮颐肿硬，皮色如常，并无甚痛，迄今一载有余，依然罔效，显属阳明风寒，留恋骨节，延成骨槽风之候，溃后恐防成漏，拟中和汤加减一法。

制天虫　白芷　苏梗　归身　木香　陈皮　生绵芪　川芎　茯苓白芍　桔梗　藿香　皂角刺　鲜生地　绿豆衣　焦栀　菊花　竹心（选自《疡症医案》）

例3：下元大虚风袭阳明案

齿乃肾之余，龈属胃之脉，下疳久扰，下元大虚，风邪乘隙深袭，阻于牙床，积久不化，跟脚坚牢，阳明脉络失宣，延成骨槽风之候。腮颐木硬，推之不移，隐隐作痛，根源弥固，难许全散，拙拟一方，希冀转重就轻之意，是否请政。

苏梗　天虫　广皮　牛蒡子　薄荷　丹皮　白芷　浙贝　藿香　石斛　白桔梗　枳壳　杭菊（选自《疡症医案》）

例4：阳明风邪积久不化案

阳明风邪，深袭牙龈，积久不化，延成骨槽风之候，刻已内外相串，腮颐肿硬，牙关拘急不松。经云：阳明邪阻，则机关不利，旨哉斯言！根源弥深，恐其积渐，而成朽骨，拙拟一方，以观后效何如。

天虫　桔梗　新会皮　茯苓　冬桑叶　丹皮　白芷　苏梗　绿豆衣

银花　金石斛（选自《疡症医案》）

例5：风温久袭阳明案

风为百病之始，温乃化热之邪，风温久袭阳明，致成骨槽风之患，起自牙关紧急，坚固不开，难以进食，腮肿龈胀，寒热往来，按脉洪数，舌苔黄腻，经云阳明邪阻，则机关不利，旨哉斯言！

牛蒡子　元参　薄荷　荆芥　连翘　淡条芩　鲜石斛　天虫　白芷　赤芍　桑叶（选自《潘氏医案》）

例6：风火凝滞少阳阳明案

手少阳三焦经，足阳明胃经，此风火凝滞，营气为从，遂成骨槽风之候，漫肿疼痛，身热口渴，甚至牙关紧急，是内已有成脓之象，难免有内外俱溃，治宜顶托为是。

炒天虫　辛夷　大力子　荆芥　肥知母　皂角刺　白芷　薄荷　竹叶　黑元参（选自《名家医案》）

例7：瘖后余毒逗留阳明案

腮颐浮肿，按之疼痛，咳嗽频作，痰来欠爽，势成发颐之候，究厥症源，良由瘖后，余毒未尽，逗留阳明，兼夹痰火为患也。

鲜生地　石斛　茯神　银花　丹皮　浙贝　野菊　制天虫　杏仁　玄参　钩钩　牛蒡子　天竺葵（选自《名家医案》）

例8：元虚风伏案

齿乃肾之余，龈属胃之脉。想骨槽风之症，邪深着骨，每多成漏之虞。良由元本不足，肾水素亏，外束风邪袭入阳明胃络，乘虚而邪伏于骨酝酿而成。据述症起二月，先自内溃，后复外穿。溃后脓积难净，牙床骨露，甚至积成脓骨，内外肿势未能全消。此系正不托邪，邪蕴难清之故。症源弥深，势恐难以奏效。所幸者饮食如故，胃未受伤，中气尚能扶持，兹拟标本兼顾，缓缓图之。

西洋参　连翘　扁金斛　东白芍　知母　净银花　生米仁　新会皮　粉丹皮　黑元参　赤芍　泽泻（选自《揣摩集》）

例9：肝肾不足风邪外束案

肝肾不足，气血两亏，兼之风邪外束，痰火内升，袭入少阳阳明，以致尽牙肿痛，开合不利，遂成骨槽风，酿脓过熟，内外相穿，脓结臭骨，变幻穿腮牙漏，近因小产，营分更受其伤，而虚者易虚，肝阳易旺，肝阳上升，则头眩耳鸣，中横则胁痛，下注则腿楚。脉来细微，舌苔黄腻。虚体患此，欲求全善，俟其气血充盈，肝阳渐平，此症可期愈而自愈矣。

西洋参　知母　池菊　白芍　冬桑叶　驴皮胶　麦冬　归身　川断（选自《潘氏医案》）

例10：肝火郁勃偶感时邪案

郁勃不舒，偶感时邪，引动肝胆之火，上循入络，始则乍寒乍热，面净腮肿，甚至牙关紧闭，汤水难下，延成骨槽风之候，势来已久，难免出毒，治宜表散透邪，佐以顶托。

皂角刺　升麻　杏仁　丹皮　柴胡　黄芩　焦山栀　川贝　连翘银花　天虫　荆芥（选自《潘氏医案》）

例11：胃火熏蒸胎热冲激案

齿乃骨之余，龈为胃之络，胃火熏蒸，胎热冲激，以致尽牙疼痛，内外皆肿，遂成牙骨槽风之患。右盘酿脓穿溃，邪得宣化之机，左边仍然漫肿疼痛，难免出毒，况怀麟之体，理当两顾。

星斛　白芍　银花　西洋参　淡条芩　川贝　知母　苏梗　桑寄生（选自《名家医案》）

牙痈

例1：风火邪郁案

尽牙作痛，属风火之扰阳明，邪郁不解。牙龈肿痛，又加牙关紧急，已成牙痈之候。宜辛凉清解。

薄荷尖　牛蒡子　竹叶心　黑山栀　元参　天虫　软柴胡　鲜生地白杏仁　灯心（选自《疡症医案》）

例2：胃火炎炎风邪外来案

胃火炎炎，风邪外来，火乘风势，风驾火威，风火相煽，逗留牙龈，致使营卫流行失职，遂成牙痈之候。刻已经针溃，脓水大来，是邪得外达之兆矣。所嫌者脓酿过熟，犹恐逼到牙漏。聊书数语，并附一方，未知同志以为然否？即请酌而投之焉可。

鲜石斛　肥知母　粉丹皮　天花粉　大力子　黑元参　薄荷　竹叶净银花　绿豆衣　炒天虫（选自《潘氏医案》）

例3：体本不足阳明风热案

体本不足，阳明风热上攻，以致牙痛不休，龈肿腮胀，酿成牙痈之候，脓溃外肿，未消，深恐穿腮成漏，姑拟挑脓一法。

小生地　乌元参　天虫　银花　骨碎补　绿豆衣　焦山栀　肥知母白芍　丹皮　竹卷心（选自《潘氏医案》）

例4：虚阳上越兼感风燥案

先天不足，虚阳上越，兼感时序风燥，以致牙龈肿胀，时觉疼痛，甚至寒热催迫，腮颔俱肿，酿成牙痈之候，迄未酿脓，治宜清透。

羚羊尖　元参　天虫　银花　苏梗　焦山栀　冬桑叶　牛蒡子　连翘　竹茹　淡芩　知母　粉丹皮（选自《名家医案》）

例5：肾水亏损肝火独旺案

牙齿早损，原系少阴不足，口有秽气，显属阳明有余，肾水亏损，肝火独旺，水不旺木，木火上攻，致使牙龈肿痛，酿脓穿溃，腥臭难闻，毒深至骨，名曰多骨牙痛，必俟多骨脱落，方可收敛。

骨碎补　归身　小生地　盐水炒牛膝　东白芍　扁斛　驴皮胶　首乌　桃仁（选自《名家医案》）

例6：肾水胃火多骨牙痛案

齿乃骨之余，肾之主也，肾水不足，阳明胃火独旺，以致牙关紧急，齿根摇动，内外肿痛，脓溃外穿，致成多骨牙痛之患。俟其臭骨脱落，方可全善。

金扁斛　麦冬　驴皮胶　制香附　潼夕利　骨碎补　银花　炒白芍根生地　佩兰（选自《潘氏医案》）

例7：少阴不足肝阴血虚阳明有余案

素有牙痛，原系少阴不足，口有秽气，显属阳明有余，心悸善怒，头眩腰痛，亦属肝阴血虚之明征也。项因右牙床结肿，痛如钻判，致成牙痈之候，将欲化毒，法宜清托。

石决明　元参　银花　天虫　连翘　灯心　焦山栀　知母　苏叶
淡芩　桑叶（选自《名家医案》）

牙疳

例1：先天不足胃火余邪交结案

齿乃肾之余，龈属胃之脉。使肾胃充足，则先天胎毒尽从痦痘外达无遗，何有余毒留着致生他变哉。不意先天不足，胃火有余，兼之病后余邪互相交结，上攻牙龈，致发走马牙疳之一症。牙龈腐烂，气味腥臭，紫黑异常，麻而且痒，牙疳重症莫甚于斯矣。夫牙疳则牙疳耳，何以谓之走马哉。以其来势迅速也，所谓春风得意马蹄疾之莫疾于走马，因示人以趁早治也，迟则深恐鞭长莫及矣。腮色已紫，齿又摇动，落牙穿腮，即在旦暮间矣。得能邪势底柱中流或可挽回于万一，唇亡鼻崩，何恃无恐。勉拟一方，聊宗谋事在人，成事在天之旨。倘有转机亦是死里逃生矣。

扁金斛　粉丹皮　鲜生地　小川连　银花　人中黄　元参　黑山栀
绿豆衣　提毛菇　知母　竹心（选自《潘氏医案》）

例2：元气不复余邪留恋案

疳后元气不复，余邪留恋阳明，上攻牙龈，腐烂延绵日久，门牙尽行脱落，体虚夹湿，名曰湿毒牙疳之候，症属危笃，宜慎之。

西洋参　净银花　川柏　焦山栀　人中黄　细生地　肥知母　扁斛
绿豆衣　灯心（选自《名家医案》）

例3：胃火上攻兼痘毒案

阳明胃火上攻，兼之痘毒，以致门牙腐烂，延成烂牙疳之候，症患虽小，谨防穿腮破唇，理宜清胃化毒一则。

西尖　净银花　鲜石斛　乌元参　绿豆衣　人中黄　灯心　川连
炒黄芩　鲜生地　焦山栀　熟石膏　竹茹（选自《潘氏医案》）

例4：阴虚外感阳明胃火案

怀抱之年，阴本不足，阳气有余，气有余即是火，火既上炎，激动阳明胃火，致生走马牙疳之患，骨伤则齿摇，胃热则腐烂，齿乃骨之余，龈为胃之络，齿摇腐烂，都由此而来也。咳呛则肺失清肃，便溏则脾阳不振，肺与大肠相为表里，咳呛便溏，每多如此，无但形诸华墨。脉来虚细，舌质灰腻，拟以清阳明之热，兼肃太阴之气，俾得热退气顺，庶可安然无事矣。

金扁斛　炒淡芩　川贝　橘红　双纯钩　竹心　西洋参　炒丹皮银花　茯苓　炒於术　（选自《潘氏医案》）

例 5：寒热结成疟母案

寒热结成疟母，疟母未退，继以龈烂，外唇肿硬，气臭难闻，是以变成走马牙疳之大患也，症非轻浅，莫可渺视，兹拟芦荟散加减治之。

芦荟　黑山栀　薄荷尖　鲜竹叶心　灯心　银柴胡　牛蒡子　黑元参（选自《潘氏医案》）

例 6：脾胃湿热案

走马牙疳因身热而翻覆，气臭色黑，甚则流血，此脾胃为湿热所困，决难速效，昨日大便溏泄，身热更加，总由毒邪未化，宜理中州。

陈皮　焦神曲　使君子　麸炒枳壳　焦白术　茯苓　焦麦芽　银柴胡　炒福泽泻（选自《潘氏医案》）

牙宣

例：胃火上攻案

齿乃骨之余，肾之所主也，胃火上攻，逼血妄行，阳明气血俱多，火旺则血出如泉，齿亦隐痛，治宜仿白虎汤主之。

白虎汤加减（选自《名家医案》）

齿龋

例 1：胃火上攻兼夹外风案

症属齿虫，端由胃火上攻，兼夹风邪外盛所致，刻已齿龈腐烂，脓水时淋，甚则虫出口臭，壮热形寒，稚年患此，恐难支持，是否请政。

金扁斛　粉丹皮　焦山栀　川连　石膏　蒿梗　银花　双纯钩　绿

豆衣　天花粉　淡芩（选自《疡症医案》）

例 2：阳明风火上攻案

阳明风火上攻致发齿龋之候，龈肉宣肿时觉疼痛，由来半月有余，刻已甚则腐烂时流臭脓究属身热不清，毒邪难解之故，拟进清热解毒为先。

金扁斛　绿豆衣　双纯钩　净银花　粉丹皮　天花粉　黑元参（选自《疡症医案》）

牙漏

例 1：肾水不足胃火有余案

齿乃肾之余，龈属胃之脉，肾水不足，胃火有余，偶感风邪引动，阳明蕴热逗留牙龈，致成牙漏之候，数载纠缠，翻覆再四，管漏已成，待其牙发，度可完善。

金石斛　丹皮　桔梗　白芷　根生地　鲜首乌　双纯钩　茯苓　天虫　银花　骨碎补（选自《疡症医案》）

例 2：肾水不足胃火独旺案

齿乃骨之余，肾之主也，肾水不足，胃火独旺，以致齿根摇动，甚至牙关紧急，开合艰难，遂成穿腮牙漏，下颏酿脓外溃，脓水过多，气血已耗，症源弥深。莫得近功治旨，只宜缓而向愈。

细生地　金斛　盐水炒知母　白芍　莲子　骨碎补　银花　盐水炒牛膝　元参（选自《潘氏医案》）

例 3：外感时邪引动虚火上炎案

肾阴不足，郁火内蕴，外感时邪，引动虚火上炎，致使尽牙作痛，牙关紧急，开合不利，酿脓穿溃，遂成牙痛，脓来臭秽，恐防变成牙漏，按脉细弱，法宜养阴清火一则。

霍山斛　麦冬　生白芍　驴皮胶　陈萸肉　莲子　大生地　丹皮生首乌　骨碎补　肥知母（选自《潘氏医案》）

喉痛、喉风

例1：痰火上壅风邪外束案

肺属辛金，其体娇脆，朝百脉而息息相通。胃为戊土，其气冲和，纳五谷而生生不已。盖肺为呼吸之门，胃为饷粮之廪。胃主喉，肺主咽。咽喉乃肺胃所司，今也肺胃痰火上壅，兼夹风邪外束，火乘风势，风驾火威，风火相煽，盘踞咽喉，清道为主，拦阻呼吸，为之久通。虽无大敌当前，内必频呼庚癸，此紧喉风之症莫甚于斯也。起经三日，医更数人，自体燔蒸，几同燎原之火。舌质干燥，直等枯涸之泉。夫饮食虽进，势阻胃关，神识不清，邪蒙心主。刻论症势不可渺视，况乎大衍之高年，困喉风之急患，末学浅陋而欲借箸代筹，计出万全不啻为鳌载三山之重矣。按脉洪数兼弦，火势肆横早萌朕兆。验舌光红且燥，津液内耗已露端倪。脉症合参，危笃何拟。竭思笔力撰方俾得邪退阴复，即是转回救安之机，倘或耽延不解，无殊社鼠城狐，时或调养失宜，何异杯蛇市虎。是临证施治，见咳清肺，见痰清火，谅非王道之善计耳，是否请正。

犀角尖　叭杏仁　川郁金　射干　粉丹皮　人中黄　京川贝　马勃　鲜生地　小川连　天竺黄（选自《潘氏医案》）

例2：心脾实火风邪外束案

心为君主之官，脾任谏议之职，今缘心脾实火上攻，兼夹风邪外束，风乘火势，火驾威风，风火相煽，酝酿为痰，逗留肺胃之间，阻塞饷粮之路，遂成弄舌喉风之候，咽喉肿痛，音哑言涩，舌出不缩，搅动无休，甚则气逆痰嘶，大便秘结，天气之间，开泄无权，地道之通调失职，症势颇属沉重，药力恐难济事，勉拟一方待天命何如？

白杏仁　川郁金　鲜石斛　竹二青　羚羊角　白茯神　黑元参　京川贝　天竺黄　射干片（选自《潘氏医案》）

例3：肺胃痰火上壅兼夹风邪案

肺胃痰火上壅，兼夹风邪外束，遂成哑瘴喉风之后，业已咽喉肿硬，语言难出，甚至牙关紧急，汤水难咽，症非轻，慎防喉闭。

新罗尖　西藏青果　连翘　杏仁　川贝　茯神　鲜生地　射干　乌元参　川郁金　马勃　竹茹（选自《疡症医案》）

例 4：阴虚秋燥痰火上扰案

质本阴虚，涵濡少承上之用。感由秋燥，清肃失下降之机，邪实正虚，恐愈伤而愈损，阴虚阳旺，必化火而化痰，风乘火势而益张，痰因火蒸而上扰，蕴结肺胃之经，酿成喉风之候。身乍寒而乍热，火势鸱张，咽忽阻而忽疼，毒邪蜂起，上壅呼吸之门，窃恐饷粮不济，内阻饮食之路，还虞庚癸频呼，痰嘶气逆，天气之开泄失司，溲涩便艰，地道之通失职。火炎则土燥，随口饮而随干，火盛则水亏，齿或焦而或垢，犹是燎原之火，扑灭难图，几同久旱之苗，枯焦安保。脉弦数而未得冲和，相火有升腾之象。舌光绛而又兼燥刺，阴津有立涸之虞。邪乘虚而内陷，无殊社鼠城狐，正几败而难持，岂等杯蛇市虎？于此存一线之危而要出万全之计，不啻鳌戴之重，抑同弋获之期。将投以辛温乎，乃是抱薪救火；抑济以轻清乎，亦同杯水车薪。竟委穷源，随症施治，必得泻离位之丙丁，救坎宫之壬癸，庶可汲西江之水，以滋干涸之鱼。聊著病情于前，并附药方于后，浅见如是，尊识若何？

香犀尖　元参　鲜扁斛　陈金汁　西洋参　鲜生地　甘草　全瓜蒌犀黄　连翘　川贝　银花　粉丹皮　雅川连（选自《揣摩集》）

例 5：阴虚风温引动火升痰扰案

素来阴分不足，热泻内蕴，近感风温引动伏邪，郁蒸化火，火升而为痰。痰火上扰，逆于肺胃之脉，遂成喉蛾之症。几经旬日，仍然咽喉红肿甚至汤水难下，项外微肿。夫咽喉为一身之总要，百脉之关，又为呼吸之门户，饮食之道路。方寸之地，所关甚大。而痰多且爽，阴液未涸，犹可无虑。按脉息洪数带弦，舌色边红根腻。究系邪踞肺胃为多，而未全入以营。拙拟辛凉清解佐以消痰一法，冀气邪犹退避三舍之势，庶无他变。理之是否，愿夫子明以教我。

暹犀尖　银花　薄荷　天竺黄　黄芩　鲜生地　丹皮　元参　牛蒡子　天花粉　竹卷心（选自《揣摩集》）

例 6：肺胃痰火上壅案

先患喉风，继而项前肿硬，甚及咽喉，有妨饮食。寒热迭呈，疼痛不已，定其名乃夹喉痈之重候。核其实，总不越乎肺胃痰火上壅，营卫流行失职之故。邪势靡定，深恐内溃。拙拟一方，俾得外达则吉。理之是否，即请裁政。

羚羊角　大力子　马勃　元参　薄荷　天竺黄　川贝　瓜蒌仁　鲜石斛　连翘心　白杏仁　竹茹（选自《揣摩集》）

例 7：阴分自虚近感时邪案

病发经年，阴分自虚，近感时邪，蒸淫化热，留恋肺胃，遂成悬旗喉风之患。蒂丁肿垂，两旁红肿，有妨饮食，正邪势树帜之时也。法宜先治新邪，是否即请斟酌而投之可笃。

羚羊尖　连翘　双纯钩　射干　京川贝　杏仁　牛蒡子　元参　净银花　马勃　鲜石斛　竹茹（选自《名家医案》）

例 8：肺胃痰火上壅兼夹外束案

肺胃痰火上壅，兼夹外束，遂成哑瘴喉风之候，业已咽喉肿痛，语言不出，甚至牙关紧急，汤水难下，症非轻渺，慎防喉关。

香犀尖　杏仁　鲜生地　川贝　射干　竹茹　净银花　郁金　西青果　元参　马勃（选自《疡症医案》）

例 9：风邪外束肺胃痰火案

风邪外束，引动肺胃痰火，上攻咽喉，致发紧喉风之候，气急痰嘶，声如拽锯，症属危险，深恐喉闭，急拟一介轻骑，宣通饷道，有松是幸。

香犀尖　川贝　鲜石斛　鲜竹茹　射干　白杏仁　马勃　炒苏子羚羊角　天竺黄（选自《名家医案》）

例 10：肺胃痰火上壅案

先患喉风，继而项前肿硬，甚及咽喉，有妨饮食，寒热迭呈，疼痛不已，定其名乃夹喉痈之重候；核其实，总不越乎肺胃痰火上壅，营卫流行失职之故。邪势靡定，深恐内溃。拙拟一方，俾得外达则吉。理之是否，即请裁政。

羚羊角　大力子　马勃　元参　薄荷　天竺黄　川贝　瓜蒌仁　鲜石斛　连翘心　白杏仁　竹茹（选自《名家医案》）

例 11：余毒逗留肺胃兼夹风痰案

痘后余毒未清，逗留肺胃，兼夹风痰阻塞咽喉，酿成喉痈，症非轻浅，延久诚恐虚脱之虑。

双纯钩　土贝　天竺黄　白杏仁　莱菔子　焦麦冬　知母　绿豆衣黑元参　竹茹（选自《名家医案》）

附：夹喉痈（又名夹疽）

例：肝胃蕴热痰气阻痹案

肝胃蕴热，酝酿为痰，痰气阻痹，络脉失宣，遂成夹喉痈之候，迄今旬余，依然木硬漫肿，隐隐作痛，有妨饮食，势属难消，拙拟一方，俾得外溃则吉，否则内穿咽喉，何恃无恐。

浙贝　茯苓　半夏　皂角刺　炙甲片　浮海石　老苏梗　桔梗　杏仁　全当归　大力子　橘红（选自《疡症医案》）

白喉风

例：疫邪留恋肺胃蒸淫化毒化痰案

夫白喉风一症，上稽往古，如商之巫咸，周之长桑，秦之和缓，宋之文挚，郑之扁鹊，汉之阳庆仓公，诸大名家，方书未载其名。惟阅《金匮》有阳毒之文，叔和著温毒之设，其形症与今之名白喉风者相合。本论以升麻鳖甲汤、黄连解毒汤为主治，是论邪入阴阳二经，治法大例。又考近世锡山高炳钧先生，于嘉庆丙寅年，秋七月，疫疬大行，人感受之，陡然轰热，咽喉腐烂，口气腥臭，甚则痧点密布，遂名之曰烂喉丹痧，即今人之所云白喉风症是也。顷视斯症，由传染温疫，留恋肺胃，蒸淫化毒化痰，上熏咽喉则腐烂，毒入营分则发痧，痰阻少阳之脉则结并，身热口干，有热伏阳明之象，气逆咳嗽，是邪留肺腑之征。按得脉象弦数，往来欠利，舌苔灰黄，边尖绛刺，脉症合参，显系热毒内留，无从宣解，故如是之凶候，相因而见也。童年得此，深为可忧，急拟清营解毒，佐以利气开痰，俾邪热有退舍之兆，痰气得早复之机，可保无虑，否则危期立至矣。浅见如是，未卜高明若何。请政。

犀角尖　天竺黄　真川贝　黑玄参　鲜生地　瓜蒌皮　银花　粉丹皮　鲜石斛　人中黄　连翘　纯钩钩　绿豆衣　竹茹（选自《潘氏医案》）

喉癣

例1：阴虚秋燥案

质禀阴虚，涵濡少上承之用；感由秋燥，清肃失润泽之机。以致咽喉红丝满布，瘰瘰相生，时觉干燥，有碍言语，症决喉癣，根源深远，难许杜绝。拙拟一方，俾得稀发，就是人工克尽矣。

西洋参　知母　霍石斛　漂海粉　麦冬　玫瑰花　莲肉　玉露霜天冬　川贝　青盐　陈皮（选自《潘氏医案》）

例2：阴虚咳嗽久扰案

喉癣，又名天白蚁。质本阴虚，涵濡少上承之用，咳嗽久扰，清肃失下降之职，此喉癣之所由成也。海底瘰之相生，蒂丁不时下垂，甚至音哑咽痛，有妨饮食，症源弥深，恐难杜绝。

金石斛　麦冬　茯神　川贝　杏仁　紫菀　肥知母　蝉衣　元参马勃　莲肉（选自《疡症医案》）

例3：阳明结毒上攻案

天白蚁，由来年余，逐渐腐烂，不觉疼痛，正至蒂丁缩小，舌边麻木，乃阳明结毒上攻，根源弥深，治非易事。

仙遗粮　生草　元参　小生地　净银花　西洋参　白芍　麦冬　绿豆衣（选自《名家医案》）

喉蛾

例1：质虚受温邪化火酿痰案

体本阴亏，气液亦不充旺，近受时序温邪，化火酿痰，阻于肺胃两经，致成乳蛾之症，起经数月，红晕缠绕，吞咽艰难，脉细身热，当以清解一法，未知应否。

鲜石斛　小川连　粉丹皮　焦山栀　肥知母　射干　鲜生地　净银花　淡条芩　乌元参　绿豆衣　灯心（选自《名家医案》）

例2：阴虚火旺感受时邪案

阴虚火旺，感受时令之邪，搏津液而为痰，阻肺胃两咽痛，痰声作兮，肺失清肃之权，颈项痛兮，胃为痰气所阻，是为喉蛾之候，宜用清解之方。

杏仁　薄荷尖　大蝉衣　马勃　竹叶　川贝　黑元参　大青靛　射干（选自《名家医案》）

例3：痰火上壅风邪外束案

乳蛾一症，乃肺胃二经病也。盖肺属辛金，其体娇脆。胃为戊土，其气冲和。胃主咽，肺主喉。喉为呼吸之门，咽为饮食之道。咽喉者，人之所赖以生者也，何可稍有毁伤哉？今也肺为痰火上壅，兼夹风邪外束，风火相煽，结聚咽喉，红肿疼痛，寒热迭呈，形如枣粟，状若蚕蛾，金浆莫灌，玉粒难咽，至今已越星期，邪势仍不退舍。前贤立论，发于关前者易治，生于关后者难疗，又单者重，双者轻，以专致则势盛，分任则邪轻之谓也。由是观之，今左右皆然，睹易见乃轻而且浅也。虽邪热鸱张，亦无深虑，顷接脉象洪数兼弦，舌苔腻且燥，刻下论治，一介轻骑，先通饷道，爰陈愚意，并附一方奉呈。

鲜生地　天竺黄　黑元参　鲜石斛　银花　射干　白杏仁　山豆根　粉丹皮　马勃　犀角尖　竹卷心（选自《潘氏医案》）

例4：肺胃痰火上壅，兼夹风邪案

症属乳蛾，由于肺胃痰火上壅，兼夹风邪扑招而致，邪未底走，法宜清解。

射干　金石斛　黑元参　银花　川贝　绿豆衣　马勃　牛蒡子　粉丹皮　茯神　杏仁　山豆根（选自《疡症医案》）

喉痹

例1：肺肾交虚案

阴亏喉痹，缘肺肾交虚，津液乏上乘之用，素患半片头风，显属肝阳上亢使然，法宜育阴潜阳。

淡秋石　怀牛膝　麦冬　驴皮胶　生白芍　小生地　西洋参　知母　霍山斛　上燕根（选自《名家医案》）

例2：阴虚阳升案

咽喉红筋蔓布，介介作梗，咳嗽音雌，有妨饮食。《内经》所谓一阴一阳结为喉痹是耳。半载于兹，遇劳更甚。脉弦细，舌微黄。育阴潜阳，在所必需，怡情静养，须当加以药饵之先。是否另请高明酌夺。

老山吉林须（另燉代茶）　黛蛤散　叭杏仁　西藏青果　黑元参　川贝　冬虫夏草　麦冬　炙冬花　白燕根　肥知母　宋半夏（选自《潘鉴清医案》）

例3：三阴虚而浮火案

戈亭　左。肝脾肾三阴内亏，虚阳浮游之火，扰及肺胃，渐成喉痹。曾经咳呛见红，营伤何疑！时值春令阳升，火炎不息，咽喉介介作梗，音失嘹亮，咳嗽入暮更剧，形寒晡热，遇劳尤甚，症非轻视，慎防咯血复来。治宜育阴潜阳，佐以清金以安营络。

老山吉林须（另燉代茶）　肥知母　甜杏仁　炙紫菀　地骨皮　白燕根　陈青蒿　麦门冬（去心）　炙冬花　左牡蛎（煅）　绵包黛蛤散　黑元参　银柴胡　宋半夏　石决明（煅）（选自《潘鉴清医案》）

例4：水亏火旺木火之质案

水亏火旺，木火之质，加以龙雷之火上炎，以致咽喉微红疼痛，闭塞咽喉，症属阴虚喉痹。迩来咳嗽不爽，痰出甚多，按脉细数，势必纠缠，理宜静养，遂可缓而向愈。

淡秋石　京贝　肥知母　炙冬花　黛蛤散　燕屑　驴皮胶　橘红　北沙参　霍山斛（选自《潘氏医案》）

例5：风温化痰火案

时序风温，由口鼻吹受，先犯肺胃，以致升降失权，郁久化火，火升而为痰，痰攻咽喉，致成风热喉痹，治拟清宣疏风一则。

羚羊角 川贝 牛蒡子 净银花 杏仁 元参 射干片 连翘 鲜生地 淡条芩 荆芥 竹茹（选自《潘氏医案》）

喉瘤

例：肺家郁热兼多语损气案

症属喉瘤，原由肺家郁热上扰，兼之多语损气所致，由来已久，喉旁肿胀，遂渐加大，形如元眼，红深相裹，是以饮食虽咽，凡施治者，刀针难下，拟内服益气清金汤，外点消瘤碧玉散为主，是否教政。

生栀子 牛蒡子 薄荷 浙贝母 淡条芩 筧麦冬 桔梗 白茯苓 黑元参 鲜竹叶 紫苏 广陈皮（选自《疡症医案》）

口疳

例：脾家湿热熏蒸胃口案

脾家湿热，熏蒸胃口，致口疳之候，刻已四白延烂，疼痛靡常，邪势方张，慎防蚀及腮唇。

淡条芩 白云苓 元参 生苡仁 粉丹皮 金扁斛 净银花 连翘 天花粉 竹卷心（选自《潘氏医案》）

口糜

例：胎火恒盛风邪上袭案

胎火恒盛，口疮时发，迩因风邪上袭，身体灼热，疼痛糜烂，名曰口糜，理清肺胃之法。

元参 鲜石斛 银花 大力子 粉丹皮 焦山栀 薄荷 鲜生地 知母 小川连 连翘 竹茹（选自《名家医案》）

喉疳

例1：肾液久亏相火上炎案

始觉咽喉燥，时盛时衰，继而介介作梗，腐烂音雌。迩来甚吐酸水，哕出甜涎，揆究原因，显系肾液久亏，相火上炎，致成喉疳之患，年逾耳顺，非特脱体殊难，且有不测之变。

霍石斛　根生地　青盐皮　白云神　麦冬　黑元参　淡秋石　肥知母　西青果　莲肉（选自《潘氏医案》）

例2：遗毒未尽内搏骨节案

结毒喉疳，即天蚂蚁之患也，由来遗毒未尽，内搏骨节，结久外攻，遂成斯症。通体疲痛，不时举发，延久深恐外溃，纠缠不已，终至完善莫望。不过常病延年，未知是吾，附方希政。

黛蛤散　生草　透骨草　麦冬　绿豆衣　生白芍　淡全虫　银花根生地　归身　土茯苓　胡桃（选自《潘氏医案》）

锁喉毒

例：毒结锁喉气机不舒痰塞之虞案

锁喉毒，由来数日，逐渐气机不舒，呼吸如锯，恐有痰塞之虞，症属重险，急拟清降。

羚羊尖　川贝　橘红　制蚕　连翘　山楂肉　牛蒡子　薄荷　元参杏仁　竹茹（选自《名家医案》）

唇疽

例：脾胃积热上攻案

脾胃积热上攻，致成唇疽之后，刻已下唇结肿疼痛异常，疮头紫暗，四围坚硬，姑拟顶托一法，俾得化脓则吉，否则慎防腐烂。

连翘　胡黄连　粉丹皮　野菊花　天花粉　炙甲片　牛蒡子　净银花　草河车　皂角刺　竹卷心（选自《疡症医案》）

重舌挢舌

例1：风火凝滞阻遏阳明案

风火凝滞，阻遏阳明，于是牙龈延烂流血，重舌挢舌相继而起，此正风温缠绕，然流血过多，邪从红解未可焉，以清火为事，用滋阴降火法，玉女煎。

原生地　生石膏　带心麦冬　怀山药　西洋参　肥知母　玄参　怀牛膝　天花粉（选自《潘氏医案》）

例2：心脾蕴热上冲舌本案

心脾蕴热上冲舌本，遂致血脉壅胀，成为重舌之候，刻舌下肿胀，状如小舌，既碍言语，又妨饮食，外用针刺以泄血，内投凉剂以解邪，以冀有松为幸。

大力子　粉丹皮　天花粉　鲜生地　黑元参　雅川连　鲜石斛　黑山栀　连翘（选自《疡症医案》）

紫舌胀、舌衄

例1：心火炽甚营热不休案

心火炽甚，营热不休，乃成紫舌胀之患，邪势未定，法宜清营解毒。

鲜生地　连翘　净银花　纯钩　犀角尖　豆衣　细川连　紫苏　大力子　黑栀　粉丹皮　竹心（选自《疡症医案》）

例2：心火上炎血热妄行案

舌边属脾，舌尖属心，兹因心火上炎，血热妄行，是以舌上忽生小孔，鲜血淋漓，甚则舌本肿硬，形舌紫滞，此乃舌衄之重症也，非特血止住殊难，抑且腐烂血涌。

驴皮胶　生白芍　血余胶　川连　鲜生地　银花炭　粉丹皮　百草霜　淡条芩　连翘　金石斛　焦山栀（选自《疡症医案》）

舌疳（又名舌菌）

例：肾水不足心火上亢案

少阴之脉络舌本，舌为心之苗，肾水不足，则心火上亢，延成舌疳之候，刻已腐烂，根脚坚牢，症属甚重，恐难杜绝，姑拟一方，以观后效。

黑元参　净银花　滁菊花　炙甘草　莲子　根生地　双纯钩　粉丹皮　云苓（选自《疡症医案》）

玺唇风

例：脾虚湿胜血虚生风案

脾虚湿胜，血虚生风，风湿侵袭脾经，以致唇部燥痛起壳，名曰玺唇风之患。由来两载之久，依然如故，反复不已，年高患此，难以杜绝，法宜养血息风，未知应否。

细生地　池菊　白茯苓　归身　冬桑叶　驴皮胶　天虫　首乌　白芍（选自《名家医案》）

舌痹

例：痰火上壅脉络失宣案

舌本强硬，痒而且麻，不疼不痛，既碍于饮食，又妨于言语，此乃舌痹已成矣。由来旬余，症势日甚，揆究其源，良由痰火上壅，脉络失宣而致，治宜清火宣发为务。

光杏仁　川贝　姜半夏　浮海石　云苓　黑山栀　雅川连　净银花扁金斛　元参（选自《疡症医案》）

第十节　乳房疾病

乳痰

例1：郁怒酿成老痰延成乳痰案

木火之体易怒易郁，怒为气升之本，郁乃气滞之原，以无形之郁气，酿成有质之老痰，逗留乳房之间，阻遏肝胃之路，积久不化，延成乳痰之候。乳痰者，仍痰气互结而生，较之乳岩绝然不同矣，起经一载有余，穿溃半年，甫过稠水涓涓不已，四围肿硬未和，显属营卫未复流行，余邪盘踞不解。至于头晕耳响，盗汗梦攘，其为肝阴不足，肝阳上升可知矣。拟泄邪和营之中，佐潜阳滋阴之品，未识可以影响否。

双纯钩　炒归身　白茯苓　紫丹参　根生地　粉丹皮　东白芍　净银花　左牡蛎　白蒺藜　滁菊花（选自《潘氏医案》）

例2：痰气凝滞酿成乳痰案

体素肝阴不足，厥气有余。气有余，便是火。火炽生痰，痰气凝滞，酿成乳痰之候。迄今半载，不疼不痛，形圆色白，此正结核之态度，必须怡情静养，方可以渐而消。至于咳嗽半月，饮食不得如旧，乃暴感风邪，肺受其害，图治之法，当急则治标，与疏风之剂可也。

软柴胡　橘红　土瓜络　枇杷叶　浙贝母　杭甘菊　杏仁　海石粉嫩苏梗　冬桑叶

接方：杭菊花　绿萼梅　浙贝　白芍　首乌藤　冬桑叶　八月札合欢皮　广皮　归身　漂昆布（选自《疡症医案》）

例3：肝郁气滞木犯中土案

木火之质，易郁易怒，夫郁为气滞之源，怒为气升之本，郁怒既久，肝阳从而扰攘，自乳断后，乳上为起一核，形圆色白，不甚疼痛，此正乳痰之面目，而不坚不牢，断无乳岩之结果也。脉息弦而兼动，舌苔微白不干，或眩晕胁酸，或心悸噫嗳，是皆厥阴乘犯阳明所致，然以经停两月而论，犹恐妊娠之现象也，毋专攻消，毋专补托，为今之计，惟有调和肝胃，使肝胃复条达之机，冲和之职，庶与病与体，俱裨益焉。

新会皮　炒白芍　杭菊花　缩砂仁壳　绿萼梅　合欢皮　炒归身
玫瑰花　经霜桑叶　吴茱萸（选自《名家医案》）

乳痈

例1：肝家积热案

乳头主肝，肝家积热，乳头脱颈，脱颈不已，继以开花，疼痛异常，略作娇肿，身延日久，诚恐乳汁壅遏，变成乳吹之候也，宜清肝解郁为是。

清水炙柴胡　淡条芩　陈皮　白通草　经霜叶　黄花地丁草　薄荷香　杭菊　黑山栀（选自《名家医案》）

例2：肝郁化火案

本镇　右。平素情怀少旷，肝郁不舒郁久，化火上亢，乳头如云开花，乳营为之窒塞，乳房从此肿胀，酿成外吹之候。宜通乳汁和乳络，如能静养，不致肝火勃动，或可希望消散，否则难免化毒溃脓。

王不留行　方通草　炙甲片　黄花地丁草　炙柴胡　生麦芽　带叶老薜梗　漏芦　炒枳壳　双纯钩钩　全瓜蒌　丝瓜络（选自《潘鉴清医案》）

例3：阴虚夹湿案

本镇　右。外吹屡经疏散法，肿痛和而后作，乳头之旁痛甚溃脓，乳汁已从疮孔而出，诚属邪得外泄之征，至于胸前痞点隐约不明，层出不穷，形寒晡热，良由阴虚夹湿，湿郁所化也。脉来细数，舌质红兼刺。当养营以滋其阴，佐淡渗以化其湿，添用甘寒以解余毒，未识然否，还请指正。

川石斛　净银花　广橘红　炒白芍　青蒿梗　绿豆衣　通草　紫苏叶　焦山栀　益元散　炒归身　淡条芩（选自《本堂医案》）

例4：脓毒未宣复感风温案

乳房乃阳明所属，乳头系厥阴所居。夫厥阴，肝也，具性喜伸而恶屈，一有不疏，则气机为之栏阻，是以疼痛不已，肿硬交加也。经云：

先痛而后肿者，气伤形也。讵非与此症有相符欤？抑阳明，胃也。其经多气而多血，血有所滞，则肌肉不得相营，是以熏蒸化热，酝酿为脓也。又云：热极则腐肉，肉腐则为脓，讵非与斯候有雷同欤？前日曾经针溃，脓来滔滔，盈盆盈碗，迄今未经一旬，脓水已少，肿硬亦和，毒邪得渐化之机，肌肉无扰攘之累，如是风息浪恬，一片佳境矣。而无如乳房又觉肿痛，痛甚溃脓，脓亦不少。两乳相串，想乳藏十有二穰，有余未尽之邪与气血胶固不宣，复蒸化热，羁留余络，壅滞乳络，故如是之生生不已耳。至于汗出溱溱，既见轻于白昼，疼痛楚楚，又觉重于黄昏。以肝为阴脏，丑时行乙木之令；胃为阳腑，辰候操戊土之权。此证之好歹无常，实乃阴阳迁移之况矣。刻论症势颇非轻可，况乳为生命之根，所关甚大，男子主命在肾，女子主命在乳。由此观之，焉可渺视。兼之身热不解，胸脘少畅，咳嗽频作，痰欠爽利。考厥病源，究系迩来复感风温，袭于肺胃，郁蒸化热，酿成黏腻之痰，窒塞清肃之腑所致。古人所谓胃为生痰之源，肺为盛痰之器，即此义耳。以素虚之体而得此内外交攻，何克胜任。幸得白㾦早透，邪有外达之路，其势已退一层。诊得脉象浮弦而数，舌苔厚腻且黄，以脉参症，图治殊难，据愚见莫若宗前贤急则治标之意，先进驱邪之剂，后商扶本之方，仿以为治，谅合病机。鄙见如是，尊意若何？

鲜石斛　京川贝　净银花　纯钩钩　白杏仁　川郁金　绿豆衣　地骨皮　瓜蒌仁　天竺黄　粉丹皮　料豆衣（选自《潘氏医案》）

例5：火伏阳明热入血室案

乳房乃阳明所属，乳头乃厥阴所居。夫阳明胃也，厥阴肝也，肝失畅达，乳络因而塞壅，胃乏冲和，肌肉从此疏豁，疏则口热易入，壅则营气不从，胶固不宣，郁蒸化毒，此外吹之所由成也。初起如粟，渐大如瓜。轻按则木硬应手，重按则痛楚难鸣。看肿势而惊心，非比水山之易解；睹此红形而触目，岂同萤火之无忧，身倏寒而倏热，有火伏阳明之状。经适来而适断，有热入血室之征。肿势渐增，乳络愈形窒塞，饮食较减，仓廪又显困呆。据述症起旬日，医更数人，投消散而无功，进托顶而罔效。脉象细而兼数，舌苔腻而且黄。挹脉察舌，凭症拟方。治宜甘寒清解，泄热即所以保阴，佐以顶托透邪，攘外即所以安内。聊出数语，并附一方，理之是否，还望高明采夺。

全瓜蒌　纯钩　淡芩　广皮　连翘　黑元参　扁金斛　知母　大力子　皂角刺　炙甲片　净银花（选自《潘氏医案》）

例6：产后营虚肝肾气滞案

产后营虚不复，兼以肝肾气滞，乳汁因而欠通，遂生外吹之候。虽已穿溃，而上旁肿硬，逐渐见甚。今施刀法，邪得宣化，但体质阴虚，难求速效。宜内外并顾。

金扁斛　杭菊花　益母草　归身　浮小麦　净银花　天花粉　八月札　茯神　经霜叶（选自《疡症医案》）

例7：产后营虚口气吹乳案

产后营虚不复，虚热由是而生，更有小儿饮乳，口气吹入乳房，乳络为之壅塞，成为外吹之候。穿溃以来，有数月之久，依然疮口低陷，乳汁亦从此涓涓，乳房反硬，诚恐有再穿孔之忧，治宜清热养营，佐和肝胃，以乳乃肝胃两经之所主耳。

远志　金石斛　炒归身　炒白芍　合欢皮　茯神　杭甘菊　夜交藤　经桑叶　新会皮（选自《名家医案》）

例8：乳汁壅塞肝胃不和案

乳汁壅塞，营气不从，遂成乳吹之候。业已自溃烂，而两孔穿通。今施刀法，并成一孔，毒邪得宣化之机。治宜排脓解毒，兼和肝胃，以乳乃肝胃之所主耳。

金石斛　粉丹皮　根生地　天花粉　生麦芽　杭甘菊　净银花　东白芍　冬桑叶　炒归身（选自《疡症医案》）

例9：贪睡口热外吹乳络阻塞案

孩提噬乳时，偶尔贪睡，口热吹入乳房，乳络阻塞，遂成外吹之候，虽经针溃，仍然满乳肿硬，还防旁穿。

金石斛　全瓜蒌　浙贝　丹皮　丝瓜络　银花　血丹参　牛蒡子　杭菊　钩钩　绿豆衣（选自《名家医案》）

例 10：阳明胃火感受暑邪案

症属乳发，端由阳明胃火熏蒸而致，新腐未得全分，延及尺许，近又感受暑邪，身热不解，白痦隐隐而未全，透法宜兼顾。

扁金斛　钩藤　粉丹皮　净银花　绿豆衣　人中黄　青蒿子　益元散　冬瓜子　白茯苓　川郁金　杭菊（选自《疡症医案》）

例 11：胃积热凝滞兼夹胎热上壅案

乳旁属胃，乳头属肝，上胃积热凝滞，兼夹胎热上壅，乳络被阻，遂成内吹之候，起溃无常，邪难尽化，治宜清热解毒，佐以安胎为务。

金石斛　纯钩　茯神　淡芩　桑寄生　丝瓜络　净银花　苏梗　杭菊　瓜蒌　绿豆衣　广陈皮（选自《潘氏医案》）

乳疽

例：积热凝滞案

乳旁属胃，乳头属肝，上胃积热凝滞，营卫流行失畅，遂成乳疽之候，刻已腐烂，时流浊水，正邪势树帜时也，法宜清热解毒。

金石斛　牛蒡子　银花　蚤休　蒲公英　毛菇　纯钩钩　绿豆衣　丹皮　连翘　天花粉　杭菊（选自《疡症医案》）

乳岩

例 1：肝虚失畅案

尝闻东方生风，风生木，木生酸，酸生肝，夫肝为刚脏，膺将军之职，又为罢极之本，擅谋虑之能，其体阴，其用阳，其性急迫，而主动主升，全赖肾水以涵之，血液以濡之，则刚劲之性，得为柔和之体，遂其条达畅茂之性，何病之有？惜乎平居抑郁，中怀少旷，木因郁而失疏，于是气为之滞，血为之凝，经络亦为窒塞，如土之堵水，石之投泉，积久不达，致乳中结核，初如堆粟，渐似覆盆，推之不动，按之无情，无热无红，或酸或痛，竟成四绝中之乳岩重候也，据述起发至今，几经三载，穿溃以后，尚近一年，凹如岩壑，凸若泛莲。脉来细数兼弦，夫细气虚，数为血虚，弦者木火有余也。以脉参症，几天机难挽，古哲虽有治法，总数败候，然亦不可弃而不治也。谚言只可唧药而死，不可失药而亡，姑商治则，宜养营和肝为务，还当清心静养，却尽思虑，付之不见不闻，譬如唐斯德唾面自干，涵养一段工夫，即是养体守真之法。苟能如是，或可迁延岁月，否则命期立促矣。撰句附方统希教政。

绿萼梅　粉丹皮　归身　苏梗　净银花　玫瑰花　西潞党　枳壳茯苓　白芍　莲肉　绿豆衣（选自《本堂医案》）

例 2：肝郁脾虚案

症属乳岩，业已腐烂，状若泛莲已绝，天机之难挽，聊尽人工之微意耳。

滁菊　白蒺藜　玫瑰花　金石斛　佛手　桑叶　纯钩　绿萼梅　白茯苓　净银花　白芍（选自《疡症医案》）

乳癖

例 1：肝胃不和痰气凝滞案

乳头主肝，乳房属胃，肝胃不和，气郁而为痰浊，痰气凝滞成为乳癖，前用育阴潜阳法，服后略觉饱闷，此肝家之气，尚未舒畅。夫肝为刚脏，内寄相火，在阴虚之体，最易激动，服药之外，更须易性静养，使肝火凝然不动，当可以渐而消。

杭滁菊　辰茯神　绿萼梅　莲肉　经霜叶　缩砂仁　广陈皮　漂昆布　远志　洗海藻（选自《名家医案》）

例 2：肝气凝滞案

肝为刚脏，其性喜伸而恶屈，郁者，气不得伸而屈矣，是以乳房漫肿，皮色如常，有时隐痛，数月纠缠，依然罔效，竟成乳门中之乳癖也，症源弥深，难期奏效，拙拟一方，缓缓图之。

生香附　枸杞子　苏梗　娑罗子　陈香橼　台乌药　佛手片　广木香　细生地　浙贝　九通子　贡沉香（选自《疡症医案》）

例 3：阴不和阳，肝气凝滞案

阴虚之质，易郁易怒，郁怒既久，则肝气从而凝聚，以乳乃肝之所主,遂作乳侧酸胀,乃乳癖也。随喜怒为消长,因劳逸为转移,显系七情之损,脉小弦,舌白,心悸不定,皆阴不和阳,拟育阴潜阳法。

抱木茯神　牡蛎　炒白芍　漂海藻　杭菊花　经霜桑叶　龙齿　炒归身　洗昆布(选自《名家医案》)

乳痨

例:结核化毒成痨案

左乳初起小核,遂渐长大,迄今三载余,炙叶已溃烂,时津清水,新腐未分,四围坚硬肿及臂肩,已成乳痨之候。

金石斛　牛蒡子　银花　蚤休　蒲公英　毛菇　纯钩钩　绿豆衣丹皮　连翘　天花粉　杭菊(选自《痨症医案》)

第十一节　耳鼻疾病

鼻渊

例1:木火凌金案

木火凌金,鼻渊屡发,涕流腥臭,呼吸欠通,病远根源,难许杜绝。拙拟一方,俾得稀发,就是人工克尽矣。

藿梗　枯芩　石决明　黛蛤散　杭菊　焦山栀　白蒺藜　冬桑叶粉丹皮　纯钩钩　木笔花(选自《潘氏医案》)

例2:肝经郁热移于太阴肝阳上犯案

肝经郁热移于太阴,遂发鼻渊之候,甚至肝阳上亢,半片头风不时举发,症源弥深,难投速效。

西洋参　当归　麦冬　石决明　辛夷　绿萼梅　白芍　知母　细生地　冬桑叶(选自《名家医案》)

鼻红

例:左升太过右降失权案

鼻红屡发,便是阳不潜阴,湿热恒多,良由脾失健运,头晕耳鸣,系左升之太过，咳嗽气急，属右降之失权，是以脘闷节痛，食减少寐，皆由此而业生。姑拟介类潜阳，当保清肃之气，淡渗利湿以夹中和之阳，庶几治湿不至于伤阴，养阴不至乎助湿，然而痛久根深，深恐鞭长莫及耳。

西洋参　丹皮　左牡蛎　通草　川贝　黛蛤散　谷芽　桑白皮　米仁　茯苓（选自《潘氏医案》）

鼻疳

例：肺家风热凝滞案

鼻柱初起小㾦，红肿作痛，此乃肺家风热凝滞，势有鼻疳之变，图治之法，宗风淫于内，治以辛凉为主。

牛蒡子　连翘　绿豆衣　薄荷　杭菊　冬桑叶　粉丹皮　银花　天花粉　苏叶　纯钩（选自《疡症医案》）

鼻肿

例：肺家火盛，壅于鼻窍案

症属鼻肿，原由肺家火盛所致也。刻已肿大如拳，头痛难忍，为今之计，外吹开关散，以开其鼻窍之壅，内投甘桔汤以解肺经之火，然钦否钦？即请裁政。

生甘草　桔梗　薄荷　连翘　紫芩　焦山栀　竹叶（选自《疡症医案》）

肾疳

例：肾水素虚心火易动少阳火升案

肾开窍于耳，心寄窍于耳，少阳络附于耳，肾水素虚，则心火易动，少阳相火，亦随之上腾，清窍为之窒塞，是以耳窍闷肿，时流脓水，痛引颠顶，昼夜无休，即昔贤所谓肾疳是也。脉象细数兼弦，舌苔微黄绛，以脉参症状，总不越乎水亏木旺之所致也。以大衍之高年，困二旬之积患，末学浅陋，而欲借箸代筹，计出万全，不啻如鳌戴三山之重矣。使暂投汤剂，而欲扫除沉疴，恐扁仓亦不敢自谢也。要必汤药无间，加以怡情静养，庶可缓缓图功，否则虽鞭之长，犹恐不及马腹，聊书数语，并附一方，统希教益。

金石斛　纯钩　粉丹皮　冬桑叶　细生地　苦丁茶　石决明　滁菊　净银花　绿豆衣（选自《疡症医案》）

耳挺

例：水不涵木木火上升案

水不涵木，木火上升，阻郁清廓之间，致成耳挺之候。刻已形若枣核，细条而长，努出于耳窍之外，由来既久，依然如故。虚体患此，深恐难效。

根生地　白芍　白云苓　苦丁茶　滁菊　石决明　归身　绵杜仲　绿萼梅　冬桑叶（选自《潘氏医案》）

耳菌

例：少阳郁火，邪于窍闭案

耳菌十余年，乃少阳郁火不解所致，即叶天士先生所谓邪窍闭之症也。迩来更感风邪，袭入于少阳胆火，并阻于阳明之过脉，营气为之不从，遂为颊疡之候，至今匝月，红肿痛胀，牙关紧急难开，是内已成脓，即施刀法，脓水虽得外泄，而邪着骨间，恐有脱骨之虞。与清解法。

制天虫　前胡　经霜桑叶　夏枯草　去皮杏仁　大力子　杭菊　金扁石斛　双纯钩　薄荷（选自《名家医案》）

耳疳

例1：肝胆之火，勃然上腾案

肝主谋虑，胆主决断，谋欲不遂，则肝胆之火勃然上腾，清窍为之被阻，遂发耳疳之候，由来已久，依然稠水欠利，耳后红肿疼痛，想肝胆内寄相火，又为多气血少之经。经云气有余便是火，火炽则痛，故如是之纠缠罔效耳。高年患此，非近期所能奏效也。拙拟一方，缓缓图之，是否请政。

　　金石斛　石决明　纯钩　茯神　青黛　白蒺藜　苦丁茶　绿萼梅
丹皮　滁菊　川连　桑叶（选自《名家医案》）

例 2：水亏木旺木火上凌案

　　水亏木旺，木火上凌，营血受灼，耳窍溃脓，色红，是乃风耳疳之
候征也。前投壮水制火以清营热方法，脓渐少，红色转白，惟耳内抽疼
复作，头晕目眩频来，肝经血热已渐清，而厥阴相火依然炎炎不熄，究
属肾水已亏，欲熄其火，当滋其水，刻下惆怅，仍拟滋补真阴兼清营分
余热，未识能有影响否？

　　盐水炒熟地　炒归身　萸肉　盐水炒杜仲　炒白芍　滁菊花　吉林
人参　炒芎藭　纯钩钩　淡苁蓉　苦丁茶　冬桑叶（选自《名家医案》）

例 3：先天之毒发于后天案

　　先天之毒发于后天，先起耳疳，耳烂流脓不已，继发白疱，疱中脂
水淋漓，既痒且疼，内蕴之毒未解，内蓄之热未清，既红且热，夫热甚
为火，火甚生毒，解毒必先清火，火退然后毒清。

　　小川连　野菊花　蒲公英　双纯钩　生甘草　净银花　紫地丁　粉
丹皮　鲜生地（选自《名家医案》）

例 4：肾不足心有余少阳相火案

　　箬帽桥　左。肾开窍于耳，心寄窍于耳，胆络亦附于耳。症因少阴
不足心有余，少阳相火随之上腾，发为耳疳，迄今两月，耳恙虽愈而头
痛偏右，痛来成阵。此系邪火未净，游行清空所致。拟方壮水制火，佐
以清泄少阳。

　　九孔石决明　苦丁茶　焦山栀　清水炙柴胡　杭菊花　粉丹皮　吉
林参须　净银花　连翘心　经霜桑叶　纯钩钩（选自《潘鉴清医案》）

耳痛

例：内外已溃案

　　内外俱溃，宣化余邪。耳痛内外俱溃，毒邪原得宣化，然耳中策策
鸣响，略有抽痛。究属经络之余邪，一时难以宣化故耳。症属纠缠，难

许速愈。治宗前方加减，以望缓图。

金石斛　苦丁茶　粉丹皮　大蝉衣　冬桑叶　天虫　双纯钩　甘菊花　夏枯草　连翘（选自《名家医案》）

耳发

例1：风热相并留恋少阳案

考三焦足少阳之脉，分乎上中下也，统领五脏六腑营卫经络内外左右，故为一身之枢纽。设使五脏安，六腑冲和，经络畅达，营卫贯通，内外相安，左右逢源，何病之有哉！况三焦乃多气少血之经，其气宜通而不塞，一有不疏则气郁而不伸，气不伸则血亦不伸，外患由之来矣。即经所谓有诸内必形诸外也。于是耳后起发一症，初如椒粒，渐若蜂房，四围板滞，疮头微烂，疼痛无休，肿及耳轮，书有之曰：嫩红为痈，漫肿为疽，霉烂为发。以此而论，非痈也，非疽也，即《金鉴》所谓耳发是也。盖发之一字，较诸痈疽更深一层也。考厥病源，良由风热外招，热因风而固结，风因热而逗留。风热相并，留恋少阳，脉道遂至经络拦阻，营卫失调之使然也。据述起发以来，迄今旬余，依然肿势频仍，热邪未退，按脉洪数，舌苔灰黄，以脉参症，正邪势未定之时，急拟清火解毒一法，俾得邪有退舍，庶无甚碍，否则延烂无休，毒邪横走，何恃无恐。虽有华佗遗术，亦难挽回千计一矣。

犀角尖　广尖　大力子　连翘　绿豆衣　银花　鲜生地　竹心　提毛菇　丹皮　纯钩钩（选自《潘氏医案》）

例2：阴虚内热感受风邪案

体素阴虚生内热，迩来感受风邪，引动内蕴之热，风热相并，逗留三焦之经，窒塞流行之路，致成耳发之候，业已穿溃数孔，贯串脓腐居多，其形宛若蜂房，症属纠缠，恐其内穿耳窍而成瘘管。

金石斛　大力子　粉丹皮　净银花　天花粉　双纯钩　杭菊　绿豆衣　生甘草（选自《潘氏医案》）

附：耳根毒

例：胎毒久扰邪未宣化留恋少阳阳明案

胎毒久扰，邪未宣化，留恋少阳阳明，营气被阻，致成耳根毒之候。木硬漫肿，疼痛时作，势属难消，法宜顶托。

银花　绿豆衣　炙甲片　土贝母　大力子　丹皮　皂角刺　白桔梗　菊花　生甘草（选自《疡症医案》）

耳痔疮

例：肝火兼夹风邪案

肝经怒火上腾，兼夹风邪外受遂发耳痔之候，起如豆粒，塞于耳窍，渐若樱桃，垂出于外，甚至头痛频作，两目时眩，症系纠葛，延久不免重听之累。

夏枯草　连翘　苦丁茶　菊花　蔓荆子　金扁斛　纯钩　石决明　丹皮　黑山栀　冬桑叶（选自《潘氏医案》）

耳衄

例：厥阴火炽逼血妄行案

耳窍鲜血时流，名曰耳衄，探究其源，良由厥阴火炽，逼血妄行所成，症尚非轻，急拟清火宁血为先。

雅川连　淡条芩　连翘　杭菊花　百草霜　丹皮　生白芍　焦山栀　阿胶　血余胶　宝珠茶花　石斛（选自《潘氏医案》）

眼胞痰核

例1：脾胃两伤湿痰凝聚案

脾为聚湿之基，胃为生痰之源。夫湿之聚于脾，痰之生于胃，其名虽二，其实则一也。盖脾运不乖，胃降得令。凡饮食入胃，胃输于脾，脾气散精，上输于肺，下输膀胱，湿从何聚，痰自何生哉！今也不然，健运无权则湿聚，冲和失令则痰生。况上胞属脾，下胞属胃，脾胃两伤，湿痰因之凝聚于是眼胞，痰核从之而来也。夫此症之初生也，小者如豆，大者若枣，不红不热，皮色如常，推之动移，按之石坚。究厥病源，良由痰湿胶固，一时不得涣解，真等磐石之困矣。故其来也缓，其散也难，其溃也为尤难也。谚所谓痰为怪病，与斯症有相符矣。拙拟运中化痰一法，敝见如此，尊意若何？

姜半夏　广陈皮　昆布　茯苓　浮海石　木香　海藻　老苏梗　陈海蜇　生香附　贝母（选自《疡症医案》）

例2：痰气留阻案

肉轮乃脾胃所司，痰气留阻，络脉失宣，眼胞痰核由此而起也。时延已久，虽免酿脓，拟进行气化痰，佐以顶托。

姜夏　土贝　苏梗　皂角刺　海藻　广皮　茯苓　海石　香附　炙甲片　海蜇　木香（选自《疡症医案》）

粟疮椒疮

例1：脾胃血热夹湿案

左眼胞内叠生小瘰，形如米色且黄，一手扪之，软而又滑，良由脾胃血热致成粟疮之候，病源弥深，难求速愈，兹拟清脾凉血汤加减一法，是否另请专家裁政。

白鲜皮　连翘　粉丹皮　乌元参　荆芥　赤芍　谷精草　防风　苍术（选自《疡症医案》）

例2：脾胃血热凝滞案

脾胃血热凝滞，以致眼胞皮里形如椒粒，坚硬色赤，气轮红筋蔓布，已成椒疮之候，症源弥深，治之不易。

赤芍　纯钩　鲜生地　真滁菊　茯神　丹皮　荆芥　扁金斛　夏枯草　焦山栀（选自《疡症医案》）

菌毒

例：本有湿邪，气郁化热案

菌毒两载于前，依然形大蒂小，状若小菌，经医调治，仍蔑见效。

夫眼胞颜面其经本有湿邪，兼之思虑越度，气郁化热，遂致湿热相并，致成斯症，症源弥固，故如是取效不易耳。倘能怡情静养，却尽思虑，再施刀割法，可望图功，否则断难捷效。

杭菊　通草　小川连　福泽泻　淡芩　关木通　丹皮　陈皮　净银花　赤苓　制香附　原滑石（选自《疡症医案》）

眼丹

例：脾胃湿热风邪外束案

脾胃湿热上攻，兼夹风邪外束，遂成眼丹之候。刻已肉轮浮肿，红晕蔓延，邪势鸱张，慎防化脓。拙拟一方，渗湿清火，以冀见松是幸。

紫苏叶　连翘　牛蒡子　丹皮　通草　野菊花　桔梗　薄荷尖　川连　淡条芩　赤苓（选自《疡症医案》）

针眼（俗称偷针）

例：上焦风火凝滞案

上焦风火凝滞，遂成针眼之候，初起如粟，继大如豆，甚则肉轮浮肿，来势迅速，慎防酿脓，治宜疏风清热为法。

苦桔梗　银花　焦栀　粉丹皮　连翘　薄荷　大力子　野菊　金斛　绿豆衣　钩钩　竹心（选自《疡症医案》）

漏睛疮（《疡科心集》即称眼漏）

例：风邪深居睛明案

睛明乃太阳首穴，风邪深居其位，营卫循行失司，延成漏睛疮之候，业已穿溃，时津血水，根脚坚牢，症势虽小，而根源弥深，虽免发漏之累，拙拟一方，以为虾力行舟之助耳。

滁菊　白蒺藜　茯苓　白芍　绿萼梅　冬桑叶　丹皮　鲜佛手　纯钩　归身　玫瑰花（选自《疡症医案》）

鼻痔

例：肺火上升案

鼻为肺之外候，又为呼吸之门，今因肺火上升，鼻孔起发细瘰，有碍呼吸，久重紫硬，形如榴子，此乃鼻痔之明征也。耽延既久，非近期所能奏效。

金石斛　大力子　桑白皮　天花粉　粉丹皮　枯芩　杭菊　净银花焦山栀（选自《疡症医案》）

第十二节　肠痈

例1：瘀湿阻痹腑气不宣案

石门　龙泉跳　左。此肠痈也，由大肠瘀湿阻痹，腑气不宣而致。股骱漫肿，酸痛异常，足难伸屈，势属难消，姑拟一方，希望安内攘外之意。

全当归　宣木瓜　桑寄生　米仁　赤芍　角刺　忍冬藤　血丹参怀牛膝　炙甲片　大功劳　桃仁

例2：瘀湿逗留气血被阻案

余杭　延龄埠　左　元诊　十九日拟。尝考少腹部，系肝脾经循行之地，今缘瘀湿逗留其间，气血被阻，遂成肠痈之候。刻已木硬结并，隐隐作痛，形色如常，腿屈不伸，趁此尚未化脓，当以疏散为是。

当归　忍冬藤　延胡索　广木香　带叶苏梗　桑寄生　子红花　桃仁　赤苓　左金丸　赤芍　生香附　血丹参　泽兰　丝瓜络

例3：瘀湿阻痹脾虚湿盛案

王家庄　右　童　元诊。大肠瘀湿阻痹，腑气流行失调，少腹肿胀，按之坚硬足屈不舒，肌瘦形寒已成，大肠痈之候，趁此未经成脓，理宜疏散，但脾虚湿胜，治当兼顾。

全当归　制香附　赤苓　青陈皮　玄明粉　生草　赤芍　延胡索散红花　苏梗　怀牛膝　广木香　枳壳　大腹皮

例4：湿瘀深阻气滞络塞案

王家庄　家村　左　元诊。湿阻大肠，瘀滞肉里，气机为之窒碍，经络因痞塞，积久不化，延成肠痈之候。时延沉久，消散绝望，拙拟一方，俾得外溃则吉。

全当归　怀牛膝　青陈皮　延胡索　桃仁　炙甲片　赤芍　赤苓　皂角刺　大功劳　江枳壳　广木香

例5：湿阻气滞肝脾失调案

泉家潭　右　元诊。湿阻气滞，肝脾失调，遂致少腹偏右结并隐疼，足难伸屈，照此见象，恐成肠痈之候，趁此尚未化脓，理应疏散为速。

当归　桑寄生　炒枳壳　广木香　怀牛膝　赤苓　连翘　桃仁　赤芍　延胡索　生香附　左金丸

例6：努力筋伤湿邪内蕴案

后林　余杭　左　元诊。耕于南亩，气血最易失调，加以努力筋伤，湿邪内蕴，致成缩脚肠痈，迄今旬有余，乃少腹肿痛日增，足难伸屈，形寒发热，神疲胃呆。所幸未经成脓，理当疏散为是。

归尾　赤芍　元胡　桃仁　川朴　左金丸　丹皮　丹参　牛膝　青陈皮　生苡仁　光米仁　广木香　生香附　炒枳壳　浙贝　大腹

例7：湿邪阻痹腑气失宣案

碛石　左　元诊。大肠痈，湿邪阻痹，腑气失宣，经络亦因之而窒塞，延成盘肠痈之候，溃经二月有余，依然脓流不绝，脐下按之绵软，显系脓水下注，总恐防串，症属纠缠，难以速效，姑拟一方，缓缓图效。

生米仁　粉丹皮　炒白芍　枳壳　赤苓　净银花　火麻仁　生草　泽泻　归身　郁李仁

例8：先发流火湿热俱盛腑气失宣案

先发流火，两足俱热，继而股骱漫肿，按之木硬，伸屈不遂，显系湿邪内着，腑气失宣，遂生肠痈之候，体热脉数，难许消散。

生米仁　怀牛膝　枳壳　粉丹皮　赤苓　宣木瓜　苏梗　赤芍　桃

仁　广木香　生香附　丝瓜络

例 9：湿热阻痹腑气不宣案

长兴　横山桥　左　元诊。少腹偏右不时作痛，临圊尤甚，按之板滞，伸屈不遂，势成肠痈之候，考厥病源，良由大肠湿热阻痹，腑气不宣而致，姑拟一方，希冀有松为幸。

生米仁　苏梗　延胡索　广木香　赤苓　粉丹皮　小青皮　丝瓜络　枳壳　通草　川楝子

例 10：肝木欠疏筋脉欠调案

余杭　右　元诊。少腹阵痛，按之板滞，两足伸屈不遂，解溲俱欠爽利，究厥病源，良由肝木欠疏，筋脉欠调之故，延久恐有转痈之变，姑拟一方，希冀有松为幸。

木香　佛手　桑寄生　苏罗子　川楝子　苏梗　忍冬藤　陈香橼　小青皮　吴茱萸　枸杞子

例 11：肝气入络案

良渚　右　元诊。少腹偏右，不时作痛，或甚或衰，伸屈不畅，此乃肝木气入络之候，切弗与外症同论。

贡沉香　小青皮　炙甲片　枸杞子　鲜佛手　延胡索　制香附　九香虫　川楝子　青苏梗　苏罗子

例 12：邪毒外泄酿脓肠膜受伤案

新市　左　元诊。外肠痈顷已针溃，脓出颇多，肿痛随减，是邪毒外泄之兆，但酿脓肠膜受伤，奏续良非易也。

炒归身　怀牛膝　赤苓　绿豆衣　炒白芍　生米仁　粉丹皮　川石斛　丹参　净银花

例 13：病后余邪未化盘踞大肠腑气失畅案

王家村　童　元诊。病后余邪未化，盘踞大肠，腑气失畅，遂成肠痈，迄今旬余，依然肿痛交加，足屈难伸。趁此尚未成脓，拙拟疏散一法，俾得暗消是幸。

当归　延胡索　桃仁　川朴　怀牛膝　血丹参　建曲　木香　木瓜　粉丹皮　赤芍　苏梗

例 14：疟后余湿未化逗留大肠八脉已虚案

乌镇　右　元诊　初十日方。疟后余湿未化，逗留大肠，腑气通调失职，以致少腹偏右，按之疼痛，纳食作转，势成肠痈之候，兼之带下绵绵，腰痛时作，八脉已虚，治当兼顾。

当归　广木香　海螵蛸　制香附　赤芍　苏梗　左牡蛎　盐水炒杜仲　怀牛膝　赤茯苓　炒白薇

例 15：针溃脓出邪从外泄体质素虚案

外肠痈，顷已针溃，脓出颇多，邪从外泄，诚属佳兆，但体质素虚，难以速效可知矣。

炒归身　泽泻　广皮　净银花　白芍　桑寄生　赤苓　丝瓜络　怀牛膝　丹参　丹皮　赤芍

例 16：余邪未尽营卫不和案

肠痈复发，破流脓水，四围板滞，显系余邪未尽，营卫不和故耳，拟通调和营卫，续以舒筋化毒。

归身　银花　络石藤　丝瓜络　炒白芍　血丹参　木瓜　川断　怀牛膝　桑寄生　茯苓

例 17：溃后气血两亏余邪不克尽化案

李王庙　小儿　元诊。缩脚肠痈，溃脓既久，脓水涓涓，形躯瘦瘦，此系溃后气血两亏，余邪不克尽化之故，稚年患此，完善诚非易事。

西潞党　茯苓　归身　新会皮　根生地　银花　白芍　佩兰叶　焦於术　炙甘草　牛膝

例 18：余邪未尽循经旁流案

余杭　左　后诊　三月初十日诊。肠痈针溃，迄今已逾两月，依然脓水散漫，四周空壳，甚至旁穿数孔，肿痛未深，究属余邪未尽，循经旁流所致，症颇纠缠，完善不易。

归身　焦谷芽　净银花　银柴胡　炒白芍　新会皮　佩兰叶　地骨皮　白茯苓　青蒿梗　扁金斛

例 19：劳复所致案

善琏　左　元诊。肠痈消散年余，迩来股骭又觉酸疼，甚及大股按之板滞，步履维艰，揆究其源，总不越乎劳复所致，姑拟一方，希冀有松是幸。

全当归　鸡血藤　络石藤　苏梗　赤芍　桑寄生　宣木瓜　枳壳　怀牛膝　忍冬藤　广木香　丝瓜络

例 20：恶露未尽瘀血内留气机窒碍案

谢村　右　元诊。产后恶露未尽，遂致少腹作痛，痛者，不通则痛之谓，显系瘀血内留，气机窒碍，由来月余，少腹有形结肿，足屈不伸，其势已成产后肠痈，幸得尚未酿脓，尚能消散，拙拟疏通气机一则，使气行血散，可图暗消耳。

左金丸　延胡索　白云苓　贡沉香　青陈皮　江枳壳　血丹参　当归　制香附　广木香　川楝子　赤芍

例 21：产后恶露留阻大肠腑气失宣案

木桥头　右　元诊。产后恶露留阻大肠，腑气失宣，是以少腹偏左结并酸痛，腿屈不伸，遂成肠痈，本未成脓，法宜疏散。

全当归　怀牛膝　血丹参　广木香　赤芍　青陈皮　子红花　炒元胡　桃仁　制香附　江枳壳　吴茱萸（拌川连）

例 22：瘀血内留气机失宣案

双林　右　元诊。产后恶露未净，以致少腹作痛，痛来成阵。痛者，不通之谓也，显系瘀血内留气失宣之故，症非轻渺，延久防有肠痈之患，拟进行气散瘀一法，希冀有松为幸。

瓦楞子　血丹参　青陈皮　赤芍　五灵脂　制香附　广木香　川楝子　怀牛膝　全当归　散红花

例 23：气血两虚寒湿内留熏蒸化脓案

南双林　小儿　复诊　十九日拟。病后气血两虚，寒湿因之内留，遂成缩脚肠痈，由来既久，肿痛未除，足屈不伸。此内蕴之邪，逐渐熏蒸化脓，拙拟箍托一法，俾得移深居浅是幸。

当归　宣木瓜　炙甲片　西潞党　怀牛膝　桑寄生　赤苓　生绵芪

赤芍　皂角刺　大功劳

例24：湿热痹阻案

小肠痈　湿热阻痹，受盛失司，致成小肠痈之候，少腹中央按之板滞，疼痛时作，有妨小溲，势属难消，拙拟一方，希冀安内攘外之意。

生米仁　福泽泻　赤苓　角刺　败酱草　车前子　丹皮　通草　甲片　赤小豆　枳壳　桃仁

例25：湿滞小肠案

小肠痈　长安　左　元诊。少腹板滞，隐隐作痛，小溲不遂，溲淡，溺管刺痛，势成小肠痈之候，时延已久，恐难消散。

生米仁　赤小豆　童木通　泽泻　赤芍　车前子　粉丹皮　赤苓　方通草　飞滑石　广皮

例26：湿浊逗留腑气失司案

小肠痈　杭县　白河头　左　元诊。脐下中间，穴属关元，今因湿浊逗留，腑气通调失司，遂致少腹肿胀，时觉疼痛，照此见象，竟成小肠痈之候，迄今数月，屡经淡渗方法，病势或甚或衰，究系湿性黏腻，本是之纠缠不已耳。自以淡渗化湿兼通腑气为务。

生米仁　童木通　先军须　赤小豆　赤苓　通草　玄明粉　广木香　杜牛膝　制香附　制川朴　青陈皮

接方：白归身　广木香　小茴香　炒枳壳　东白芍　制香附　青陈皮　左归丸（另吞）　怀牛膝　青苏梗　九通子

例27：湿阻气痹小溲不遂案

小肠痈　菱湖　右　元诊。少腹隐隐作痛，小溲不遂，究属湿阻气痹之机，恐小肠痈之变，姑拟一方，俾得有松为幸。

生米仁　车前子　苏梗　赤苓　通草　制香附　川楝子　小青皮　怀牛膝　木通　广皮

（以上皆选自《肠痈》）

第十三节 其他

发际疮

例1：风湿交互留恋肌肉案

风为百病之长，湿乃黏腻之邪。风湿两相交互，阻于肌肉之间。营气失畅，遂致颈项发际迭发细瘰，脓水泽泽，此属发际疮也。势难杜绝，当以驱风渗湿法可也。

香白芷　净银花　黄芩　海桐皮　防风　生米仁　白鲜皮　赤苓
野菊花（选自《疡症医案》）

例2：风湿固胶留恋太阳案

风为六淫之首，湿乃黏腻之邪，风湿固胶，留恋太阳部分，致成发际疮之候，迄今既久，翻复无常，有余未净之邪不得尽化乃尔，拙拟一方，缓缓图之。

西秦艽　生甘草　当归　三角胡麻　赤苓　白鲜皮　新会皮　银花
杭白菊花　通草　粉丹皮（选自《疡症医案》）

例3：风温外受阳明失宣案

发际疮已得完善，顷及耳轮，连及颧腮，红肿轰热，叠起小疱，寒热迭呈，呕恶频作，尽是风温外受，阳明失宣之所致也。盖风为百病之长，湿乃化热之邪，邪势未能一时抵定，拟普济消毒饮加减之法，未识以为然否，即请酌而投之可笃。

牛蒡子　池菊　丹皮　马勃　薄荷　绿豆衣　板蓝根　川连　元参
银花　连翘　双纯钩（选自《名家医案》）

冻疮（病核）

例1：寒凝气滞寒郁始热案

本镇　左。冻疮乃寒凝气滞所致，《内经》有云：阴极生阳，寒郁始热，热甚则肉腐为脓。据述：右足小指穿溃流脓，屈指月余，脓水未净，而四围赤肿，颇觉疼痛。此系邪火肆横使然，治当清火化毒为务。

上川连　净银花　黑元参　粉丹皮　绿豆衣　川黄柏　鲜生地　连翘壳　淡条芩　焦山栀　怀牛膝　竹卷心（选自《潘鉴清医案》）

例2：血因寒滞案

手背冻疮屡发，显系血因寒滞，营气失调，夫血脉营卫周流不休，寒气客于经络之中则血泣，血泣则不通，不通则卫气不得反归之，故守备延成疬核，瘰瘰叠起，延及臂肩。经云：痈疽者，寒气之所变也。又云：寒伤形，形伤则肿。考厥症源，的系寒凝而致。但六淫之邪皆从火化，由火化毒，酝酿成脓，致疬核次第穿溃，溃出脓浆，可见元本不足，气血两亏。想无形而痛者，其阳完而阴伤之；有形而痛者，其阴完而阳伤之。乃既手背胖肿，脓多秽浊，筋骨作疼，有形且痛，阴阳两伤，正虚则邪不能托毒，毒蕴难宣，如有社鼠城狐之可患。毒邪久扰，由筋而伤及于骨，血枯髓涸，致筋骨肌肉不相营养，经脉败漏，熏于五脏。脾胃主肌肉，形羸体瘦，中气未始无伤，肝藏血，肾藏精，有形精血既亏，肝肾安保无恙乎？经云：肝肾同位，乙癸同源。水亏不能汲木，土虚不能御水。木失营养，肝火不平，势必升腾无制，犯胃则呕吐痰涎，乘脾则腹胀欠运。虽未至谢谷废纳，而所进水谷之精华未能化津化液，徒酿痰浊。邪气日益扰攘，正气日益消磨。正所谓邪气胜者精气衰也。现诊脉细弦，重按少力，苔黄薄带灰，质红起刺，此由阳而伤及于阴，由外而伤及于内。久虚不复，防有成损之虞。据愚见，阴阳并补，扶正以却邪。譬如君子盈庭则小人退而无位矣。慎勿专图外治而冀速效，窃恐剑关若据，而阴平非复汉有也。拙拟候清眼裁正为是。

吉林参　於术　陈皮　杜仲　茯神　上绵芪　大熟地　宋半夏　归身　甘草　白芍　驴皮胶（选自《本堂医案》）

虚痰

例1：体虚风寒湿沉伏案

附骨虚痰　王家庄　幼。先天阳气在肾，后天阳气在脾，脾肾两不足，风寒湿乘隙深袭，沉伏阴分，阻于筋骨，气血乖违，延成附骨虚痰之候，起发迄今，弹指三月有余。始则环跳酸痛，继而附骨隐疼，按之板滞，既碍伸屈，又妨步履，常考稚年，阴本不足，阳常有余，辛热温散似非所宜，拟淡渗化湿，兼却风邪为妥。

大活络丹（去壳化冲）　生米仁　宣木瓜　络石藤　全当归　赤苓　川续断　海风藤　带叶苏梗　福泽泻　制香附　忍冬藤（选自《潘鉴清医案》）

例2：先天两虚寒湿深沉案

夫人之气血，如天地之循环不已。今为寒湿所阻，经脉壅塞，营气不从，遂成肾俞虚痰之候。穿溃以来，已经有月余，依然清水连绵，宛若漏卮之难塞。形容瘰瘦，几同枯木之无荣。想七节之旁，原是肾经之道路。盖肾为性命根本，藏精藏气藏神，又为先天真阳，育女育男育寿，生生不已，化化无穷，多由此而致也。乃今漏泄已久，不特技巧难出，而肝木亦失其涵濡。经云：肝肾同位，乙癸同源。肾水既亏，肝木安得无恙乎？迩来两足屈而不伸，时有气冲之象，则木失营养，已露其端倪。虽胃气尚未全败，中阳犹可支持。而源淹根深，图治甚难，若过投辛热，深恐阴液愈耗，徒进寒凉，更虑元阳骤脱。今将投甘温扶正者乎？抑以甘寒育阴者耶？静坐以思，必须阴阳并补，参入精血有情之品，或可汲西江之水，聊滋干涸之鱼耳。理之是否，候高明采择。

高丽参　大熟地　制首乌　厚杜仲　淡苁蓉　怀山药　女贞子　童夕藜　紫河车　枸杞子　白归身　菟丝子　上熬骨再用龟鹿二仙胶收膏（选自《潘氏医案》）

结毒

例：余邪酿毒逗留筋骨案

痈后余邪，逗留筋骨，积久不化，延成结毒之候。穿溃以来，寒暑几更，依然生生不已。时流臭水，痈旁紫硬，骨骱酸楚，此内蕴之邪究未尽化，根源蒂固，若得近功治之，拙拟渗湿一法，缓缓图其向愈。

米仁　银花净　佩兰　草薢　赤苓　绿豆衣　陈皮　泽泻　仙遗粮　牛膝　白鲜皮　生甘草（选自《潘氏医案》）

痰瘿

例1：痰气阻于少阳之络案

两耳垂下，结核蔓延颈项，肿势巨大，按之内坚外浮，颗粒甚多，此乃顽疾留滞，阻于少阳之络而成马刀痰瘿之患，根源匪浅，消之不易。

制香附　海藻　京川贝　昆布　夏枯草　党参　控涎丹　陈皮　白芥子　海石　瓦楞子（选自《潘氏医案》）

例2：痰气阻于少阳阳明案

稚年左项痰瘿，起发三载，时有时消，皮色不变，冬底春初，正当阳气外腾，肿旁又起一块，形势较前更加坚实，时觉疼痛，但此处属少阳阳明之过脉，痰气易滞而难散，虽体属纯阳，气血尚未充盈，势恐难以全消，法宜疏泄气分，佐以软坚之品。

宋半夏　海藻　夏枯草　奎芍　当归　海蜇　制香附　土贝　西潞党　炙草　昆布　陈皮

复方　前投疏泄软气，佐以软坚之品，项间痰瘿稍得平复，旁核渐消，症势似获小效，但久远沉疴，不能骤然除根矣。

软柴胡　白茯苓　土贝　白芥子　瓦楞子　海藻　制香附　新会皮　白芍　小生地　西潞党（选自《潘氏医案》）

发颐、痄腮

例1：阳明积热风邪外受案

阳明积热凝滞，兼夹风邪外受，致成痄腮之候，刻已木硬结肿，焮红疼痛，按之异觉引指，是内蕴之邪，有化脓之状，断难消散，箍托为先。

皂角刺　净银花　杭菊花　大功劳　黑元参　紫河车　鲜生地　焦山栀　炙甲片　生石膏　粉丹皮　连翘　绿豆衣　牛蒡子　白桔梗（选自《疡症医案》）

例2：少阳风热兼阴不足胎热有余案

婴孩纯阳体质，阴本不足，胎热又属有余，始患痄腮，此乃少阳风热，与先天合而化毒，顷又脐门湿烂，四围红晕布露，正所谓一波未平，复起一波也。

元参　牛蒡子　银花　鲜生地　生草　灯心　苏梗　焦山栀　丹皮　绿豆衣　条芩（选自《疡症医案》）

例3：暑湿不达内蕴已久营卫失和案

且人之所以赖者，无非气血而已。气属卫，血属营。营卫和畅，何病之有？今也不然，尝见勤耕于南亩，不辞劳苦于平居，以致营卫失权，外邪侵入，故病生之源，俱由此而来也。况炎暑溽蒸之时，暑必夹湿，暑为阳邪，湿为阴邪，暑湿相抟，气血受伤，故叶氏案中有曰：与阳明营热相并则发斑，与太阴湿热相并则发疹，诚哉斯言也。外疹快捷方式图之，已得渐退，无如内蕴之邪尚未尽达，积久不解，恋留于阳明之过脉，致使营不营养于中，卫不卫护于外，营卫既失调和，经络安保无损乎？是于颐部起发，一并疼痛异常，形色光红，肿及颧耳。考此症之名目，未知维何，抑《大全》之疮疡，即所谓发颐是也。刻下脉象洪数且弦，舌苔黄糙，疮头按之引指。夫洪数者，内热也；弦者，木气有余也；黄糙者，湿邪盘踞也；引指者，脓已成也。总见症难免外溃矣。虽《大全》有曰：生发颐者，化脓则吉，无则凶。然不知彼湿久困，元阳明其不足，岂可再与热相灼哉！幸得年未三旬，根本犹可抵抗，然今论治扶胃和营，佐以顶托，之是否即请教政。

扁金斛　皂角刺　血丹参　粉丹皮　焦谷芽　野菊花　连翘　大力子　东洋参　竹卷心（选自《潘氏医案》）

大头瘟

例1：风温外袭阻遏少阳案

怀孕之体，气血本欠疏畅，迩来复因风温外袭，阻遏少阳，成为大头瘟。症恶寒发热，脉弦，此邪热入里，预防胎堕，宜清解之中，佐以安妊法。

金石斛　天花粉　双纯钩　橘红　姜汁炒竹茹　人中黄　板蓝根　粉丹皮　黄芩　连翘（选自《疡症医案》）

例2：秋燥阴虚时气伤上阳络受灼案

暮天秋气太燥，收令失司，素本阴液不足，吸受时序不正之气，始伤上焦，阳络受灼，以致满面胖肿，嫩红布露，寒热往来，究其名，大头时疫之症也。刻下火势方炽，急拟轻清透解一法。

鲜生地　西尖　连翘　人中黄　粉丹皮　马勃　板蓝根　元参　银花　绿豆衣　野菊花　山栀（选自《名家医案》）

例3：风温相并酝酿为痰案

风为天之阳气，温乃化热之邪，风温相并，酝酿为痰，阻于少阳脉络，窒塞流行道途，成为时毒之候，刻已项旁络肿，不疼不痛，身热如灼而如焚，恶寒如狐而如雾，痰聚不宣，难免有化脓之累，邪热不退，犹恐有内扰之忧。验舌质燥且干，拟清热以保内陷，按脉洪数尚浮，佐辛凉以解其表，是否伏查，高明指政。

鲜石斛　牛蒡子　焦山栀　野菊花　丹皮　全瓜蒌　白杏仁　连翘　薄荷　土贝母　桔梗　竹卷心（选自《潘氏医案》）

例4：正气疲惫余毒窒塞案

且夫至春宜温，至夏宜热，至秋宜凉，至冬宜寒，四时之常气也。当至不至，至而太过，谓之淫气，或若至夏而反寒，至冬而反热，谓之厉气，厉气之病，较淫气为尤甚。盖淫气无毒而厉气夹毒，故为四时不正之气也。夫夹毒不正之气，其中人而在脏在腑者有之，在经在络者亦有之，不无内因外因之分焉。今憎寒壮热，恍惚不宁，肢体酸痛而腮项间漫肿无头，嫩赤靡涯，谓非外因之时毒客于经络之所致乎？经为气行之路，络为血走之场，使非时毒窒塞经络，则气无恙血无恙，何致形伤而肿，气伤而痛哉？即此而论，可见症源之一斑矣。然当其初起之时，通其经，宣其络，散其时邪，运流其气血，兵家所谓乘其未陈而击之，可获全胜。想今已平复多日矣，无如失之不治，以致酿脓鼓热，按之引指，即以针溃肿势，迎刃而解，惟脓出稠多，正气由之疲惫，故脉来微数而虚，舌苔微黄而薄，急拟调和营卫兼化余邪，以留完善之地步焉可。

归身　扁石斛　杭菊　白芍　银花　生甘草　莲子　茯苓　丹皮
纯钩（选自《潘氏医案》）

气颈

例：肝脾气郁案

肝脾气郁，失疏畅，延成气颈之候，迄今一载之久，依然色白，并无甚痛。因循既久，难许杜绝，必须怡情静养，加以药力相助，可保无碍。

贡沉香　广皮　郁金　九通子　浙贝　苏罗子　苏梗　香附　枳壳
白茯苓　佛手　陈香橼（选自《疡症医案》）

癫疝

例1：湿火下注案

湿火下注，厥阴之过脉欠通，发为癫疝之候，即我疡科所谓囊痈者也。迄今旬日，睾丸肿硬，痛引少腹，身延日久，防有出毒之忧，仿子和法。

左金丸　橘核　小茴香　延胡索　赤苓　福泽泻　青皮　川楝子
荔枝核　乌药（选自《名家医案》）

例2：郁怒伤肝肝阳上升案

郁怒伤肝，肝阳上升，眩晕头痛，经来必先胸满，上则吐血，中则呕逆，下则腰楚，从前服药得愈，已有数年，至今再发。两手脉息弦数不和，舌苔白燥，咳嗽少纳，皆金不平木，木火从而侮中所致，静养为宜。

左金丸　抱木神　炒枳壳　炒香柏子仁　滁菊花　新会皮　白杏仁
老苏梗　盐水炒杜仲　炒白芍（选自《名家医案》）

例3：肝失疏兼夹湿邪下注案

睾丸偏左，木硬结肿下垂作痛，究属肝失疏，兼夹湿邪下注，致发癫疝之候。姑拟一方，希冀有松为幸。

川楝子　小茴香　赤苓　佛手　橘核　制香附　细青皮　老苏梗　广皮　泽泻　苡仁　荔枝核（选自《潘氏医案》）

例 4：肝木失疏湿邪下注案

先患胁部作痛，继尔小便欠利，再则肾囊重垂，肿而且硬。按之痛甚，势成癀疝之候。刻已溃脓，脓水稠黏，疮头紫暗。考厥病源，良由肝木失疏，湿邪下注乃尔。疝在左而痛，以肝居左而气行于右也。昔子和芳香疏气，丹溪分道湿热。宜宗其旨，敝见如是，未知同志以为然否？即请酌而投之焉可。

沉香　川楝子　青皮　鲜手　江枳壳　陈皮　九通子　香附　台乌药　荔子核（选自《潘氏医案》）

例 5：肝脾交伤湿不能行案

先患癀疝，经月不痊，继而腹大如箕，纳食作胀，胸膈不舒，嗳气频作，此厥阴肝、太阴脾二脏交伤之候也。夫肝为刚脏，其性喜伸而恶屈，外疡久缠，情怀抑郁，郁则木不得伸而屈矣。郁久则其气盛，气盛势必侮脾，脾为湿土之司，土受克而气不行，则湿胜矣。是以一波未平，一波又起也。即其腹满，亦是中气不行，肝失疏泄，非当下之比。若误下之，则脏气空虚，风从内起，若误汗之，则阳气外解，湿愈不能行矣。为商治法，疏肝之郁，扶脾之困，稍佐淡渗以理蕴湿，还当却尽思虑，遣怀于栽花种竹之间，或可带病延年，否则危期将至矣。即书数语，并附一方即请江翁教政。

沉香　佛手　苏罗子　焦於术　广皮　茯苓　生米仁　通草　采云曲　枳壳　车前子　泽泻（选自《本堂医案》）

鹤膝风

例 1：风袭厥阴而肝困、湿乘太阴而脾馁、寒客少阴而肾弱案

风寒湿为三淫之气，肝胆肾乃至阴之脏，风性善行，旺于春令，湿体黏腻，旺于夏时，寒气刚劲，旺于冬季，三气盛衰，各因其候。肝为宗筋之主，掌乎风木之权；脾胃后天之本，位居湿土之中；肾乃膀胱之里，同归寒水之脏。三经所司，各任其性，气之为患既异，经之受病又殊，风袭厥阴而肝困，湿乘太阴而脾馁，寒客少阴而肾弱。夫肝主筋脉，肝伤则筋柔，伸屈不得；脾主肌肉，脾伤则肉削，形容枯羸；肾主骨髓，肾伤则骨痿，步武艰难。肝脾肾三阴既亏，风寒湿三气深袭，逗留两膝之间，不啻城狐社鼠，阻遏三经之路，兼殊盘石苞桑，致使既去之气血不得复返，后来之气血不克下行，是以愈结愈肿，或痛或酸，上下股形枯细，左右膝肿如匏。拟而议之，厥惟鹤膝风是。起发以来，屈指已有半载之久，调治而后投剂，仍无一线之功，肿硬日渐倍增，疼痛时加沉重，非特无消散之望，抑有废疾之忧。脉来沉弦而缓，舌苔糙腻而黄。以脉而论，肾既弱于脾，而肝又弱于肾，以苔而观，寒果甚于湿，而风更甚于寒。竭思弹力以图调治，先拟辛甘以化风，淡渗以利湿，辛温以御寒，庶不失先治其标之旨，后商甘温以滋肾，苦温以补脾，甘酸以调肝，方可合后治其本法，未审然与否欤还望政之裁之。

川牛膝　宣木瓜　生米仁　川断　秦艽　虎骨胶　赤苓　五加皮当归身　肉桂　白芍　海风藤（选自《潘氏医案》）

例2：三阴不足寒湿深袭案

三阴不足，寒湿深袭骨节，延成鹤膝风之候。膝髌胖肿，隐隐酸痛，上下股形枯细，良由既去之气血不得复返，后来之气血不克下行。故见症如斯之甚也。症源弥深，难许杜绝，拟进阳和汤加减一法。

大熟地　桑寄生　鹿角胶　川断　五加皮　安桂　全当归　木瓜麻黄　海风藤　牛膝　松节（选自《潘氏医案》）

臁疮、烂腿

例1：湿邪侵袭劳动营卫失调案

耕于南亩，营卫最易失调，涉于水土，湿邪因而侵袭，羁留肌肉之间，窒塞流行之路。是以小腿前臁延烂不已，四围瘙痒，津脂结痂。循其名乃臁疮也，核其实，脾家湿热究未涣解也。拟投渗湿化毒为法。

生米仁　赤苓　陈皮　佩兰　粉丹皮　根生地　萆薢　泽泻　宣木瓜　净银花　绿豆衣　川柏（选自《潘氏医案》）

例 2：真阴已虚风湿内蕴案

年尊花甲，真阴已虚，体素魁梧，蕴湿恒盛，十余年风湿臁疮举发，屡发屡退，诚不足虑，自去年得愈，一愈而竟不复发，风湿无由外泄，浸淫于肌肉之中，两足为之浮肿，足履乏振，是以伤及脾矣。脾为阴土，得阳始健，今为湿困，阳乃少运，此肢肿力疲之所以由来者也。两手胀息，右关独软，舌见润泽，不腻不黄，非有余之症，淡渗无功，为今之机，先治其脾，使脾得建运之职，则饮食水谷之气尽化为津液，何湿之有？虽然居寓吴地，则皮肤之风湿必有终身之累也。

炒归身　炒泽泻　霞天曲　带皮苓　车前子　新会皮　大腹皮（选自《名家医案》）

例 3：风湿逗留肌肤案

风为方浮之始，湿乃重浊之邪。湿因风而愈形固结，风因湿而更鸱张。风湿相并，如油入面，逗留肌肤之间，扰攘不已，如同蔓草难图，致使营卫失和调，经络亦少灌溉，营卫经络既伤，而肤腠之中安保无恙乎？是以小腿前廉瘰瘰丛生，痒痛并举，流脂结痂，脱下复成，势成臁疮之明征也。据述起发以来，已逾半载之久，依然翻覆再日，盛衰无常，探攀病源，显系有余未净之邪，稽留至阴之地，一时不得清澈，故如是之淹缠不已。按脉浮缓兼弦，验舌厚腻且黄，脉症相参，殊难杜绝。拙拟胜湿却风，佐以调和营卫，以为带病终夭之算，如欲求尽善虽有扁仓再世，亦不能不以不敏自谢也。敝见如是，未识诸翁以为然后？请政。

秦艽　西鲜皮　生米仁　赤苓　泽泻　川柏　宣木瓜　归身　威灵仙　根生地　白芍　生甘草（选自《本堂医案》）

例 4：毒入营败肾案

烂腿毒着筋骨，骨朽筋腐，甚则咬牙，咬牙者即齿战也，乃肾败之现象耳，恐非药饵所能奏效，用清营化毒法。

原生地　怀山药　象牙屑　黄肉　紫地丁　鲜生地　粉丹皮　净银花　野菊（选自《名家医案》）

外伤

例：去血过多营阴热甚化毒案

人身经脉，八十大周于一身，经脉直走，络脉横行，经气注络，络气还经，是气血循行之常度也。今缘驴齿致伤头额以及臂胫，血流不止，盈盆盈碗，甚至络断筋露。伤处陡然红肿，形若泛莲，身热作潮，胸闷呕恶，懊恼难鸣。究系去血过多，营阴大亏，阴虚则生热，热甚则化毒，毒邪肆恣，竟有由阶升堂之势。脉象弦数，舌苔黄腻。深恐腐烂无休而成险候。拙拟一方，俾得邪有退舍，可保无虑。否则虽鞭之长恐不及马腹，是否请政。

参三七　金石斛　丹皮　真广尖　雅川连　提毛菇　申姜（即骨碎补）　自然铜　银花　草河车　紫地丁（选自《潘氏医案》）

瘰发

例：脓毒久扰气血愈虚复招风寒案

山岚瘴气，深沉骨节。气血违和，延成瘰发之候。穿溃以来，裘革数更，依然清水连绵，根盘石硬。究系脓毒久扰，气血愈虚，复招风寒，与内蕴余邪，酿成朽骨。故如是之纠缠不已耳。年尊得此，不免终身之累矣。

炒归身　盐水炒杜仲　川断　焦於术　炒白芍　炒牛膝　寄生　炙甘草　根生地　白茯苓　丹参　丝瓜络（选自《潘氏医案》）

禽疽

例：风邪时毒案

感受风邪时毒，遂成禽疽之候，是以背部初起细瘰，状如疹子，其色鲜红，遂渐紫如拳，麻木不疼，起经日久，恐难立效，拟祛风邪，解时毒，以冀有松是幸。

秦艽　野菊　威灵仙　净银花　冬桑叶　防风　粉丹皮　绿豆衣　生甘草（选自《疡症医案》）

细瘰

例：宿病风湿肝木扰攘案

夏秋便溏，木乘脾也。近来便结，木犯胃也。叶氏所谓厥阴之为病，便或溏或不爽，即此谓也。宿病风湿，近因肝木扰攘，以致举发，由筋骨而达于皮肤。现为细瘰，瘙痒无休，脂水津出。此疾已生根矣，难许杜绝。用养血驱风，佐以平肝为重。

细生地　明天麻　稆豆衣　全当归　白芍　五加皮　大腹皮　香橼皮　佩兰叶　秦艽（选自《疡症医案》）

狐惑症

例：湿热化虫案

上蚀咽喉，下蚀肛门，是狐惑。乃湿热化虫所致，久而久之，恐成虫劳之虑，用苦寒法。

生黄柏　赤苓　土茯苓　豨莶草　芦荟　薏苡仁　槐角　制茅术　净银花（选自《疡症医案》）

痔疮

例：阴虚湿火案

素有痔发，阴虚湿胜可知，迩来复因劳伤，肛后为之作痛，痛者不通之谓也。显有一团湿火壅遏所致，清肠利湿，在所必投，然损耗气血之品，尤当禁服，因胎元怀抱，恐伤药耳。

脏连丸　白茯苓　双纯钩　银花　黄芩　老苏梗　粉丹皮　黑地榆　槐角

复诊：痛胀交作，借前方顶托之功，肿硬不知，为今日脓熟之兆，施刀法以泄毒，开疮孔以放脓，邪外达矣。许正气之渐恢渐复，兼望经络之条达。医治有效，残疾无忧，养血脉排稠脓，外疡之正治，节劳勤戒口腹，病者之功夫。

根生地　白芍　川石斛　炒归身　赤苓　粉丹皮　泽泻　炒米仁

丝瓜络　桑寄生（选自《疬症医案》）

（以上医案原本及原图片由潘氏弟子潘再初、俞建卫、余点藏存）

附：续补潘氏外科现代两位名家医案选按

潘氏外科发展至现代，涌现出潘春林、余步卿两大显赫名家，声望甚高，其医案书写上升至新高度，因医案格式和体例与前录医案有异，故特列专项予以选评。

上唇疔

案：冷，男，二十四岁，吴兴庚村。

初诊一九三一年二月二十日：脾经火毒上攻，致上唇起发毒瘰，经有四日，木硬浮肿，麻木痒痛，烦闷口渴，身热脉数，舌苔黄腻，毒火鸱张，势欲横逆。治拟凉血解毒，并以下吊，俾得势定乃佳。

梅花点舌丹四粒（分吞）　黄连八分　赤芍二钱　银花三钱　野菊花二钱　紫地丁三钱　蒲公英三钱　毛慈菇二钱　鲜生地四钱　连翘三钱　玄参三钱　黑山栀三钱　茯神四钱　服两帖

外治：插香吊，盖贴清凉膏，围药用新清凉。

二诊二月二十二日：上唇疔肆横之毒已定，肿硬较退，疔处稠水渐来，是为佳兆，但脉来弦数，烦闷未除，乃内缊之毒火未清也。治以原法加减。

原方去除梅花点舌丹、鲜生地，加炒黄芩一钱五分、半枝莲三钱。服三帖。外治：疔处掺大清散，盖贴清凉膏，围药用新清凉。

三诊二月二十六日：疔已脱落，肿势徐退，烦闷渐愈，昨日外出冒风，复食膏粱厚味，突然形寒壮热，肿势陡增，木硬散漫，胸闷腰酸，呕恶，神烦，夜来胡语。此蕴毒复炽，走黄之象已现，并夹风邪，急拟凉血解毒佐入散风清热法。

犀角盘四分（另煎）　鲜生地三钱　丹皮一钱五分　赤芍一钱五分　黄连五分　炒黄芩一钱五分　银花三钱　野菊花一钱五分　紫地丁三钱

蒲公英三钱　毛慈菇二钱　带心连翘三钱　炒牛蒡二钱　板蓝根三钱
茯神四钱　服一帖　去除犀角盘，再服一帖。

外治：掺生春散，盖贴清凉膏，围药用新清凉合寸金锭。

四诊二月二十八日：疔处脓水复多，神识已清，腰酸、胸闷、呕恶诸症俱减，但四肢继起酸痛，深恐痛而后肿，防生流注，再拟清热。

黄连五分　丹皮一钱五分　赤芍一钱五分　银花三钱　野菊花一钱五分　紫地丁三钱　蒲公英三钱　蚤休一钱五分　忍冬藤三钱　桑寄生三钱　茯苓三钱　炒陈皮一钱五分　服三贴

外治：同前诊。

五诊三月三日：疔处新肌已长，四肢酸痛已减，精神胃纳振复。原方续服三帖。

外治：掺逢春散，盖贴清凉膏。

【按】下唇疔为西医的唇疖。经下吊后，鸱张之毒火即能得缓。患者因食膏粱厚味复冒风邪，致蕴毒复炽，疔毒走散而成走黄之症。按症审因，于凉血解毒剂中佐入牛蒡散风清热之品，风邪得以解散而肿退神清。

印堂疔

案：沈，男，二十岁，吴兴县陆家坝。

初诊一九六四年七月二十六日：暑湿热毒夹心肺两经，火毒上攻督脉，致印堂起发毒瘰，色紫顶陷起星，根坚疼痛，肿硬散漫，二目欲封，症起四日，形寒身热，胸闷神烦，脉来弦数，苔黄舌红，口渴引饮，热深毒重，急拟清营解毒法。

神犀丹一粒（研细分吞）　鲜生地四钱　丹皮三钱　赤芍三钱　银花四钱　野菊花三钱　紫地丁四钱　蒲公英四钱　蚤休三钱　毛慈菇三钱　板蓝根三钱　黄连三分　炒黄芩一钱五分　通草一钱　带心连翘四钱　服一帖

外治：掺大清散，贴大清软膏，围药用新清凉合寸金锭。

二诊七月二十七日：疔根已得收缩，稠水渐来，额面肿势较退，治拟清热解毒佐入清暑法。

银花四钱　野菊花三钱　紫地丁三钱　蒲公英四钱　蚤休二钱　毛慈菇一钱五分　板蓝根二钱　连翘三钱　赤芍三钱　大青叶三钱　青蒿三钱　炒黄芩二钱　益元散四钱（包）　服两帖

外治：围药改用新清凉，余药如上诊。

三诊七月二十九日：疔毒已得化脓外泄。

原方去除蚤休、毛慈菇、大青叶、青蒿、益元散，加夏枯草三钱、黄连八分。服三帖。

外治：掺生春散，贴逢春软膏，不用围药。

【按】印堂疔生两眉之间，乃暑湿热毒夹心肺两经火毒上攻督脉而成，来势颇猛，已呈毒邪入营之见。色紫疔陷起星，肿硬散漫，这是不适下吊的一种见症。因疔根范围大，下吊后不能收缩疔毒，故以大清散和大清软膏外敷，以代下吊。大清散虽能代替下吊，总不及下吊，疔疮下吊后，痊愈很快，一般不会反复。如用大清散代吊，内服清解毒火之药需偏重些，否则不能挫其毒火。

烂皮疔

案：梅，男，四十三岁，长兴县。

初诊一九三一年四月十八日：左腓骨旁初起毒瘰，继而红肿散漫，疼痛腐烂，经有四日，已形掌大，肿及大腿，下连足背，形寒身热，胸闷神烦，夜不安寐，按脉弦数，苔黄糙边尖红，此烂皮疔也。湿热火毒炽盛，其势鸱张之际，急拟凉血解毒，佐入清热利湿法，并以下吊，冀其势定为佳。

梅花点舌丹二粒（分吞）　黄连八分　丹皮三钱　赤芍三钱　鲜生地三钱　银花三钱　野菊花三钱　毛慈菇三钱　炒黄柏二钱　茯苓四钱　生甘草八分　带心连翘三钱　服一帖

外治：腐烂处四周下水吊，中央掺大清散，盖贴清凉膏，围药用新清凉。

二诊四月十九日：昨下吊后，腐烂已定，夜寐得安，然肿痛未减，毒火尚盛。

原方去除梅花点舌丹、茯苓，加蚤休一钱五分、石斛三钱、米仁三钱。服两帖。

外治：四周掺绿灵丹，中央掺大清散，盖贴清凉膏，围药用新清凉。

三诊四月二十一日：肿势大减，腐脱新生，精神已振，饮食渐增。

前方去除鲜生地、石斛、蚤休、毛慈菇，加萆薢三钱。服三帖。

外治：掺逢春散，贴清凉膏。

【按】烂皮疔属西医皮肤坏死一类。本案湿热火毒炽盛，毒滞血瘀，外欲迅速腐烂扩大，内有毒攻内脏走黄之象，外敷水吊以止其烂，内服凉血解毒药以解攻脏之毒，下肢多湿，故佐以清湿热之药。下水吊后改掺绿灵丹以祛腐拔毒。皮肤坏死范围小，全身症状不显者，外掺绿灵丹也可止烂，但药力较逊。

卸肉疔

案1：殷，男，五十一岁，长兴县。

初诊一九六二年九月十二日：禀体素虚，常患小疾，近则左大腿内侧始起毒瘰，麻木痒痛，头形色紫，红肿散漫，绕腿起块色黑，腐烂逐渐扩大；其势时增，高热神烦，胸闷呕恶，神识不清，面青肢凉，舌苔花剥光绛，按脉细数无神，此系正虚邪盛，热灼伤阴，毒邪内陷，有昏痉之变，治拟清营解毒佐入护心扶正一方。

犀角尖六分（另煎，分服） 琥珀蜡矾丸四钱（分吞） 太子参三钱 黄连八分 丹皮四钱 赤芍二钱 银花五钱 野菊花三钱 紫地丁四钱 蒲公英三钱 毛慈菇三钱 茯神四钱 炒陈皮一钱五分 带心连翘四钱

服一帖

外治：腐烂四周围水吊，中央掺大清散，外盖清凉膏，围药用新清凉合寸金锭。

二诊九月十三日：疔处腐烂渐止，绕腿红肿起块略退，胸闷呕恶，神志模糊，舌苔花剥质红尖绛，脉细无力，四肢欠温，虽有转机，但阳

气被毒邪所阻，且营阴已伤，以脉参证，尚属危笃，恐有正不胜邪之虑，故拟解毒扶正并进，以参消息。

原方去除琥珀蜡矾丸，加炒麦冬一钱五分，犀角尖改神犀丹二粒（研细分吞），太子参改吉林参须二钱（另煎分服），炒陈皮改橘白八分（盐水炒）。服一帖。

外治：周围改掺绿灵丹，中间掺大清散，贴大清软膏，围药同上。

三诊九月十四日：药后精神略振，手足初温，大便今行，烦闷呕恶均略减轻，脉象稍得有力，舌苔花剥少津，略进糜粥，疔处腐烂已止，稠水略多，肿势继退，硬块渐消，但新腐不分，此系正虚而毒邪未清，未许进入坦途也。仍于扶正解毒，再望松机。

前方去除神犀丹、橘白、毛慈菇，带心连翘改连翘，加玄参三钱、天花粉三钱。服两帖。

外治：四周围改掺黑灵丹，中央掺大清散，仍贴大清软膏，围药改用新清凉。

四诊九月十六日：绕腿肿势渐减，腐烂处四畔新腐渐分，稠水渐流，症情颇有好转，按脉小弦、重按有力，舌苔前半光绛根微黄，此系正虚而热灼，阴液受伤，治拟内外两顾。

前方去除天花粉，茯神改茯苓三钱，吉林参须改西洋参一钱五分，加细生地四钱、知母二钱、石斛三钱。服两帖。

外治：掺黑灵丹合生春散（等分），贴逢春软膏，围药同上。

五诊九月十八日：屡投清营解毒佐入扶正存阴之法，毒邪渐清，正气得复，腐肉渐脱，但肿势未消，腐烂处形如覆盆，稠水仍多，并有疼痛，此系气血不调，余毒内蕴所致。再拟调和气血佐入解毒健胃。

炒当归二钱　炒赤白芍各一钱五分　银花三钱　天花粉三钱　石斛三钱　紫地丁三钱　蒲公英三钱　清炙草八分　萆薢三钱　炒谷芽四钱　炒陈皮一钱五分　茯苓三钱　服三帖

外治：掺九一丹，贴逢春软膏。

六诊九月二十二日：腐肉已脱，新肌徐生，肿势消退，精神日振，饮食亦增，脉小弦，苔薄嫩，仍宜调养气血兼解余毒。

曲溪湾潘氏中医外科

前方去除炒谷芽、蒲公英、紫地丁，当归改归身，加米仁四钱、忍冬藤四钱。服十帖。

外治：掺逢春散，贴润肌软膏。

【按】西医的气性坏疽和深部蜂窝组织炎属中医的卸肉疔，肿势蔓延迅速，症情重笃。有的肿处按之绵软，指下有咔咔感，即属气性坏疽。

本案患者素来气虚体弱，得此重症，邪毒入营，正虚邪盛，热灼阴伤，有昏痉之变，用凉血解毒，护心扶正，首使毒邪不致内攻，继于凉血解毒剂中，用吉林参须之益气生津，麦冬之清热养阴，以助正祛邪，炒陈皮改橘白，也是处处顾及阴液之意。服后，症情颇见松机，嗣后又以西洋参滋阴清火，生津清热，以救其灼伤之阴液，病情乃日趋好转而获治愈。从本案证明了疔疮虽火毒之症，亦应视正气之盛衰，津液之存亡，辨证用药。

案 2：龙，男，四十岁，江苏洞庭山。

初诊一九六三年九月二十二日：卸肉疔发于右大腿内侧，腐烂不止，形已开大，绕腿红肿，高热神烦，呕恶胸闷，按脉洪数，舌苔黄糙边尖红，此为毒火入营之症，治拟清营解毒法。

神犀丹一粒（研细分吞）　炒黄芩一钱五分　带心连翘三钱　银花五钱　野菊花三钱　毛慈菇三钱　蚤休三钱　紫地丁四钱　蒲公英四钱赤芍三钱　败酱草三钱　辰茯神四钱　生甘草八分　黄连一钱　服一帖

外治：四边腐烂处下水吊，中央掺火清散，盖贴清凉膏，围药用新清凉。

二诊九月二十三日：部分腐烂未止，肿硬起块，继续延开，高热烦闷未减，大便三天未行，毒势仍在鸱张之际，还防他变，治从原法佐以通腑泄热。

原方去除败酱草、辰茯神、生甘草，加生大黄三钱、板蓝根三钱、大青叶三钱。服一帖。

外治：腐烂未止处掺祛腐散（黑虎夺命丹），腐烂已止处掺黑灵丹，中间掺大清散，贴大清软膏。

三诊九月二十四日：大便已行，身热较退，胸闷神烦得减，腐烂已止，症势已稳定，再拟凉血解毒法治之。

前方去除生大黄，神犀丹改梅花点舌丹四粒（分吞），加炒黄柏三钱、茯苓四钱、忍冬藤三钱。服两帖。

外治：腐烂处掺黑灵丹，已止部分掺九一丹，中间掺大清散，贴逢春软膏，围药用新清凉。

四诊九月二十六日：新腐渐分，肿势已消其半，午后尚有身热，饮食较前增加，宜以解毒渗湿之剂。

前方去除梅花点舌丹、板蓝根、蚤休、大青叶、忍冬藤，带心连翘改连翘，加萆薢三钱、炒泽泻三钱。服五帖。

外治：掺九一丹，贴逢春软膏。

五诊十月一日：腐肉已脱，新肌渐生，肿势消退，精神已振，脓腐未清，余无所患，治以解毒渗湿以善其后。

前方去除连翘、毛慈菇、黄芩、泽泻。服五帖。

外治：脓腐未清处掺生春散，新肌处掺逢春散，贴蓝月白软膏。

【按】卸肉疗，顾名思义腐烂迅速，急宜下吊，止其延展，一次下吊后，如还有部分延烂，可改用祛腐散以止烂、祛腐、消肿、定痛。下吊是止烂的首选药，其他外用药都不如它，但不能连续使用。治疗这类病是潘氏专长，此病现已少见。此案先拟清营解毒法，如毒火横逆之势依然鸱张，可于原法中加入生大黄，效釜底抽薪法，使火邪从腑气通顺而外泄。

螺疗

案：朱，女，三十岁，长兴县。

初诊一九六三年一月十六日：左手食指螺部肿痛，经有旬余，毒攻于上，肿及臂部，疼痛引及半身，按压局部内已酿脓，今得针溃，脓出颇畅，内伤深广，毒着于骨，高热胸闷，呕恶，脉弦数，舌苔黄腻，此系毒火肆横，还防增剧，急拟清火解毒佐入排脓之剂，冀其势定为佳。

万氏牛黄丸二粒（研细，分吞）　黄连一钱　银花三钱　野菊花二

钱　紫地丁三钱　蒲公英三钱　赤芍二钱　带心连翘三钱　蚤休三钱
败酱草三钱　忍冬藤三钱　桑寄生三钱　炒陈皮一钱五分　茯苓三钱
服一帖　去除万氏牛黄丸再服两帖。

外治：广丹药线引流，掺大清散，贴大清软膏，围药用新清凉。

二诊一月二十日：毒火横逆之势已定，痛亦得缓，疔今脱下，症见
松机，但适值经来，腹胀不和，故以清解余毒，兼入疏化。

前方去除败酱草、忍冬藤、桑寄生，带心连翘改连翘，加炒青皮一
钱、制香附三钱、炒谷芽四钱。服五帖。

外治：改掺生春散，贴逢春软膏，围药同上。

三诊一月二十五日：投以清解余毒之剂后，肿势较退，脓水亦少，
但手指筋络被毒邪腐损，故伸屈不利，治宜解毒舒筋，以善其后。

前方去除赤芍、制香附、炒谷芽、炒陈皮、青皮，加毛慈菇二钱、
忍冬藤四钱、桑寄生四钱、伸筋草三钱。服七帖。

外治：掺逢春散，贴逢春软膏。

【按】本案初诊，有毒着筋骨之势，全身症状较为严重，于清热解
毒法中加入万氏牛黄丸以清解毒火，并予针溃，从而肆横之毒得以缓
解，复以解毒舒筋法而收全功。

疫疔

案：朱，男，二十八岁，吴兴下昂。

初诊一九五九年四月三十日：五日前剖剥死羊，又食其肉，致右手
食指节起发红块，作痒，渐见起疱，色紫中心凹陷，四周肿硬嫩红，肿
势上延于臂，胀而起块，木而不觉其甚痛，脘闷不宽，头疼口渴，大便
虽行，但有腹胀，昨日形寒身热，夜寐不安，今晨更剧，懊恢呕恶，按
脉弦数而滑，舌苔黄糙尖红根腻。此感染死羊疫毒蕴结成疔，毒火横
逆，症情严重，恐有莫测之变，急拟清营解毒法佐以消积之品治之。

神犀丹一粒（研细分吞）　带心连翘四钱　黄连一钱　炒黄芩一钱
五分　紫地丁五钱　蒲公英五钱　毛慈菇二钱　银花四钱　野菊花四钱
鲜生地四钱　甘中黄一钱　山楂炭三钱　炒枳壳二钱　服一帖　去除神

犀丹再服一帖。

外治：将疱剪破吸干，掺硇砂散合大清散（等分），外贴大清软膏，围药用新清凉合寸金锭。

二诊五月二日：疫毒横逆之势已定，腐烂亦止，大便得下两次，腹胀即减，身热略退，夜寐稍宁，但疔处稠水不多，毒闭未化，肌肉紫黯，肿硬仍然，脘闷口渴，此内蕴之毒未清，症情虽得转机，尚属棘手，再拟凉血解毒法。

前方去除紫地丁、蒲公英、甘中黄、山楂炭、枳壳，加梅花点舌丹四粒（分吞）、丹皮三钱、赤芍三钱、蚤休一钱五分、生甘草八分。服两帖。

外治：同上。

三诊五月六日：疔处新腐渐分，肿势较退，稠水渐多，但仍觉痒痛且木，呼吸欠利，胸肋作痛，咳嗽尤甚，此系毒邪内蕴而传于肺金，络气不宣所致，况身热夜甚，胸闷不宽，脉弦数，苔黄腻，治宜解毒清肺为主。

神犀丹一粒（研细分吞）　黄连八分　炒黄芩一钱五分　连翘三钱　赤芍三钱　银花四钱　野菊花三钱　桔梗一钱　紫地丁三钱　蒲公英三钱　生甘草八分　郁金三钱　橘络一钱五分　鲜芦根尺许（去节、洗）服一帖

去除神犀丹再服两帖。

外治：掺九一丹，贴逢春软膏，围药用新清凉。

四诊五月九日：身热已退，胸肋疼痛已和，疔处腐肉渐脱，新肌渐生，肿痛均减，再宜清解余毒。

黄连一钱　炒黄芩一钱五分　赤芍三钱　银花三钱　野菊花三钱　连翘三钱　蒲公英三钱　生甘草八分　败酱草二钱　紫地丁三钱　绿豆衣三钱　毛慈菇一钱五分　服三帖

外治：改掺绿灵丹合生春散（等分），贴逢春软膏，围药同上。

五诊时已腐脱，新生渐敛，外掺逢春散，贴逢春软膏，再服清解余毒剂三帖而愈。

【按】疫疔是感染死畜疫毒而发。本案内外受毒，蕴结成疔，毒火横逆，有走黄之见症，也即为败血症之忧。拟以清营解毒法中佐入山楂炭、甘中黄、炒枳壳以消解蕴积肠胃之毒。这是潘氏治疗疫疔内外感毒的效法，如果专治外表，有毒蕴内脏之危候。服后大便得下两次，腹胀得减，这是肠胃之毒得于消解的见证。但内蕴之邪毒继传肺金，出现呼吸欠利咳嗽胸痛之症，故再在清营解毒法中佐入芦根、桔梗、郁金、橘络等清肺化痰之药，得于转危为安，这样的转传是少见的病案。疫疔在体表感染中，还有一种见症，即染毒后，局部紫红起块，肿而酸痛，肿块可散布全身，或数块融合，此愈彼起，续发不已，皮色增深而腐烂，继而皮肉熟腐，大多发于手指，可以十指相继而生。

奶疬

案：蒋，女，四十七岁，湖州太和坊。

初诊一九六四年八月十三日：肝脾郁热凝结，夹痰凝气滞，致两乳房各结并一枚，大如梅杏，坚硬有核，皮色如常，推之移动，隐隐抽痛，经有三月，脉小弦，苔薄，此奶疬也，治属纠缠。治宜疏肝行气，佐入化痰消结。

逍遥丸四钱（包煎）　橘叶三钱　炒青皮一钱五分　茯苓三钱　炒当归三钱　炒白芍二钱　制香附三钱　橘红一钱　合欢花三钱　土贝母三钱　漂昆布三钱　漂海藻二钱　夏枯草三钱　服十帖

外治：贴辛木膏。

二诊八月二十四日：奶疬小而渐扁，转软，症情颇有好转，治从原法出入。

前方去除逍遥丸、橘红、夏枯草，加银花三钱、代代花七朵。服十帖。

外治：同上。

后诊继续服十帖而愈。

【按】这里的"奶疬"，即"乳癖"，类似西医的乳房小叶增生，潘氏治疗这一类病症有其专长，不主张切除，经用上述方法内外合治，一般二三个月可以治愈。立方常用逍遥丸，取丸中小量柴胡、薄荷以疏肝解郁，加重当归、白芍以加强养应柔肝。

下发背

案：凌，男，六十一岁，湖州西门下塘。

初诊一九三六年四月三十日：下发背对脐后而生，经有二十天，腐烂不止，形如覆盆，平塌不高，根盘散漫，绕背肿硬，横行腰肋，隐隐作痛，四畔肌肉板滞不仁，脓水稀少，毒闭难于化腐成脓，日夜不宁，精神软弱，低声懒言，面色㿠白，肢末清凉，脉形细软无力，舌淡苔薄，糜粥不进，此肾阳衰而毒邪内陷，胃腑困矣，急以温阳托毒，以胃苏为转机。

鹿角尖三钱　带心连翘三钱　炒赤白芍各一钱五分　炒当归三钱
生黄芪五钱　皂角刺三钱　宋半夏二钱　辰茯神四钱　炒陈皮一钱五分
炒银花三钱　蚤休二钱　生谷芽四钱　服两帖

外治：四周掺祛腐散，中间掺黑灵丹，贴清凉膏。

二诊五月二日：前投温阳托毒佐入苏胃法，腐烂已止，根盘略得收束，疮形紫暗亦有好转，昨起臭秽难闻，音出较亮，按脉细数稍转有力，苔薄，症有转机之象，但胃气未苏，年逾六旬，元气亏而邪毒深固，难以化腐成脓，仍拟扶正温托佐入苏胃法，以望纳谷有加，是为顺候。

原方去除带心连翘、蚤休，生谷芽改生熟谷芽各三钱，生黄芪改炙黄芪，加吉林参须一钱五分（另炖，分服）、砂仁六分（杵，分冲）。服两帖。

外治：掺拔毒散，贴清凉膏。

三诊五月四日：疮形紫暗已转红活，根盘渐得收束，肿硬稍退，略有脓腐，新腐欲分，精神比前稍振，昨晚、今晨略进糜粥，按脉细而有力，苔薄转润，正气渐复，再当扶正解毒健胃并进。

前方去除鹿角尖、皂角刺、生谷芽、砂仁、吉林参须，加党参三钱、炙甘草八分、炒远志一钱五分。服三帖。

外治：掺八味丹，贴清凉膏。

以后于调补气血，健胃解毒法，随证转药，调治约一个半月而愈。

【按】此病西医为痈，起病二十天，未经治疗，面色㿠白，肢末清凉，为阳虚而毒邪内陷之症，糜粥不进，危在顷刻，纯用凉血解毒，非为对症，当于温阳托毒苏胃之法，外掺祛腐散以止烂。此为出诊患者，第三天出诊，一走进房，腥臭难闻，音出较亮，肢末转温，此阳气得运，毒邪渐化。症虽转机，如果胃腑不醒，糜粥不进，仍属危候，因此，在整个治疗过程中，始终兼顾胃气。治疗阳虚而内陷之症，鹿角尖、黄芪两药同用，以温阳益气，更能推助凉血解毒。

莲子发

案：钱，女，二十岁，吴兴县南皋桥。

初诊一九六五年七月二十六日：膀胱经毒火凝滞，致背部毒瘰融合成片，形如莲子，大如覆盆，根盘散漫不收，平塌不高，四周焮红光亮，刺痛不堪，胸闷口渴，夜来神糊，高热不退，精神软弱，病有旬日，毒火肆横，有内陷之象，急以清营解毒，冀其势定为佳。

神犀丹一粒（研细分吞）　带心连翘三钱　鲜生地五钱　黄连一钱炒黄芩二钱　丹皮二钱　赤芍三钱　银花四钱　紫地丁三钱　蒲公英三钱　蚤休二钱　败酱草三钱　茯神四钱　黑山栀三钱　服一帖

神犀丹改万氏牛黄丸二粒，再服一帖。

外治：掺大清散，贴大清软膏。

二诊七月二十八日：前投清营解毒之剂，肆横之毒较退，根盘渐得收束，已溃甚多，亦有减小，肿痛均减，再宜清热解毒法。

前方去除万氏牛黄丸、蚤休，带心连翘改连翘，加梅花点舌丹四粒（分吞）、野菊花二钱。服两帖。

外治：掺生春散，贴大清软膏。

三诊七月三十日：根盘渐软，毒邪先后得泄，疼痛大减，精神渐振，再宗原法出入。

前方去除梅花点舌丹、败酱草、鲜生地、黑山栀，茯神改茯苓，加炒陈皮一钱五分。服三帖。

外治：余腐未净处掺生春散，已净处掺逢春散，贴逢春软膏。

【按】莲子发临床较为罕见，其局部特征，初起起发疮毒甚多，大小不一，疼痛不堪，毒甚则根盘各自增大，互融成片，形如莲子，化腐成脓互不相通，腐烂虽无发背搭手之深，但范围甚大，症形凶险。治疗得当，易于化脓，获效较速。

臀疽

案：张，男，二十八岁，湖州志成路。

初诊一九五六年八月四日：湿阻太阳足经，气血因而凝滞，遂致左臀起发毒瘰两枚，根坚肿痛，红晕散漫，内未化脓，疽头破烂色紫，身热脉数，为臀疽，还防继起，治宜清热解毒佐入渗湿法。

炒黄柏一钱五分　黄连六分　丹皮二钱　赤芍二钱　银花三钱　甘菊花二钱　连翘三钱　紫地丁四钱　蒲公英三钱　茯苓三钱　败酱草三钱　皂角刺二钱　陈青蒿三钱　益元散四钱（包）　服两帖

外治：掺大清散，贴大清软膏。

二诊八月六日：臀疽红晕较退，肿痛亦减，毒邪得化，脓水自流，惟内蕴之毒邪未清，尚有神疲纳懈，治拟理湿解毒佐入健胃法。

前方去除黄柏、连翘、败酱草、皂角刺、青蒿，加萆薢三钱、炒泽泻三钱、佩兰一钱五分、炒米仁四钱、炒陈皮一钱五分。服三帖。

外治：掺生春散，改贴逢春软膏。

三诊八月九日：精神已振，饮食渐复，毒去肿消，新肌已长，为巩固疗效，再拟原法出入。

前方去除泽泻、黄连、丹皮、紫地丁、蒲公英、萆薢。服五至七帖。

外治：掺逢春散，贴清凉膏。

【按】臀疽之症，内治清解渗湿，外掺大清散，治愈颇速，但易继起。方本案又发于暑湿当令季节，湿性重浊腻滞，病多缠绵，症虽近愈，还需继续投服理湿解毒之剂，调治一时，使湿去毒净，可免继起。

肋疽

案：桂，男，三十四岁，长兴县天平桥。

初诊一九六五年八月十二日：右胸第五、六肋处，肌肉板滞隐痛，漫肿色白，经有旬余，难以转侧，呼吸困难，咳则疼痛尤甚，身热作潮，其势日增，脉弦带数，舌苔黄腻。此乃气血凝滞夹痰阻络而成，肋疽之候，治颇棘手，拟清热疏肝佐入化痰法。

炒当归三钱　炒赤白芍各一钱五分　炒柴胡一钱五分　制香附三钱　炒黄芩一钱五分　路路通三钱　木香一钱五分　浙贝母三钱　炒枳壳二钱　橘络一钱五分　杏仁三钱　服七帖

外治：贴内消膏。

二诊八月十九日：投药后，疼痛得减，漫肿之势已得收束，身热作潮略轻，按压肌肉仍然板滞，咳嗽呼吸均感困难，脉弦带数，苔微黄腻，治有转机，仍按原法出入。

前方去除枳壳，加银花三钱、炙甲片一钱五分、桔梗一钱。服七帖。

外治：同上。

三诊八月二十八日：右胸肋肿势已消，身热已退，呼吸咳嗽则疼痛均觉减轻，惟按压肌肉尚有板滞，脉小弦，苔薄黄，消散有望，再宗原法。嘱原方再服五帖。

外治：同上。

【按】此案西医诊为胸膜炎，脉实形实，病在肝肺经，故以疏肝解郁化痰而见效。方中路路通行气活血，利水通络，借其通利之性以疏通络道则祛逐经络之留滞，其效更佳。

环跳疽

案：李，女，三十二岁，吴兴县跃进大队。

初诊一九六三年五月六日：右环跳疼痛漫肿，按之木硬形巨，皮色如常。一月前跌伤，致瘀凝气滞夹湿阻痹而成，恐难消散，为环跳疽也，治拟活血行瘀佐入舒筋理湿法。

炒归尾三钱　制乳香一钱五分　生牛膝三钱　制没药一钱五分　桃仁三钱　炒赤白芍各一钱五分　忍冬藤三钱　桑寄生四钱　络石藤三钱　萆薢三钱　汉防己二钱　服三帖

外治：外贴内消膏。

二诊五月九日：药后，酸痛稍减，肿块略消，仍宗原法出入。

前方去除络石藤、乳香、没药、汉防己，加泽泻三钱、米仁四钱、木瓜二钱、炒黄柏二钱。服五帖。

外治：同上。

三诊五月十六日：环跳疽肿块已消七八，略有酸痛，再宗原法出入。

前方去除木瓜、赤芍、黄柏、泽泻，归尾改当归，加鸡血藤四钱。服七帖。

外治：同上。

【按】本案西医诊为臀部肿疡，由跌伤致瘀凝气滞夹湿化毒而成，日久不消，易酿脓穿溃，内服活血行瘀舒筋理湿之剂，外贴内消膏，内外合治顷见消散。内消膏药外贴，其活血散瘀作用甚强。

缓疽

案：徐，女，五十九岁，湖州杨家弄。

初诊一九六四年十一月九日：右少腹结并，坚硬漫肿形巨，连及便痈髋骱，酸痛，皮色不变，迄今已有月余，按之内将酿脓，身热夜甚，神疲纳减，脉来小数，苔微腻。端由太阴足经气血不调，寒湿凝滞所致，此缓疽之候。拟以调和气血佐入疏化托毒法。

炒当归三钱　忍冬藤四钱　炒赤白芍各一钱五分　制香附三钱　桑寄生三钱　台乌药一钱　木香一钱五分　炒泽泻三钱　茯苓三钱　炙甲片二钱　银花三钱　生甘草八分　皂角刺三钱　服五帖

外治：贴内消膏。

二诊十一月十六日：肿块较减，酸痛略和，按之浆水稍得吸收，治宜调养气血佐入消散法。

前方去除台乌药、皂角刺，加萆薢三钱、生黄芪三钱。服五帖。

外治：同上。

三诊十一月二十二日：肿硬之并已减其十分之六七，酸痛渐和，按之浆水已被吸收，有消散之象，治再从原法出入。

前方去除制香附、木香、炙甲片，加炒陈皮一钱五分、炒谷芽四钱。服五帖。

外治：同上。

【按】缓疽，西医为腹股沟淋巴结肿，往往数月不溃，治颇纠缠。本案症起近月，按之内已成浆，身热脉数，寒湿热化，故内治以行气活血，清热渗湿，消肿托毒之法。二诊症情已见松机，可望不溃而内消，去角刺之顶托加入黄芪以益气托毒，促使浆水吸收，再诊后，消散而愈。

血风疮

案：鲍，男，二十九岁，吴兴县大全。

初诊一九五六年十一月五日：血风疮，遍体皆是，头顶更剧，鳞屑脱落，瘙痒无度，抓破流津，经有四月余，其势更剧，治颇纠缠，恐一时难以杜绝其根。苔薄脉缓。治以养血祛风，除湿解毒。

炙黄芪五钱　炒当归二钱　生地三钱　炒川芎三钱　炒白芍二钱
桑叶二钱　炒荆芥一钱五分　焦防风一钱五分　银花三钱　白鲜皮三钱
豨莶草三钱　生甘草八分　地肤子三钱　带皮苓四钱　服十帖

外治：黄连膏合润肌膏等分外搽。薄搽一层，一天两次。

二诊十一月十六日：投药后，瘙痒减轻，夜能安寐，鳞屑脱落甚多，有几处皮肤光润，苔薄脉缓，治有好转，再拟原法出入，缓缓杜绝其根。

前方去除荆芥，加苦参二钱。服十帖。

外治：同上。

三诊十一月二十八日：鳞屑脱落大半，皮肤呈淡红色，惟瘙痒未止，此血虚之体，还当药饵，再以原法出入。

前方去除豨莶草，加甘菊花二钱。服七帖。

外治：同上。

四诊十二月七日：血风疮，鳞屑全脱，已无瘙痒。再拟几味以巩固疗效。

炙黄芪五钱　炒当归三钱　生甘草八分　带皮苓四钱　苦参二钱
甘菊花二钱　服十帖

外治：用黄连膏合润肌膏等分外搽，以解毒止痒润肌肤。

【按】本案症起日久，血耗风胜，瘙痒尤甚，夜不安寐，破流脂水。"治风先治血，血行风自灭"，故用四物汤加黄芪益气生血；桑叶、荆芥、防风疏散风邪；白鲜皮、豨莶草、地肤子、带皮苓除湿热去风痒；银花、甘草清热解毒，共奏养血祛风，理湿解毒之功。后两诊，用药随症出入，前后服二十七剂，基本治愈，最后拟药六味，以巩固疗效。

流注

案1：李，女，二十二岁，吴兴小梅。

初诊一九六二年十二月十日：右肩背及左大腿股面与内侧，各结并两枚，漫肿形巨，疼痛拒按，皮色如常，身热神烦，口渴，日夜呻吟，有时神识模糊，按脉滑数，苔黄腻，此乃阳明邪热客于营卫之间，阻于肌皮之内而成流注之候，症情颇重，还防他变，急拟清营解毒消散法。

神犀丹一粒（研细分吞）　带心连翘三钱　银花三钱　黄连一钱
炒黄柏一钱五分　炒黄芩一钱五分　丹皮三钱　炒赤芍三钱　黑山栀三钱　炙甲片二钱　忍冬藤四钱　草薢三钱　茯神四钱　炒当归三钱　服两帖

外治：贴内消膏。

二诊十二月十二日：投药后，身热逐渐减退，疼痛得缓，神识亦清，精神略振，流注之硬并已见减小，惟有咳嗽、胸闷、肋痛，按脉弦滑带数，苔薄根黄腻。此乃阳明毒火又侵肺金，症势鸱张，还防继起，治宜清热化痰解毒法。

前方去除神犀丹、丹皮、黄柏、草薢，带心连翘改连翘，茯神改茯苓，加鲜芦根一尺（去节、洗）、杏仁三钱、浙贝三钱、桔梗一钱、炒枳壳一钱五分。服四帖。

外治：肋部疼痛贴消肿膏。

三诊十二月十六日：硬并渐退，身热已无，疼痛亦和，精神日振，胸闷肋痛咳嗽均除，苔薄微黄，脉弦滑，虽有内消之象，还当自慎，治以消散法。

前方去除黄芩、黑山栀、杏仁、浙贝、桔梗、炒枳壳、炙甲片、芦根，赤芍改一钱五分，加炒白芍一钱五分、炒牛膝三钱、桑寄生四钱、伸筋草三钱、汉防己二钱、草薢三钱。服五帖。

外治：同上。

【按】本案乃由阳明邪热客于营卫，阻于肌肉，致气滞血壅而成，症虽初起，来势凶急，为流注之重症。投以清营解毒活血疏散法，两剂后顷见转机，但阳明邪热，犯于肺络故佐于芦根、杏仁、浙贝等以清肺化痰，后诊诸症又得好转，故重以活血舒筋药调治。

案2：丁，女，六十七岁，湖州小西街。

初诊一九六四年七月二十九日：流注起有五枚，肿硬形巨，疼痛不堪，皮色如常。右肩臂各一枚，按之内已成浆，平塌不高；左臂及大腿三枚，亦难消散。身热盗汗，夜寐不安，脉来细数，苔薄黄，高年元虚毒重，恐难支持。治拟扶正解毒箍托佐入清暑法。

生黄芪三钱　炒当归三钱　黄连一钱　炒黄芩一钱五分　连翘三钱　银花三钱　赤芍二钱　皂角刺三钱　炙甲片三钱　忍冬藤四钱　泽泻三钱　青蒿三钱　益元散四钱（包）　茯神四钱　服四帖

外治：贴内消膏。

二诊八月二日：流注肩臂两枚，酿脓高肿，今得针溃，脓出颇多，毒邪外泄；他处三枚，肿势得减。但身热未退，精神软弱，纳谷不香，脉细数，苔薄黄腻，再宗前法损益。

前方去除黄连、泽泻、皂角刺，生黄芪改炙黄芪，茯神改茯苓，甲片改二钱，加白芍二钱、炒陈皮一钱五分、炒谷芽四钱、吉林参须二钱（另炖分服）。服两帖。去除吉林参须再服两帖。

外治：溃口掺异功散，余处贴内消膏。

三诊八月七日：前溃两枚，肿痛得减，脓水绵绵不绝；余处三枚，肿硬又得减小。身热徐退，精神比前略振，脉细带数，苔薄微黄，体虚为患，还当自慎，再拟原法出入。

前方去除连翘、益元散、炙甲片，青蒿改蒿梗，加桑寄生四钱、甘菊花二钱、佛手柑二钱。服五帖。

外治：改掺生春散。

四诊八月十三日：前溃两枚，脓水已少，新肌渐生，余处三枚，已消两枚，身热已退，酸痛亦和，精神得振，饮食得增，脉细苔薄，再拟调养气血为主，俾得渐渐而愈。

前方去除佛手柑、黄芩，加炒党参三钱、炙甘草八分。服五帖。

外治：改掺逢春散。

【按】本案就诊时，流注已起五枚，两枚成脓，余枚难消，邪毒鸱张，治当清热解毒箍托方为正法。但患者素体元虚，本原不足，专意清解，恐难奏功，故拟扶正解毒箍托之法，黄芪、当归连诊服用，虽有身热，但亦无碍，脓成得溃，溃后速愈，未成脓则消散，未见续起，是可取之法。

案3：王，男，二十七岁，吴县西山。

初诊一九六四年八月二十一日：上搭手肿痛根坚，头形破烂，已有周余；背部起发流注两枚，形势颇巨，高肿疼痛，引及胸肋，身热口渴，胸闷气急，苔黄腻，脉滑数，经有三天，此乃疽毒走窜经络肌肉，壅阻而成。治拟清热疏散，佐入清暑法。

神犀丹一粒（研细分吞） 带心连翘三钱 黄连一钱 炒黄芩一钱五分 银花三钱 赤芍三钱 紫地丁三钱 蒲公英四钱 郁金二钱 炙甲片二钱 茯苓四钱 青蒿三钱 益元散四钱（包） 服两帖

外治：搭手疽掺拔毒散（九龙下海散），贴大清软膏；流注贴内消膏。

二诊八月二十三日：投药后，搭手疽得化，针溃脓泄，流注前两枚肿痛得减，而旁处继起一枚，漫肿色白，疼痛且酸，身热未退，大便两天未行，兼有腹胀，此乃邪毒尚盛，腑气不调，脉滑数，苔黄腻，再从原法出入。

前方去除神犀丹，青蒿改蒿梗，带心连翘改连翘，加炒当归三钱、炒枳实三钱、栝楼仁四钱（打）。服三帖。

外治：同上。

三诊八月二十六日：搭手疽腐肉渐脱，身热已退，流注前两枚渐消，后起一枚，肿痛得减，大便昨解两次，腹胀消失，脉来缓滑，苔薄黄腻，再从原法出入。

前方去除连翘、黄连、紫地丁、蒲公英、炙甲片、郁金、栝楼仁、蒿梗、枳实，加菊花二钱、白芍二钱、忍冬藤四钱、桑寄生四钱、伸筋草三钱、炒陈皮一钱五分。服五帖。

外治：搭手疽掺生春散，贴逢春软膏，流注同上。

【按】本案始患搭手疽根坚不化，继发流注，疼痛壮热，症势鸱张，始以清热解毒为主，后期疽化热退，转为养血活血舒筋之法。方中用青蒿、益元散以清暑利湿兼镇心神，且时值夏令暑天用以防暑。

时毒

案：何，男，二十六岁，湖州。

初诊一九五九年五月二十日：时毒起发，经有三天，漫肿无头，颊紧难开，甚至喉蛾，焮红作肿，吞咽不利，身热形寒，按脉弦数，舌苔薄黄。治宜疏风清热，化痰利喉。

连翘三钱　炒牛蒡二钱　薄荷一钱五分　桔梗一钱　板蓝根三钱　黄连八分　炒黄芩一钱五分　银花三钱　土贝母三钱　杏仁三钱　玄参三钱　射干一钱　炒赤芍二钱　服三帖

外治：贴消肿膏，喉蛾吹上清散合良药散等分。

二诊五月二十三日：时毒肿势渐退，喉蛾肿痛已和。昨日复现腰酸，傍晚继起身热，左侧肾子焮红肿痛，痛引少腹，乃内蕴邪热传入厥阴肝经所致，发为肾子痈，脉来弦数，舌苔黄腻。治宜清热解毒佐入疏和渗湿。

前方去除牛蒡、薄荷、板蓝根、杏仁、黄芩、玄参、射干、桔梗，加黄柏一钱五分、橘核三钱、天仙藤三钱、马鞭草三钱、炒柴胡一钱、炒青皮一钱五分、赤茯苓三钱、炒泽泻三钱。服四帖。

外治：贴消肿膏。

三诊五月二十七日：身热已退，肾子肿痛已减其半，红晕亦无，惟仍木硬，乃厥阴之气未调，湿邪阻滞。再宜疏和渗湿，佐入解毒。

前方去除马鞭草、黄连、土贝母、柴胡、连翘，加炒陈皮一钱五分、川楝子三钱、木香一钱五分。服四帖。

外治：同上。

【按】本案初诊系时毒初起，并发喉蛾，故治以疏风清热、化痰利喉。方中牛蒡、薄荷疏散风邪；连翘、银花、黄连、赤芍、黄芩、板蓝根清热凉血解毒；桔梗、杏仁、土贝母、射干、玄参宣肺化痰、消肿散结、清利咽喉。服药后，腮肿渐退，喉蛾肿痛已和。二诊时，并发肾子痈，乃少阳邪热传入厥阴肝经所致。《疡医大全·疝气篇·坠门主论》曰："……腮肿将退，而睾丸忽胀，一丸极大，一丸极小，似乎偏坠，而实非，盖耳旁乃少阳胆经之分，与肝经相为表里，少阳感受风热而遗发于肝经也。"此时复以清热解毒、疏和渗湿之法，方中连翘、银花、土贝母清解腮部余邪；黄连、黄柏清火燥湿；天仙藤、马鞭草、赤芍凉血活血；橘核、柴胡、青皮疏肝理气；赤茯苓、泽泻淡渗利湿，调治旬日而愈。如并发乳痈，可参阅乳痈治法。若热邪内陷传入心营，治以清营汤随证加减，以清营解毒。

大头天行

案：范，女，六十岁，长兴县林城。

初诊一九六四年十月十一日：左下眼胞始起红块，继而头面漫肿焮红，下达腮项，目不能开。面上燎疱，宛如火烫，大小不一，触之疼痛。憎寒壮热，咽痛口渴，呕恶神烦，胸闷，夜寐神糊，舌苔黄糙，脉象浮数有力。大头天行之候，症情颇重。急拟普济消毒饮加减，以达清营解毒，疏风散邪。

神犀丹一粒（研细分吞）　丹皮三钱　带心连翘三钱　赤芍二钱
鲜生地四钱　银花四钱　黄连一钱　炒黄芩一钱五分　玄参三钱　桔梗
一钱　板蓝根三钱　炒牛蒡二钱　薄荷一钱五分　茯神三钱　服一帖

去除神犀丹再服一帖。

外治：用蓝月白散香油调涂，每天两次。咽部吹金液丹合良药散等分，两小时一次。

二诊十月十三日：投药后，面上燎疱已瘪，漫肿之势渐退，左眼能开，刺痛亦和，身热徐退，咽痛渐减，呕恶已止，夜寐已安，舌苔黄腻，脉象弦数。症情颇有好转，趋向痊愈。但宜自慎，防复冒风邪，再从原法出入。

前方去除丹皮、鲜生地、薄荷、牛蒡，带心连翘改连翘，加甘菊花二钱、冬桑叶二钱。服三帖。

外治，同上。并带回涂药一周量，吹药三天量。

【按】本案诊时，表证未罢，邪热已充斥肺胃，有毒陷营血之势，故用普济消毒饮合犀角地黄汤加减，以疏风散邪、清营泄热、解毒消肿。局部涂敷蓝月白散香油调以消肿止痛，咽喉部用金液丹、良药散等分内吹以利喉消肿。方内犀角改神犀丹，清热凉血解毒足以杀其炎炎之势；带心连翘以清心营之毒；玄参、桔梗足以消咽肿；不到痰盛、吞咽不利时马勃、僵蚕可省用；焮肿之势不下达颈胸，不用升麻、柴胡升提，又无浊痰，故去陈皮。二诊随病转药获效。

走马牙疳

案：谢，女，四岁，湖州陌路。

初诊一九六一年十二月三十日：走马牙疳，黑烂穿腮，腐着槽骨，牙根显露，齿动欲脱，臭秽不堪，咳嗽音哑，气逆痰多，午后潮热，脉形弦数，苔前半薄，根腻质红，精神软弱。体虚邪蕴，恐难支持。此乃痧后肺胃余毒未净，上攻龈齿而成。拟以清火解毒佐入清金化痰法。

胡黄连一钱　炒黄芩一钱五分　银花四钱　炒赤芍二钱　甘中黄一钱五分　清金散四钱（包）　玄参三钱　知母二钱　桔梗一钱　土贝母三钱　杏仁三钱　天竹黄二钱　服四帖

外治：牙龈腐烂处吹加味信枣散，腮穿处掺大清散，贴大清软膏。

二诊一月三日：齿脱五枚，腐肉渐脱，气逆已平，咳嗽较稀，惟槽骨外露，腮处肿硬，潮热仍然，夜寐不安，苔脉如前。体虚毒重，治颇棘手，冀其正复为佳。宜清热化痰佐入扶正法。

前方去除杏仁、天竹黄、桔梗，加炒橘红一钱五分、连翘三钱、甘菊花二钱、茯神三钱、吉林参须二钱（另炖分服），服两帖。吉林参须改太子参三钱，再服三帖。

外治：同上。

三诊一月九日：咳嗽已除，音出较亮，腐肉已脱，余腐已清，新肌渐生，夜寐安神，腮处肿硬渐退，精神逐渐好转，饮食稍增，惟槽骨及额骨外露，内场深广，余热未净，苔薄质红，脉来弦细带数，待朽骨脱落，再望收口。再宗原法损益。

前方去除清金散、茯神。服七帖。

外治：加味信枣散合十珍散等分内吹，腮部掺生春散，贴逢春软膏。

四诊一月十六日：余腐未清，新肌红活，疮口渐小，朽骨外露，动而未脱，身热已除，正气渐渐得复，候朽骨脱落，自能愈合，苔薄净，脉小弦。拟以调养气血，兼清胃肾毒火。

前方去除胡黄连、黄芩、土贝母，赤芍改炒白芍，加炒当归三钱、生地三钱、茯苓三钱、炙甘草八分、炒谷芽四钱。服七帖。

外治：内吹十珍散，外掺生春散，贴逢春软膏，给带回外敷药三周量。

五诊二月二日：朽骨已脱，疮口肌肉红活，腮外疮口已小，疮口两边肌肉吊拢，精神振作，饮食如常，不必服药，自然收口。

外治：内吹十珍散，外掺逢春散，贴逢春软膏，并带回敷药，十天自愈。

【按】本案乃由麻疹回后，肺胃余毒未净，上攻龈齿而成。就诊时，由于没有得到及时治疗，已腐烂穿腮，齿动欲脱，腐着颧骨，且咳嗽气逆音哑，已为重候。治以解余邪，清内热为主，故立清金化痰之法。方中胡黄连、玄参、知母、炒黄芩、银花、赤芍以清肺胃肾三经毒火；甘中黄、天竺黄两味为伍，既能清热豁痰，又能安神去风热；再以清金散、桔梗、土贝母、杏仁，则清金化痰之功尤佳。以后几诊，随症转药，重点在于扶正，正复而邪毒渐清。当热退脉静，苔薄净，虽朽骨未脱，当重以食养。

外治，腐烂扩展阶段内吹加味信枣散止烂，外掺大清散，贴大清软膏以清火拔毒消肿。腐脱新生阶段，内吹加味信枣散与十珍散等分，以生肌拔毒止烂，外掺生春散，贴逢春软膏以拔毒生肌。朽骨脱落后，内吹十珍散，外掺逢春散贴逢春软膏以生肌收口。最后一诊，见腮外疮口两边肌肉凹着于骨，预断在十天内能愈合。

口糜

案：康，男，一岁，湖州马军巷。

初诊一九六五年四月十二日：感冒发热，邪去而心胃之热未清，上攻口腔，致唇腮口舌糜烂，流涎难于吮乳，日夜啼哭，症为口糜。

外治：吹口疮散，两小时一次。

二诊四月十四日：口糜腐点得去，面露鲜红，部分已愈，已能吮乳。

外治：继吹口疮散，四天而愈。

烂喉蛾

案：章，女，十五岁，湖州北门。

初诊一九六四年十月十日：风邪痰热上炎，致两侧喉蛾肿痛腐烂，吞咽不利，微有身热，经有四天，其势日增，还防高热，烂喉蛾也。

外治：金液丹合良药散等分内吹，两小时一次。

二诊十月十二日：烂喉蛾腐脱，肿痛均减，吞咽较利，身热已无。

外治：继吹上药，五天而愈。

【按】烂喉蛾西医为化脓性扁桃体炎。金液丹有清火祛腐、消肿止痛的作用，用于咽喉红肿疼痛及腐烂，其效甚佳。身热不甚者不必内服汤药，如腐烂甚者，与良药散合用，可减少刺激。

气瘿

案：杨，女，三十七岁，长兴。

初诊一九六四年九月十六日：结喉之旁结肿，如李之大，按之绵软，皮色如常，不觉甚痛。近五天来吞咽不利，觉痛，情志忧郁，精神欠爽，脉小弦，舌苔薄腻。此乃由七情郁结，夹痰凝气滞而成，气颈之候，治颇纠缠。拟以疏肝行气，化痰消结法。

漂昆布三钱　漂海藻四钱　浮海石四钱　白芥子一钱　土贝母三钱　橘络一钱五分　夏枯草三钱　白蒺藜二钱　甘菊花三钱　炒当归三钱　炒赤白芍各一钱五分　服七帖

二诊九月二十四日：投药后，吞咽得利，稍有胀痛，结肿略得收束，治有转机，其他如常，再拟原法出入。

前方去除白芥子，加杏仁三钱。服十帖。

三诊十月四日：结肿已消其半，胀痛消失，精神已爽，再拟原法出入。

前方去除杏仁，加佛手花一钱五分。服十帖。

四诊十月二十五日：气颈基本消失，嘱服丸剂，以巩固疗效。

海藻丸，一日三次，一次四粒，服半月。

【按】本案由七情郁结，夹痰凝气滞而成。故治以疏肝行气、化痰消结。方用白蒺藜疏肝；甘菊花平肝；白芍柔肝；橘络通络化痰；夏枯草清肝散结；昆布、海藻、海石、土贝母消痰散结；配白芥子搜剔痰结与赤芍行血破结，以加强消结散瘿；配当归养血以资白芍之柔肝，活血以助赤芍之破结。治既得效，再以海藻丸巩固疗效，作为善后。

瘰疬

案：施，男，四十一岁，湖州北门。

初诊一九六三年三月三十一日：颈项瘰疬，李大三枚，坚硬有情，推之移动，皮色如常，隐隐酸痛，经有半载，逐渐增大。苔薄腻，脉弦。此肝气郁结，夹痰热凝滞，阻于颈项而成。治以疏肝解郁，化痰消结法。

炒柴胡一钱五分　炒当归三钱　炒白芍三钱　夏枯草二钱　炒陈皮一钱五分　土贝母三钱　茯苓三钱　漂昆布三钱　漂海藻三钱　栝楼皮三钱　地栗五个　浮海石四钱　服七帖

外治：贴辛木膏。

二诊四月八日：颈项瘰疬已得减小，酸痛亦和，治宗原法出入。

前方去除栝楼皮，加宋半夏二钱。服十帖。

外治：同上。

三诊四月二十日：瘰疬之核已消其半，其他如常，治再宗原法出入。

前方去除柴胡。服十帖。

外治：同上，带回辛木膏两张，贴一周换一张。

【按】本案生于项前阳明经，结核如李，故名瘰疬，由肝气郁结，夹痰热凝滞而成。药用柴胡疏肝解郁；当归、白芍养血柔肝；茯苓、陈皮理气化痰、健脾和中；栝楼皮、土贝母、地栗清热化痰；夏枯草、昆布、海藻、浮海石化痰消结，共达疏肝解郁、化痰消结。前后共服二十余剂，基本消散，继贴辛木膏消散而愈。

骡眼疮

案：王，男，四十八岁，安吉县。

初诊一九六五年一月二十五日：左下肢胫骨旁在两年前跌破，继而肿痛腐烂，至今未愈，津水外流，延烂三处，疮面大如铜钱，四周起边，黯红不鲜，污水甚多，腥臭不堪，疼痛夜甚，乃为骡眼疮，治颇纠缠。

外治：贴白玉膏，一天一次。

二诊二月三日：骡眼疮腥臭得减，污水少流，肌肉较为鲜红，疼痛减轻，疮边渐平。

外治：掺八宝丹，赤白散（珠神散）油调，薄摊于棉纸外贴。

以后续诊两次，仍敷原药，共治一个半月而愈。

【按】本案湿火不盛，故贴白玉膏以祛腐燥湿，拔毒止痛，二诊时腐去，肌肉转成鲜红，改用八宝丹外掺，贴赤白散（珠神散）以燥湿生肌，其效甚佳。

（以上为潘春林医案）

脑疽

案：徐，男，六十二岁。

初诊一九六三年十一月一日：脑疽起经半月，疮面如拳大，根盘肿硬，色紫，多孔溃烂，焮痛，寒热，尿赤，纳呆，夜寐不宁。脉数而弦，苔白中腻。高年体虚，湿火鸱张，拟黄连解毒汤合透脓散。

毛慈菇6克　焦山栀9克　蚤休9克　川黄连6克　淡黄芩6克
野菊花9克　粉丹皮9克　皂角刺9克　炙山甲片9克　赤芍6克，2剂。

二诊：四边根脚略束，大便3天未解，加郁李仁9克，枳实2.4克。2剂后大便通而不多，身热相退。高年气血虚弱，不能托邪外达，再拟扶正托毒：

生黄芪9克　赤芍6克　黄芩6克　生大黄9克　党参9克　银花15克　蚤休9克　生甘草4.5克　皂角刺9克　牡丹皮9克　黄连6克，2剂。

三诊：脓水已畅，腐肉脱而未净，疼痛稍减，身热渐退，大便通畅。脉弦数，苔白腻，前法出入：

生黄芪9克　银花15克　蚤休9克　党参9克　紫地丁9克　陈皮4.5克　牡丹皮6克　黄芩6克　生甘草4.5克。

加减服至 11 月 17 日，新肌徐生，脓水渐清，再予 3 剂善后。

【按】脑疽分正偏，多由膀胱湿火上壅而成。余氏认为，本病除热毒过重者外，不宜过用寒凉，致毒邪郁闭不出；势成后则宜透托，促进早日化脓泄毒，忌专事寒凉药剂，谨防毒气内陷；后期肿痛已消大半，饮食起居如常者，只用外治，毒净自然收敛；若火毒未尽而见虚象者，当以清理为主，佐以补益之品，本例充分体现了余氏治疗本病的方法。

（余步卿医案）

第五章　外用方药

第一节　疔疮痈疽药

九香散

药物组成：乳香 10 克　没药 10 克　白芷 20 克　白及 10 克　山柰 30 克　甘松 30 克　阿魏 10 克，松香 10 克　白蔹 10 克　另加冰片 3 克。

功用：消瘀活络止痛。

制法：研成粉末，乳没、松香、冰片另研后掺入调匀。密封待用。

用法：外敷时直接水糊状涂患处，覆盖后使其减少水分蒸发。隔日一换。

附注：此方克码为比例，增量可以此类推。

十面埋伏散

药物组成：炙甲片一两　炙蝉衣六钱　炙蜈蚣二十条　漂焙全虫一两　炒天虫一两　制乳香一两　制没药一两　上好雄黄一两　朱砂四钱　金底（密陀僧）二两　此方加麝香、大梅，减雄黄、朱砂更妙。

功用：专治消散，上焦痈疽更妙。

制法：上药各研末至细，收贮待用。

五虎散

药物组成：全虫五只　蜈蚣二条　蛇蜕一条　蜂房一个　寸香（麝

香）一分。

主治：治一切无名肿痛。多用排脓，少用收口。

制法：研细听用。

阴铁箍散

药物组成：降香末八两　大黄三斤　乳香四两　赤小豆三斤　没药四两　黄芩八两　方八（马钱子）一斤　生南星四两　山慈菇四两　陈小粉（炒黑研）十斤。

主治：此方遇阳证用之。

制法：共研细末。

用法：用时与窖醋调敷四围，使至不散。

阳铁箍散

药物组成：细辛半斤　川芎八两　草乌八两　官桂八两　白芥子四两　川椒三两　降香末一斤　陈小粉（炒黑研）十斤　生半夏四两　南星四两。

主治：此方遇阴证用之。

制法：共研细末。

用法：用时与葱头汁调敷四围，使不走散。

（以上出自潘氏外科《合药良方》）

梅花点舌丹

药物组成：贡沉香一钱　葶苈子三钱　熊胆一钱　蟾酥一钱　牛黄三分　雄黄三分　辰砂三钱　麝香三分　冰片三分　血竭三钱　西月石一钱　乳香三钱　没药三钱。

主治：治无名中毒。未成即消、已成即溃。

制法：共研极细末，即将蟾酥熊胆酒化捣丸，以辰（朱）砂为衣，又一方加蜗牛、轻粉、胆矾、铜绿。

生肌定痛去腐散

药物组成：生石膏三两（为末，用甘草汤飞五六次） 辰砂九钱 冰片六分 月石七钱半。

主治：此散治溃烂红肿疼痛，有腐者，用此化腐定痛生肌。

制法用法：上四味，共为末，撒患处。

九龙下海散

药物组成：盘螯（斑蝥）糯米炒去头翅九钱 麝香五分半 京墨二钱 番硇砂五钱 冰片六分半 没药三钱 前胡五分，炙焦 血竭四分半 元参五分炙，焦 加全虫十四只更灵。

主治：呼脓能至骨拔毒又生肌屡试屡验也。

制法：上药九味另研细末磁瓶，藏之不可泄气，凡修合此药择黄道吉日或端午日午时亦妙，不可多用，致皮损，一二尤能拔毒生肌足也。

呼脓丹

药物组成：延胡索五钱 牙皂一钱 丁香一钱 寸香（麝香）三分。

主治：能呼脓拔毒止痛，肌薄无肉之地，用之则灵。

制法：上药研极细末待用，倘疮口不大加降药二分。

飞捷化疔丹

药物组成：犀角尖五分 硇砂五分 杜酥六钱，酒化 寒水石一两 飞辰砂一两 铜绿五分，飞净 寸香（麝香）八分 红升二两 白丁香，必要雄者可用。

制法：上药十二味，共研细末，水泛为丸如米。

立马回疔丹

药物组成：杜蟾酥三钱，酒化 扫盆（腻粉，氯化亚汞）一钱 白

丁香一钱　金项砒五分　辰砂钱半　雄黄三钱　硇砂三钱　活蜈蚣五条　苍耳虫五钱　寸香（麝香）四分。

主治：治一切疔疮，先以调治不得法，遂致毒邪走散，名曰走横，顷刻不救，最为奇险急拣此药，以膏盖之。

制法：上药十味各研极细末，择黄道吉日焚香修合，朱砂为衣丸如绿豆大。

（以上出自潘氏外科《潘选医案》）

真珠月白散

药物组成：青缸花（青黛）五分　珍珠一钱　轻粉一两。

主治：此散治诸疮，新肉已满，不能生皮，及汤火伤痛并下疳腐痛等症。

制法：共为细末撒之。

用法：但下疳腐烂用猪脊髓调敷。

雄黄退肿消痰散

药物组成：银硝一两二钱　玄（元）明粉二钱　西月石二钱　腰黄八钱。

用法：研极细末吹用，若伤者烂斑者，恐太痛不可轻用。

平安饼

主治：治毒，内有恶肉出，掺之神效。

药物组成：乌梅肉八两。

制法用法：火上煨枯，当用乳香、没药掺在梅上，待烟稍尽，研为细末，掺在凸肉上，自然脱落，胜于白降丹。

护心丹

主治：治疮毒内攻，口干烦躁、恶心呕吐，又能止痛。

药物组成：绿豆衣二钱　乳香二钱　朱砂二钱　甘草二钱。

制法用法：上共研极细末，每味二钱，滚汤调服，早晚二次。

生服散

主治：疔疮痈疽，无论上下身皆方用之，患大小不烦矣。

药物组成：石膏　赤石脂各一钱　龙骨　乳香　象皮　轻粉各一钱　飞黄丹三钱　白及　朝脑各三钱　珍珠五钱。

制法：研细末听用，如神。

鹿角散

主治：治乳痈初起结肿，疼痛憎寒发热，但未成脓俱效。

药物组成：鹿角尖三寸。

制法：用炭火内煅存性，研粉。

用法：每服三钱，食后一茶钟调送，甚者再一服必效。

夺命丹

药物组成：寒水石（煨）　朱砂　蜗牛　铜绿　枯矾　麝香　轻粉　蟾酥（酒洗）　乳香　没药。

主治：疔疮发背等症。

用法：上为细末，用蜗牛或酒糊为丸，每服二三次葱酒下丸，用一丸入疮孔内以膏盖之。

秘制八宝丹

主治：收老口最妙。

药物组成：炉甘石二两四钱　儿茶三钱　去油没药三钱　龙骨三钱　乳香三钱　血竭六钱　轻粉三钱　冰片六分。

珍珠八宝丹

主治：收口生肌长肉。

药物组成：真珠五分　血珀（灯心同研）一钱　象皮（切烘）一钱

龙骨（煅）一钱　辰砂一钱　乳香五分　没药五分　白及一钱。

制法：共研极细，瓶密贮待用。

荤八宝丹

主治：专治收功。

药物组成：龟板炒炙，三钱　象皮（切烘）三钱　螺壳六钱，煅透
真珠三分　龙骨煅，二两　鸡内金三钱　麝香一钱　白芷二钱，炒。

制法：共研极细，瓶密贮待用。

月白珍珠散

主治：此散治诸疮新肉已满不能生皮，及阳火伤痛。

药物组成：青黛五分　轻粉一两　珍珠一钱。

制法用法：共为末撒之。

生肌定痛去腐散

药物组成：生石膏三两（为末，用甘草汤飞五六次）　辰砂九钱
冰片六分　月石七钱半。

制法用法：上四味，共为末，撒患处。

白灵丹

药物组成：黄升一两　煅石膏九两。

主治：拔毒生肌。

制法用法：共研细用。

妙红丹

主治：拔毒生肌。

药物组成：红升一两　煅石膏九两。

迎春散

主治：收口拔毒，火症更妙，兼能定痛。

药物组成：煅石膏四两　东丹飞过　配色以色淡红为度。

八将丹

主治：一切疖毒不起，疔毒不透，腐肉不脱，用此提毒沙。

药物组成：犀黄三分　冰片三分　蝉蜕烘七次，五分　大蜈蚣炙，三条　麝香三分　山甲炙，七片　全虫炙，七个　五倍子焙，三分。

制法用法：共为末，用少许，掺以疮项，以膏药盖之。

八将擒王散

主治：去腐生新。

药物组成：蜈蚣炙七条　文蛤炙，六个　全蝎去蝎足酒洗，十八只　甲片炙七片　腰黄四钱　冰片三分　麝香四分　辰砂四分　密陀僧四钱。

附注：此方待瑞阳日或择吉日修合正妙。

（以上出自潘氏外科《合药良方》）

黑灵去腐丹

药物组成：蓖麻子去壳，打出油　巴豆去壳，打出油。

制法用法：放在瓦上，不可兼铁器，烧至黑色无油，研末，能去腐肉，有臁疮、有肤出血，用之能止血。

脓窠疮方

亦名三仙丹。

药物组成：硫黄一钱　雄黄一钱　胡椒去黑衣八分。

制法用法：共研末，香油调敷。

坐板疮方

药物组成：杏仁炭　莱菔子各一两　生半夏五两。

制法：共研细末，加冰片。

疮药方

药物组成：大枫子肉三钱　樟脑二钱　硫黄钱半　茅术二钱　水银钱半　明矾钱半。

制法：各研细末，捣匀杵。

验方

药物组成：麝香三厘　轻粉二钱　乳香去油一钱　蚕蟾一钱　黄丹二钱　胡桃壳煨炭　琥珀二厘　没药去油一钱　水麻子四十九粒。

主治：治无名肿毒，即痈疽疔疮，极效验方。

制法储存：共研细末，收贮瓶内，不可出气，五月午日制合，更为灵妙。

（以上出自潘氏外科《合药方》）

扳疗方

药物组成：吸铁石二分　荔子肉二个　雄黄二分。

制法：共为细末，作饼。

（出自潘氏外科《良方集录》）

消肿膏

药物组成：川芎二钱　牙皂一钱五分　南星四钱　草乌三钱　风化硝一两五钱　滑石一斤　麝香五分　薄荷油五滴　冬青油十五滴　蜂蜜一斤半。

功用：活血消肿，散结止痛。

主治：时毒、肋疽、肾子痈等，痈肿，肿势散漫，红晕不甚者。

制法：除薄荷油、冬青油、蜂蜜外，余药均研细（除麝香）过一百目筛，和匀，入蜂蜜中调成糊状，然后滴入薄荷油，冬青油调匀。

用法：将此膏厚涂于纱布上，敷贴患处，每天换药一次。

芙蓉膏

药物组成：芙蓉叶一两　大黄五钱　黄柏四钱　草河车四钱　蒲公英五钱　天花粉八钱　凡士林一斤六两。

功用：清火解毒，消肿止痛。

主治：痈肿症起急剧，红晕剧盛，焮红疼痛。

制法：将六味药拣杂质，洗净晒干，研细，过一百目筛。配制时先将凡士林加热溶化，入瓷钵中，将上药末和入搅拌均匀，至冷凝即成。

用法：将此膏厚涂于纱布上，敷贴患处，外用橡皮膏固定，每天换一次。

附注：此膏和消肿膏皆有消肿散结止痛作用，消肿膏中有草乌、南星等温热之品，故消肿散结较优，适用于红晕不甚漫肿者；芙蓉膏性偏寒凉，清火解毒的作用较强，而散结之力较弱，故常用于红晕盛剧、漫肿浮游之症。

黄连膏

药物组成：黄连六钱　川柏六钱　当归一两　大黄一两　赤芍一两　丹皮一两　大生地一两　黄蜡六两　菜油一斤半。

功用：凉血消肿、活血解毒、生肌止痛。

主治：疽毒、疔疮肿势未退，尚有红晕或微腐；以及水火烫伤、丹毒等症。

制法：将黄连等七药入油菜中浸三至七天（夏季三天，冬季七天，春秋五天）然后同入铁锅中煎熬，煎至药枯，捞出药渣过滤，加入黄蜡，待溶化后，冷却即成。

用法：将此膏均匀涂于纱布上，敷贴患处，每天换一次。

润肌膏

药物组成：紫草五分　地榆五钱　当归一两　大黄一两　生地一两
黄蜡三两　菜油十二两。

功用：解毒消肿，润燥止痛，收敛止血。

主治：水火烫伤、丹毒、药疹、血风疮、白屑风等皮肤燥裂，或有
水疱，或清水淋漓，肿痛焮红者。

制法：将前五味药切片放在菜油中浸三至七天（冬季七天，夏季三
天）后，同入铁锅中，文火煎熬至药枯，捞出药渣过滤，加入黄蜡溶解
即成。

用法：薄摊在棉纸上或纱布上，敷患处，每天一至二次。

附注：此膏对水火烫伤，其效尤佳。

白玉膏

药物组成：制甘石二钱　铜绿三钱　煅人中白一两　樟脑一钱　猪
板油一两。

功用：祛腐解毒，燥湿生肌。

主治：臁疮烂腿，溃烂较浅，污水尚多，黯红不鲜，久不收口
之症。

制法：人中白漂净，直接铺放在炭火上煅，煅至外层灰色，折断面
中心黑色，质脆易碎后研成细末，余药各研至外细，过一百目筛。猪板
油去皮捣烂。然后将药物和猪板油搅拌均匀即成（夏季用熬熟的猪板油
拌成，以防变质）。

用法：将此膏摊在油纸上敷贴患处，每天换一次。

消毒丹

药物组成：大黄二钱　黄芩二钱　丹皮一钱　雄黄二钱　赤芍一钱
毛茹菇一钱　紫地丁一钱五分　冰片二分　明矾一钱五分　蚤休一钱五
分　大戟一钱五分　蒲公英一钱五分　生石膏一两　青黛五分　西月石

三钱。

功用：清火，解毒，消肿。

主治：疔、疽、痈焮红漫肿或无名肿毒。

制法：将上药各研为末，过八十目筛，称准和匀即成。

用法：取菜油适量调成糊状，涂敷患处，每天换药一至二次。若敷于贴清凉膏周围肿处，须离开清凉膏二分左右，以免清凉膏因受油而脱落。

兰月白散

药物组成：生石膏八两　青黛八钱。

功用：清火解毒，燥湿消肿。

主治：面游风、丹毒、药毒、天疱疮、湿疹等，皮肤起瘰焮红成片，瘙痒，或起水疱，或流津水。

制法：将青黛飞净，石膏研细过筛后，共研和均匀收贮备用。

用法：加植物油适量调成糊状，或用本散二钱加凡士林一两，调和（名兰月白膏），摊棉纸上敷搽患处，每天一次。

附注：本散适用于红晕盛者。如无红晕，应加强燥湿敛疮作用，可将方中生石膏改为煅石膏，名熟兰月白散，用法同上。主治流火，无名肿毒或虫咬等局部焮红肿痛，或肤色紫红，势欲溃烂的毒火症；或疽疔四周焮红，肿势散漫用法同上。本散减青黛用量为一钱，加生大黄五钱，名新清凉散。本散一两加滑石一两，枯矾一钱五分，烟胶二钱，名止痒散。主治湿风疮、肾囊风、湿疹等流津水多者。用法除与上相同外，亦可用以干扑患处，每天四至五次。

青黄调

药物组成：大黄四两　煅石膏四两　青黛二钱。

功用：清火，解毒，燥湿。

主治：湿毒、湿疹、滋水蔓延成片，瘙痒者。

制法：先将石膏粉、青黛研匀，再加入大黄粉，共研均匀即成收贮。

用法：取菜油调成糊状，用竹片涂敷患处，上盖棉纸，每天换药一次。换药时疮面忌用水洗，只可用刀或竹片刮去药末。

消散

药物组成：白降丹　生石膏各等分。

功用：行瘀软坚，消散肿块。

主治：痈及无头疽等，皮色如常、肿块坚硬者。

制法：将白降丹研极细，生石膏研细过一百目筛（不宜太细），两药和匀，瓷瓶收藏备用，避见日光。

用法：用毛笔将本散薄撒于布膏药的面上，撒时要稀疏均匀，不宜稠密成片，要见膏药面。撒好后放在酒精灯上熏烘，使本散部分沉入膏药内，部分浮粘在膏药肉上面，为恰到好处。稍凉贴患处，再用手掌轻轻按压，使与皮肤粘住。

附注：本散外用，一般未成脓者能消，已成脓者能移深居浅、加速化毒。贴上半天以后，局部皮肤会有三四小时灼痛感。贴五天后撕下，贴膏药处往往起发疱疹。如贴五天后，肿块未消，可改用白灵丹（白降丹一份，生石膏八份，研制方法同上），白灵丹贴后局部皮肤仅有瘙痒感而无灼痛。每五天换贴一张，不要提前撕下，以免影响疗效。如皮肤红或柔嫩者，撒药时须酌减药量。

又：白降丹二钱，生石膏八钱，冰片五分，研细和匀，名克消散，其功用、主治、用法均与上相类同。

又：如白降丹为放置已久的陈货，则可将其用量减半，所减药量，由白大吊替代之（即原用白降丹如为一钱，则改为各五分）。

又：汞过敏者忌贴。小孩及妇女乳房等处皮肤柔嫩者，均不宜使用。

附注：白降丹是中医外科较常用的外用药物之一。早在 1742 年的《医宗金鉴·外科心法要诀》就有记载。并称"此丹治痈疽发背，一切疔毒，用少许。疮大者用五六厘，疮小者用一二厘，水调敷疮头上。初起者立刻起疱消散，成脓者即溃，腐者即脱消肿"。1860年海宁许辛木增订《外科正宗》时，亦将此药附于该书肿疡主治方后，谓"初降性烈。寻常之症，只用九一丹为妥"。所列九一丹方即"生石膏九分，白降丹一分"，并谓如"年久降丹烈性已退，八二、七三搀和均可""如腐肉厚韧，不化不脱，或三七，或对搀，或九一，斟酌用之""治肿疡结核，将丹薄薄匀掺膏上，数个即消，不可太多，多则有伤皮肤"。又谓白降丹"如病者怕疼，可用生半夏对搀（于白降丹内），再加冰片少许，能令肉麻不痛"。白降丹配伍外治痈疽，本省各地应用较为普遍。例如克消散方，浙江省中医院称为"醉消散"，嘉兴中医院称为"一笔消"，等等。他们通过临床实践，继承了多年来劳动人民应用此药的经验，有的并在前人用药的基础上加以改进，使之逐渐趋于完美。

三三散

药物组成：铜绿三钱　母丁香三钱　白胶香三钱　白降丹一钱。

功用：消结软坚。

主治：流注、咬骨疽等皮色如常、坚硬肿块。

制法：除白降丹另研至无声外，余药各研细过一百目筛，然后混和研匀，瓷瓶收贮备用。

用法：薄撒布膏药上或取膏药一两加热入本散一钱拌匀后，做成布膏药贴患处。每隔七天换一次。

附注：本散中所含白降丹，有强烈的腐蚀性，临床实践少量能活血散瘀，攻消肿块，但不可掺得太多。本散中伍铜绿加强软坚，母丁香、白胶香芳香走窜、活血散瘀，配伍以后性较平稳，起疱脱皮现象较为少见，可以反复贴用。

十香散

药物组成：沉香一钱　九节菖蒲二钱　三棱一钱五分　蓬术一钱五分　制没药一钱　制乳香一钱　公丁香一钱五分　母丁香一钱五分　白芷一钱五分　赤芍一钱　广木香一钱　山奈一钱五分　川芎一钱　南星

三钱　白胶香四钱　肉桂三钱　枳实一钱　冰片五分　青皮一钱　百草霜一钱。

功用：舒筋和络，温经散寒，活血止痛。

主治：风寒湿痹，挫扭伤及阴疽等。

制法：各研细末，和匀收贮。

用法：将药粉拌在布膏药内贴患处，一周换一次。

附注：本散芳香散结之药偏多，故走窜行气散结之力较强，适宜于气滞瘀凝、风寒湿痹之寒证。火毒甚者则非所宜。

内消散

药物组成：肉桂一两五钱　南星七钱五分　川乌七钱五分　草乌七钱五分　山奈七钱五分　制乳香七钱五分　制没药七钱五分　公丁香五钱　麝香二钱五分　冰片一钱五分。

功用：温经通络，活血行瘀，消肿散结。

主治：痈疽（无头疽）肿块木硬，平塌酸痛，皮色如常，以及风湿痹痛等症。

制法：肉桂、南星、川乌、草乌、山奈、丁香各研末过八十目筛，乳香、没药、麝香、冰片各研细末，混合研匀，收贮瓶内密盖备用。

用法：将药末均匀撒在布膏药上或和入布膏药中贴患处，七至十天换一次。

赛香散

药物组成：制乳香九钱　肉桂一两八钱　广木香六钱　山奈九钱　制没药九钱　九节菖蒲六钱　生青皮六钱　公丁香六钱　生南星一两　沉香一两　冰片一钱六分。

功用：行气散瘀，消肿止痛。

主治：痈疽肿块微有红晕或皮肤白嫩者，以及奶痨等。

制法：乳、没、冰片各研细末，余药研末，过八十目筛，混合研匀，密贮。

用法：取适量均匀撒在布膏药上或和入膏药中，贴患处，七至十天换一次。

附注：本散与内消散皆有消散内托作用，未成脓者能消散痈肿，已成脓者能托毒外出。本散较内消散少川乌、草乌二味，可减少药物对皮肤的刺激或引起药物过敏之弊，故适用于肿块焮红或皮肤白嫩者。加青皮、木香、沉香行气消肿，菖蒲芳香开窍，虽诸药无消肿散结之功，但能带药直达病所，为代麝香之用。

祛腐散

药物组成：白降丹二钱　轻粉五钱　朱砂四钱　雄黄四钱　雌黄四钱　蟾酥三钱　胆矾三钱　寒水石三钱　冰片三分　紫草五钱　前胡三钱　玄参三钱　制乳香四钱　制没药四钱　文蛤四钱　麝香一钱。

功用：祛腐，止烂，解毒，消肿，定痛。（烂皮疔、卸肉疔）腐烂不止之际。

制法：先将前胡炒至焦黄（研细为嫩焦黄色粉末），玄参炒至微焦松脆（离锅后立即薄摊闷盖，待其冷却，研细为乌黑粉末），文蛤用武火炒至十分之六焦黄（遇热卷缩变形，因接触锅底受热不匀，显不同焦黄色，至十分之六焦黄时黏性已去，可不必再炒，研细呈焦黄微带黑色），胆矾用文火缓缓铲炒（受热变潮，黏附锅底成白色），炒至干燥松脆易碎（研细呈不透明淡白微绿色），乳香、没药制去油，朱砂水飞。各药分别研细（过一百二十目筛），秤准，先将麝香、冰片和匀，加入寒水石稍研，再入蟾酥、轻粉、白降丹、雄黄、雌黄、玄参、前胡、文蛤、朱砂、紫草、胆矾研匀，最后入乳香、没药研匀即成。用干燥瓷瓶或玻瓶收贮。

用法：先用撬药板沾蒸馏水，沿疮面腐烂边处加以润湿；然后将药薄匀撬放在已湿润的四周疮面，根据腐烂面积大小，酌情放成一至三厘米阔；坚硬起块处药需厚些。中间掺大清散，上盖清凉膏药。每天换一次。

附注：本方以陈白降丹为主药，用以祛腐止烂，与轻粉为伍，既能攻毒，又可缓和白降丹的刺激。朱砂、雄黄、雌黄、蟾酥攻毒散肿。玄参、紫草、寒水石、前胡、冰片清热凉血、解毒消肿。乳没活血消肿止痛。胆矾、文蛤收湿敛疮。麝香辛香走窜，更能助上药发挥作用。此丹祛腐止烂作用较吊药略逊但有化毒之效（水吊一般只能用一次，不能多次连续使用，且无化毒作用）。此丹常用于疽毒、发背腐烂不止，毒闭不化，可连续使用，用至腐毒化成脓为止。

又：本方中蟾酥、轻粉、白降丹有毒，研时须轻，并戴上口罩，以防中毒。

毒散

药物组成：斑蝥六钱　巴豆炭二钱　犀黄五分　前胡五钱　玄参五钱　乳香二钱　没药二钱　冰片一分　麝香五分。

功用：温托提脓，拔毒去腐，消肿止痛。

主治：脑疽、发背、搭手疽等局部肿硬，毒闭难化，或脓水较少。

制法：先将斑蝥、巴豆肉、玄参、前胡、乳香、没药炒制，各药研细。配时将麝香、冰片、犀黄混和，再加入斑蝥、巴豆炭、前胡、元参研匀，最后加入乳香、没药研匀即得。

用法：用时薄匀掺入疮口上，每天二次。至脓水增多、新腐渐分时停用。

附注：此散以犀黄、斑蝥、巴豆为主。犀黄血解毒，斑蝥辛寒、巴豆辛热，二味以毒攻毒，共奏提脓祛腐消坚退肿之效。其余各药用以增强清火解毒，消肿止痛，且能拮抗巴豆辛热燥烈之性。临床上常用于疽毒、发背，毒闭难化之症，用之能速化成脓。

八味丹（紫炉分金丹）

药物组成：蜈蚣一钱　全蝎八分　雄黄三钱　炙穿山甲片三钱　朱砂二钱　冰片八厘　乳香一钱五分　文蛤六钱。

功用：拔毒祛腐，攻坚散结，消肿止痛。

主治：有头疽及烂皮、卸肉疔腐烂已止，新腐未分，根盘坚硬，毒化缓慢之时。

制法：先将需炮制各药加工，然后各研成细末，拌和均匀，收贮。

用法：薄掺于疮口，每天二次。

附注：新腐欲脱时停用。

提毒丹（龙虎如意丹）

药物组成：斑蝥六钱　蜈蚣一钱五分　雄黄三钱　乳香一钱。

功用：拔毒祛腐，消肿止痛。

主治用法：用于疽毒、发背等有头疽毒已化腐成脓，脓水增多，腐肉将脱之时。本丹与拔毒散作用相似力较弱，温托透脓的作用不强，毒闭难化时不用，每天薄掺疮口两次，腐脱新生停用。

炮制：蜈蚣制以减轻毒性，炒时先剪成寸长，文火清炒，炒至外层焦黑为度，研细为黑色粉末。余药炮制法见祛腐散、拔毒散。

附注：斑蝥、蜈蚣以攻毒祛腐；雄黄以解毒；乳香以消肿止痛。本丹性偏温，除乳香外，均为有毒之品，以毒攻毒，解毒作用强。

绿灵丹（绿升）

药物组成：黄升二两　青黛二钱。

功用：止烂，祛腐，清火拔毒。

主治用法：用于疽毒、发背、搭手疽及烂皮疔、卸肉疔等四畔紫暗，小部分腐烂未止，掺此药可止烂祛腐，腐烂已止，新腐欲分时改掺黑灵丹。本丹也用于无头疽及痈，脓腔深广，疮口小或胬肉外翻，脓水淋漓不净，溃久不愈，掺此丹以祛腐提脓拔毒，用五至十天后，可改掺九一丹，每日薄掺一次。

炮制：青黛水飞，以除去石灰杂质，使药物更纯（青黛中含有石灰，是由加工炮制时造成，提炼不纯，含石灰质重），青黛质量差的有刺激，故成品药购来需水飞，其方法与朱砂同，可参照祛腐散炮制；黄升取成品药材研细。

配制：两味同研细匀即成。

附注：黄升的祛腐提脓拔毒作用甚强，但有刺激；青黛咸寒，有清火解毒吸湿敛疮之功，与黄升为伍，可缓和其刺激。

升丹是中医外科常用的外用提脓拔毒去腐主药，但有刺激性。如在提炼后不久即应用，局部会产生痛感。因此，一般常放置一段时期使药性转为缓和后使用。是方加用青黛，一方面采取其原来清解毒作用，协助升丹治疗疮疡，并减轻升丹提炼时火毒；另一方面升丹质重，青黛质轻，两味同用，还能增加体积，使应用时不致药量过多。合研以后色呈草绿，而其作用与红升、黄升类同，故称为绿升。此方不仅常用于掺布疮口，还有以此二三钱（亦有用红升），加凡士林一两，调和均匀敷贴患处。

黑灵丹

药物组成：斑蝥六钱　黄升二钱。

功用：提脓，拔毒，祛腐。

主治：有头疽、烂皮、卸肉疔症势已定，腐烂已止，腐肉坚而未化或将欲脱离之际；以及痈疡久溃不愈。

制法：先将斑蝥用文火炒黑（大小应分开炒），研细，两药和匀，入乳钵内再研极细，收贮备用。

用法：每天薄掺疮口二次。

化管散

药物组成：蜣螂虫四钱　制乳香一钱　白芷一钱　蜈蚣一钱　斑蝥一钱　象牙屑四钱　制没药一钱　血竭一钱　全蝎一钱　炙穿山甲片一钱　红升三钱　冰片三分　蓖麻子炭三钱。

功用：化管拔毒。

主治：痈疡成管。

制法：先将蜣螂虫、全蝎、蜈蚣、斑蝥、象牙屑（文火炒黄，不可炒焦）、穿山甲片、蓖麻子（榨去油，炒成炭）、乳香、没药等加工炮制。然后各药分别研细，再共研和均匀收。

用法：取广丹药线蘸食油，撒上本散，塞入管内，外贴膏药，一天换二次。

黑灵膏

药物组成：巴豆肉。

功用：祛腐，拔毒收口。

主治：溃疡久不收敛，疮口小，脓腔深大，毒水尚多。

制法：将巴豆敲碎去壳，炒黑存性（太嫩有腐蚀性，太老则效用减弱），炒至外表色黑，折断棕褐色，冷研细成糊状，收贮。

用法：取竹签或针头挑米大或豆大一粒，放疮口上，外盖膏药，一天一次。

编者按：此方出《医学心悟·外科十法》，谓能"去腐肉，不伤新肉，最为平善"。

二升丹

药物组成：大升一钱二分　红升二钱八分。

功用：提脓拔毒祛腐。

主治：痈疽疔毒溃后脓水较多或疮口较深不易收口者。

制法：各研细末和匀，瓷瓶收藏。

用法：薄掺疮口，每天一换。

附注：可根据疮口溃脓情况，与十面散或九一丹配合应用。

二止丹

药物组成：腰黄二钱　生明矾一钱五分　广丹三钱　枯矾一钱五分冰片三分　炒蜂房一钱　蜈蚣一钱　炒全蝎一钱　炒蝉衣一钱　朱砂二钱　生石膏五钱　煅花蕊石五钱。

功用：止烂，止血。

主治：烂皮疔、卸肉疔或脑疽、发背，腐烂出血。

制法：将需炒、煅各药先经过炮制，然后将各药研末，过一百二十目筛，称准，和匀，再研至无声，收贮。

用法：视疮面轻重，倘腐烂满布出血则须撒多一些以不见底为度；如腐烂面积小浅，则撒药薄一点。红色好肉处须撒生春散护住，用至腐脱另换他药。

附注：本方具有拔毒止烂、止血之功，故名二止丹。临床常施用于烂皮疗、卸肉疗或有头疽腐肉欲脱时，霉烂小血络出血之证，能收止烂止血之效。

金素散

药物组成：雄黄二钱　生白矾五钱　枯矾一两。

功用：解毒止血。

主治：疗疽腐肉将欲脱离之时，霉烂小络，或行动不当碰伤小血络，及其他原因引起的一般小出血。

制法：研细过筛，和匀再研极细，收。

用法：用消毒纱布（或药棉）蘸取药末（要多蘸些）揿疮口上，或直接掺在疮口上，用消毒纱布加压包扎。

六和丹

药物组成：海螵蛸六钱　龙齿三钱　象皮三钱　儿茶一钱　血竭二钱　制甘石二钱。

功用：生肌敛疮。

主治：痈、疽、疮疡脓腐已净，久不收口。

制法：海螵蛸漂净，先用清水浸一月，浸至中心无碱味，去外壳，象皮炒焦存性，和各药各研细过筛，再入研钵中共研和均匀，收贮。

用法：薄掺疮口，一天一次。

香吊

药物组成：吊药一钱　白及粉适量。

功用：腐蚀恶肉。

主治用法：用于头面疔疮初起，在疔疮中心刺一小孔，根据疔疮深浅大小，选择适当的吊药垂直插入，不需要调换，待其连疔脱落。

方义：吊药具有强烈的腐蚀性，用于蚀恶肉，收束毒火；白及有消肿止痛，生肌止血作用，并作为吊药的炼合剂。

配制：取白及粉加水调成薄糊状，放在碗内盖好，不使水入内，隔水炖使成薄胶状。把吊药放在研钵内加入白及胶搅拌，随搅随添，使成一般蜜丸样黏度，搓成鼠屎状，比鼠屎细一半或再细一点，半寸至一寸长，做成粗细长短不等，便于临床选用，阴干，放瓷瓶内贮藏待用。

附注：吊药需越陈越好，刺激性小，下吊后疼痛轻微。新货性暴，下吊后疼痛难受，不可轻易使用。炼合剂不用白及，可用糯米饭或面糊，但皆不如白及，用白及为炼合剂的不会受潮变色。

代针膏

药物组成：硇砂五钱　巴豆肉一钱　制乳香一钱　制没药一钱　白降丹四分。

功用：代刀溃疮。

主治：痈疡、疽毒，脓成未溃，浅薄而畏针者。

制法：巴豆肉捣烂各研细末，混和搅匀，瓷瓶收藏备用。

用法：取少许点于疮头，外用清凉膏贴盖。

（以上出自潘氏外科医事活动重点单位湖州市中医院）

甘石膏

药物组成：制甘石一两　凡士林九两。

功用：燥湿止烂。

主治：湿疹、胎敛疮、浸淫疮等皮肤出水瘙痒。

制法：制甘石研极细，凡士林加热溶化，充分搅匀即成。

用法：用棉签薄涂患处，每天一至二次。必要时用油轻揩皮肤，严重的忌用水洗。

附注：如遇脚丫糜烂而痛，可于本膏九两中，调入密陀僧细粉一两，名密陀僧甘石膏，摊纱布上敷贴患处，一天一次。

下肢溃疡膏

药物组成：制甘石一两　冰片三钱　轻粉三钱　密陀僧一两　樟脑五钱　煅龙骨一两　六一散一两　大黄三钱　黄连三钱　黄柏三钱　朱砂一钱　煅石蟹一两　凡士林适量。

功用：去腐拔毒，消肿止痛，生肌长肉。

主治：近时初起或年久顽固臁疮。

制法：上药十二味各研成极细末，和匀，密贮。每两凡士林加热溶解后缓缓调入药粉三钱即成。

用法：外敷于局部，每天一次，如脓腐已清，新肉渐生，可隔日一换。

附注：如疮口周围出现湿疹，瘙痒流脂，逐渐蔓延扩大，切忌用水清洗。如有必要，可以少量食油，用棉球蘸拭。

三黄膏

药物组成：大黄一两　黄芩一两　黄柏一两　凡士林十二两。

功用：清火解毒。

主治：痈肿热毒，疔疖肿痛。

制法：上药除凡士林外均研成细粉，过筛，放在瓷盆中，凡士林加热溶化倾入调匀即成。

用法：把膏涂摊纱布上，贴于患处，每天换一次。

附注：是方即三黄散加凡士林调和成膏。三黄散各地广泛应用，1963年《宁波市中成药成方选集》亦予收载，称宁波地方成方，用法是取此散用蜂蜜和花露调敷。

加金黄膏

药物组成：陈皮一两　白芷二两　生南星一两　大黄五两　苍术二两　甘草一两　黄柏四两　厚朴一两　黄芩一两　片姜黄一两　天花粉

一两　川黄连一两　凡士林一百另五两。

　　功用：消肿止痛。

　　主治：疮疖初起，红肿热痛，肌肤赤肿，干湿脚气，乳痈，丹毒。

　　制法：上药除凡士林外，各研细，过筛，和匀，收藏不使泄气受潮。配制时将凡士林加热溶化，调入各药，搅匀，至凝固即成。

　　用法：把膏涂摊纱布上敷贴患处，一两天换一次。

　　附注：是膏系根据陈实功《外科正宗》如意金黄散减轻天花粉、姜黄，增重大黄、黄柏、苍术用量，并加芩、连、凡士林调和而成。在功用方面，增强了清热除湿解毒作用，对热毒所致阳性痈肿疮疖的疗效当有所提高；在应用时，已配制成膏，较陈氏分别以茶汤同蜜、葱汤同蜜、葱酒、蜜水，板蓝根叶捣汁和麻油等调敷方便。如意金黄散方，后世外科诸书，如《医宗金鉴·外科心法要诀》《疡科心得集》等都有记述，《中华人民共和国药典（1963年版）一部》亦予收录。

（以上出自潘氏外科传人浙江省中医院余步卿方）

第二节　湿疮癣疮药

玉灵丹

　　药物组成：枯矾三两　松香三两　五倍子三两　腰黄五钱。

　　主治：秃疮、黄水、旋耳疮。

　　制法用法：上为末，用菜油调敷。

燥湿散

　　药物组成：密陀僧一两　轻粉一钱　熟石膏二钱　枯矾二钱。

　　主治：脚丫湿烂。

　　制法用法：上为末。湿烂干搽，不烂桐油调敷。

（以上出自潘氏外科《合药良方》）

汞黄膏

药物组成：硫黄一两　黄升丹二钱　凡士林九两。

功用：止痒杀虫。

主治：干性癣疮，秃疮。

制法：将凡士林加热溶化后，倒入瓷盆，徐徐将硫黄、黄升丹细粉末投入，搅匀至冷凝为止。

用法：把此膏涂搽在病灶上，一天一至二次。

（出自潘氏外科传人浙江省中医院余步卿方）

麻黄膏

药物组成：硫黄一两　雄黄一两　黄连一两　枯矾一两　麻黄二两　槟榔一两　升麻五钱　黄柏一两　百部一两　紫草五钱　杏仁三两　樟脑一两　黄蜡一斤　大枫子油二两　熟猪油一斤　菜油三斤。

功用：解毒杀虫、润肤止痒。

主治：疥疮、湿疹、血风疮。

制法：将麻黄、槟榔打碎、升麻、黄柏、百部、紫草、杏仁放入菜油内浸三至七天（冬季七天，夏季三天），然后同入铁锅内煎熬，煎至药枯，离火，捞出药渣过滤，趁热加入大枫子油、熟猪油、黄蜡，然后将硫黄、雄黄、黄连、枯矾各研细末，过一百目筛，徐徐放入，边搅边放，最后入樟脑，直搅至冷却成膏。

用法：用时薄擦疮面，每天二次。

附注：切忌入口。

三石散

药物组成：甘石一两　赤石脂二两　煅石膏三两。

功用：燥湿敛疮。

主治：下肢湿疹，破烂、流津、瘙痒。

制法：将上药分别研成细末，和匀即成。

用法：加食油调成糊状，根据疮口大小剪一块棉纸薄摊在棉纸上，贴于疮面一天换一次，如疮口津水少流，可干撒，每天二至三次。

附注：本散加乌贼骨粉等份，名海甘散，临床常用以治疗驴眼疮、老烂腿，用法同上。

四味散

药物组成：制甘石一两　石蟹一两　煅月石二钱五分　冰片五分。

功用：燥湿止痒。

主治：湿毒、胎毒、癣疮渗水不多者。

制法：将月石放铁锅内，用文火徐徐翻炒，至胖大无声成乳白色等各研细过一百目筛，称准，拌和均匀即成。

用法：临用时，加菜油适量调成糊状，或用等量凡士林调成软膏，涂敷患处，患处忌水洗，每天一换。

湿疹散

药物组成：炒文蛤三两　川椒五钱　绿豆一两　黄柏一两。

功用：清解湿毒，燥湿止痒。

主治：婴儿湿疹、黄水疮。

制法：文蛤用武火炒至约十分之六焦黑，川椒、绿豆分别用文火炒焦，各研成焦黄色粉末，黄柏晒干研末，各过一百目筛，和匀。

用法：取食油适量调敷患处；或干扑于局部亦可。

四黄液

药物组成：千里光十斤　黄柏三斤　山栀五斤　土大黄十斤　黄芩三斤　玄明粉二斤　薄荷油适量。

功用：清热解毒。

主治：暑毒湿疹、皮肤瘙痒及无名肿毒。

炮制：黄柏、土大黄、黄芩切片，千里光去杂质。

制法：除玄明粉、薄荷油外，各药置铁锅内，加水浸没各药，煎取

曲溪湾潘氏中医外科

二汁，过滤，混和，再煎浓缩成十五斤，然后加入玄明粉、薄荷油及千分之三苯甲酸，装有色瓶中密封备用。

用法：取脱脂棉沾涂患处一天三次。

顽癣药水

药物组成：百部一斤　蛇床子一两　白鲜皮二两　川椒一两　地肤子二两　枯矾一两　五十度烧酒五斤。

功用：杀虫，止痒。

主治：顽癣。

制法：各药浸入烧酒内二至四天，过滤，收贮备用。

用法：取脱脂棉花醮搽患处，每天一至三次。

扫光散

药物组成：硫黄三钱　花椒三钱　升药底二钱　枯矾三钱　樟脑一钱　雄黄三钱。

功用：燥湿、杀虫、止痒。

主治：疥疮、癣疮瘙痒不堪，日久不愈，无黏液渗出者。

制法：各研为末，拌和均匀即成。

用法：临用时加大枫子油适量搅拌，纱布包后擦患处，每天一次。

黄消散

药物组成：玄明粉一两　樟脑二钱　腰黄一钱。

功用：清热消肿，止痛。

主治：流火、紫云风焮红疼痛及丹毒成片未破者。

制法：各研末和匀，收贮，放阴凉处。

用法：掺在牛皮纸膏药上约二至三毫米厚，贴患处，外用布包扎，每天换一次。

皮肤粉

药物组成：滑石四两　薄荷油一钱　冰片一钱　硼酸粉二钱　锌氧粉二钱。

功用：燥湿止痒。

主治：痱子、皮肤瘙痒、湿疹不流津者。

制法：分别研细，和匀，调入薄荷油即成。

用法：用时干扑在患处，每天三至五次。

五黄散

药物组成：大黄一两　姜黄五钱　雄黄五钱　藤黄三钱　硫黄制，三钱。

功用：杀虫止痒。

主治用法：牛皮癣、股癣等，将本散用麻油调涂，每天二次。

炮制配制：硫黄见麻黄膏，其余药物为原药材碾细末，混合和匀。

（以上出自潘氏外科医事活动重点单位湖州中医院）

第三节　乳痈乳肿药

皲裂粉

药物组成：制甘石三钱　花蕊石三钱　寒水石三钱　冰片少许。

功用：收燥敛口。

主治：乳头破裂。

制法：各研细过一百二十目筛，和匀。

用法：用食油适量调匀，涂裂口处，每于吮乳后搽一次。

（出自潘氏外科医事活动重点单位湖州中医院）

第四节　烂腿药

白调药

药物组成：樟脑三钱五分　菜油半斤　煅甘石七两五钱　煅石膏七两五钱。

功用：燥湿止痒，杀虫敛疮。

主治：臁疮久不收敛，稠水不多，亦不甚痛，行动如常，疮口拭无触痛感。

制法：将樟脑放盖钵内，菜油入铁锅熬至沸滚，趁滚将油倾入盛樟脑的盖罐内，快速盖紧，不使樟脑泄气，待冷后，再将煅甘石（放铁汤灌内直接在猛烈炭火上煅，不时翻动，二小时左右，甘石近乎赭色，用火钳试拑，质松易碎即成，冷后研末过一百目筛）粉，煅石膏粉徐徐加入，边搅边加，缓缓搅匀成糊状即可。

用法：摊在玻璃纸或油纸上，约一毫米厚，包紧，二至三天一换。

附注：煅甘石、煅石膏的量可随季节增减，以厚糊状为准。疮口不可用水洗涤。

用药须至疮口完全愈合，新皮生好为止，不要让它结痂，以免复发。

（以上出自潘氏外科医事活动重点单位湖州中医院）

珠神散（赤白散）

药物组成：石膏煅，五两　赤石脂二两。

功用：燥湿止痒、敛疮。

主治用法：用于皮肤湿烂、瘙痒、流津属湿者，如湿风疮、臁疮等。用香油调成糊状涂于患处，每天一至二次。

炮制配制：煅石膏见翠灵丹；赤石脂研末过筛，混合和匀。

【按】煅石膏生肌敛疮；赤石脂燥湿止痒，共奏燥湿止痒生肌之功。湿火盛者不宜用。

（出自潘氏外科《外用方药》）

第五节　口齿科药

蠲痛无比散

药物组成：青盐一钱　月石一钱　朴硝一钱　冰片一分　朱砂五分薄荷一钱半。

主治：治一切牙痛。

用法：共研末擦痛处立效。

仙枣散

药物组成：用人言五分　红枣五枚　每枣去核　纳人言一分烧。

主治：治走马牙疳。

（以上出自潘氏外科《合药良方》）

玉液散

药物组成：西月石七钱　寒水石三钱　牙硝二钱　冰片五厘。

功用：剥烂祛腐。

主治：黏膜白斑，牙咬以及牙痈坚硬难以化脓等症。

制法：各研细，过一百二十目筛，和匀，密闭收贮瓶中。

用法：撒病灶上，每天四至五次。

附注：本散以牙硝、月石为主，两药都能祛腐拔毒，牙硝还有软坚剥烂的功效，加寒水石、冰片清火消肿，止痛止痒，并能缓和牙硝刺激性。妇科用此散加凡士林调成百分之五十的油膏涂敷，治疗阴道黏膜白斑，初步观察有良效。又本方去寒水石，名三味散，功用相同。

口疮散

药物组成：生石膏一钱五分　灯草炭二钱　煅人中白二钱五分　青

黛一钱四分　朱砂二钱　生甘草五分　冰片六厘。

功用：清火解毒、止烂，止血。

主治：口舌、齿龈糜烂、出血。

制法：灯草、人中白分别煨煅炮制后研细，朱砂、青黛水飞研细，余药均各研细和匀备用。

用法：吹病灶上，每隔二至四小时一次。

附注：此散以灯草（又名元丹）为主药，与石膏为伍，以清心胃之火，配青黛、人中白、朱砂、冰片、甘草共奏清火解毒、祛腐止烂、止血定痛之效。

牙疳散

药物组成：砒枣散一两　黄柏四钱　人中白四钱　芦荟四分　冰片五分。

功用：清火解毒，祛腐止烂。

主治：烂牙疳，走马牙疳，牙龈紫黯，腐烂，流血水，口气秽臭。

制法：先将各药分别研细，过一百二十目筛，然后混和研匀即成。

用法：吹搽病灶上，口闭合四五分钟后，随唾液吐出，每隔二至四小时吹搽一次。待腐脱臭解后停用。

附注："枣裹人言烧存性"即砒枣，人言是指信石，亦即砒石的别名。

十珍散

药物组成：犀黄四分　朱砂四钱　腰黄四钱　珍珠一钱二分　滴乳石四钱　西月石一钱　煅人中白四钱　儿茶四钱　黄连三分　冰片四厘。

功用：清火解毒，祛腐生新，消肿止痛。

主治：烂牙疳、走马牙疳等腐烂已止、腐肉未脱或将脱之际。

制法：诸药各研细和匀密闭收贮。

用法：吹病灶上，每二至四小时一次，待腐脱新生时停用。

牙衄散

药物组成：京墨一两　血余炭一两　煅人中白二两　花蕊石一两
龙骨一两。

功用：清火止血。

主治：牙衄、牙宣。

制法：各研末，过一百目筛和匀，收贮。

用法：吹敷患处，一天二至三次。

青云散

药物组成：煅月石九钱　飞青黛一钱　冰片一分。

功用：清火退肿，祛腐止痛。

主治：口糜、耳痈等症。

制法：各研为末，和匀，瓷瓶收藏。

用法：口腔用吹粉器吹患处；耳内用卷棉子卷脱脂棉沾油和药塞耳
内一天二次。

附注：本散以西月石祛腐拔毒为主，配合青黛、冰片更有清火消肿
止痛止痒之效。临床常用以治口糜。妇科应用以治阴道霉菌病，初步观
察有效。

（以上出自潘氏外科医事活动重点单位湖州中医院）

冰青散（原名青犀散）

药物组成：黄连九钱　冰片一分　儿茶九钱　青黛九钱　人中白一
两　西黄二分　灯草炭九分。

功用：清热，解毒，止痛。

主治：牙痈，喉蛾及咽喉肿痛、口糜等症。

制法：将人中白清水漂净，放炭炉中煨煅存性；灯草用线扎好，放
铁锅内，文火用手挤实煨之，连续翻焙，至呈焦黑色，即迅速放在大口
小圆瓶内，上用潮湿草纸盖实不使漏气，一宿后，取出研末过筛；儿

茶、人中白同研；冰片、西黄同研；余各研末，合研匀收贮。

用法：吹搽患处，每隔二至四小时一次。

（出自潘氏外科传人浙江省中医院余步卿方）

第六节　喉症药

急救异功散

药物组成：血竭　大梅片　斑毛　金底（密陀僧）　寸香（麝香）
元参　乳没。

主治：治喉间结并。

用法制法：上药研末待用。将药掺在膏药上之后即刻起疱，针破其
毒水外出则愈。

（出自潘氏外科《合药良方》）

上清散

药物组成：玄明粉一两　西月石一两　冰片二分　朱砂一钱二分。

功用：清利咽喉，防腐止痛。

主治：喉蛾、喉风、重舌、牙痛、骨槽风等红肿疼痛。

制法：各研极细，混合和匀，密闭收贮。

用法：每用少许，吹敷患处。

附注：本散玄明粉用量较重，遇热潮化，炎热天气勿用。

又：本散有刺激性，若腐烂或腐脱新生满口舌糜烂者勿用。

编者按：本方即喉证通治方冰硼散。早在明代陈实功《外科正宗》
一书已有记载，各药用量除其中冰片为五倍外，余同。此方各地沿用较
广。《中华人民共和国药典（一九六三年版）一部》亦予收录。

喉闭散

药物组成：牙硝一两五钱　西月石五钱　炒僵蚕一钱　腰黄三钱
冰片一分五厘。

功用：清火解毒，消肿化痰。

主治：紧喉风、缠喉风、痰火壅闭、汤水难下者。

制法：各研极细，称准和匀，瓷瓶收贮。

用法：将药用吹药器吹入蒂丁后，连续吹三四次，即叫病员取温开水含漱（不要吞下），能使稠液韧痰唾出。每天吹三四次。

（以上出自潘氏外科医事活动重点单位湖州中医院）

金液丹

药物组成：犀黄四分　腰黄二钱　硼砂二钱　玄明粉二钱　梅片四厘。

功用：清火解毒、祛腐、消肿止痛。

主治用法：用于急性咽喉红肿疼痛剥烂，如烂喉蛾、烂喉风缠喉风、喉蛾及阴虚喉痹、喉疳等症，临用时吹以咽喉部。每二至四小时一次。

炮制：玄明粉，取老西瓜贮放在干麦草上，不可翻动，可放置到十月份不变质，制时取西瓜肉去子榨汁。取已用萝卜提制过的玄明粉五斤，加清水两大碗，加热溶解，煮沸后，稍冷，倾入西瓜汁中搅匀，分倒在碗或而盆内，候冷结晶，约两天可倒去清水，取出玄明粉，晾干贮用，这种玄明粉味甜微咸，配成吹药吹在喉中，清凉滋润；硼砂见大清散；犀黄、腰黄、梅片研细。

配制：将上药研匀即成，配制后需放阴凉干燥处。

（出自潘氏外科《潘春林医案》）

第七节　耳症药

燥湿散

药物组成：老松香四钱　化龙骨四钱　铅粉八钱。

功用：燥湿，止痒，敛疮。

主治：耳痈、缠耳流脓，或旋耳疮，脐部出水等。

制法：各研为末过一百目筛，和匀，收贮。

用法：干掺患处一天二次。耳病用卷棉子卷脱脂棉沾食油和药塞耳内。

（以上出自潘氏外科医事活动重点单位湖州中医院）

苍耳子滴剂

药物组成：苍耳子八两　苦丁茶八两　黄连四两。

功用：清热解毒。

主治：耳脓，脓水黄稠，或耳内红肿疼痛。

制法：各药拣洗干净，倾入砂锅或搪瓷面盆内，加水，煎三次，过滤，合并煎液，置文火上浓缩至六百毫升左右，加甘油适量，至沉淀基本溶解为度，最后加蒸馏水至一千二百毫升，和匀过滤即成，收贮瓶内，塞紧瓶口。

用法：取脱脂棉球浸药水适量，塞在耳内，隔二小时换一次。

（出自潘氏外科传人浙江省中医院余步卿方）

第八节　痔症药

枯痔散

主治：痔疮下隧，或泛花沿肛菌等症，用此药敷之，自然痛定脱落。

药物组成：红白砒各三钱　明矾三钱。

制法：共研，入阳城罐内，煅烟尽为度。

唤痔散

主治：各痔疮内敛不提者用此药，即提肛门，方可用线扎定，敷药枯之。

药物组成：枯矾五钱　枯盐五钱　川乌末一两　刺猬皮一两　寸香（麝香）五厘　冰片一分。

用法：上药线扎后，再敷此药于痔核四周，定时涂敷直至枯落。

护痔散

药物组成：白及　大黄　苦参　黄芩　寒水石　绿豆衣各等分。

用法：共为末，水调敷患处四围后，上枯痔散，庶勿损好肉。

敛漏散

主治：此用于诸刀割挂线之后，可用收口。

药物组成：升丹五钱　龙骨一两。

制法：研细末，以棉花蘸粉药，塞孔内，凡半月收功。

（以上出自潘氏外科《合药良方》）

第九节　跌打损伤药、多骨药

十宝丹

药物组成：琥珀五分　珍珠三分　乳香五分　没药五分　象皮五分
血竭五分　儿茶五分　龙骨一钱　辰砂五分　麝香一分。

用法：共为细末待用。

内外损伤并刀伤血出可止

药物组成：明天麻一钱　白芷一钱　防风一钱　南星一钱　熟附子
六钱　血竭一钱。

用法：内服止用三厘红酒服之，如外用红酒调和作饼贴之可愈。

推车散

药物组成：推车虫（蜣螂虫）一钱　干姜五分。

主治：治多骨。

炮制配制：共为研极细末，待用。

（以上出自潘氏外科《合药良方》）

和伤定痛散

药物组成：苏木六钱　紫草三钱　落得打六钱　乳香制，二钱　没药制，二钱。

功用：活血凉血，消肿止痛。

主治用法：治血肿。用醋调成糊状，涂于纱布，或直接涂在患处敷用。每日一次。

炮制配制：分别碾细粉过筛，将上药物混合和匀。

附注：本方治头部血肿、软组织血肿疗效显著。用醋调敷，取其渗透药物力强，且有散血止血之功效。

第十节　瘰疬、瘿瘤及痰核药

代灸散

药物组成：官粉一钱　雄黄一钱　银朱一钱　麝香二分。

主治：治瘰疬溃乱，臭不可闻，久不能愈。

制法用法：共为细末，槐板一块将针蜜二刺孔置疮上上掺药，一撮火灸热，其药气自然透入疮中，痛灸而止甚者，换二三次而全愈。

天葵丸

药物组成：紫背天葵两半　海藻一两　昆布一两　海带一两　桔梗一两　海螵蛸五分　贝母一两。

主治：治瘰疬及痰核结核。

制法用法：上为细末，酒糊为丸如梧子大，每服七十丸，温酒下此方。

附注：用桔梗开提诸气，贝母消毒化痰，昆布海藻以致圣核，岂非治瘰之圣药乎？

元虎丹

药物组成：玄参三两，炒　牡蛎醋煅七次，净末二两　麝香五分　壁虎四条　麻油滚，枯炙干为末，尾团者是。

主治：治瘰疬神效。

用法：红枣为丸，白汤送下，起或夏枯草汤下服完脓收而愈，不溃者自消，七日见效，一月全痊，治瘰疬见效。

二皂膏

药物组成：牙皂一两　大皂荚一两　生南星一两　生半夏一两　元参一两　连翘一两　全蝎五钱　僵蚕五钱　甲片五钱　斑蝥三钱　蜈蚣三十条。

主治：治瘰疬诸疮毒。

制法：麻油一斤，浸一宿熬枯，去渣，滴水成珠，加银朱一两，密陀僧八分收用。

消疬散方

药物组成：广胶一斤，切断砻糠炒枯贝母三两为末。

主治：治瘰疬痰核。

用法：每服夏枯草汤下三钱，服完自愈。

银胆膏

药物组成：白果叶。

用法制法：晒干炒燥为末，猪胆调膏贴。

主治：治一切瘰疬。

飞熊散

药物组成：蜈蚣十条　雄黄二两。

主治：治瘰疬神效。

用法：临卧酒服作十番吃，每岁一服，服后消者不必满服。

瘰疬丸

药物组成：夏枯草花为末。

制法用法：蜜丸梧子大，早晚服二三钱，夏枯草汤送下。

守瘿丸

药物组成：通草二两　杏仁　牛蒡子一合　昆布四两　射干四两
诃子四两　海藻四两。

主治：瘿瘤结硬颈下生核。

制法用法：为末，炼蜜丸，弹子大，食后嚼化，一丸日三服。

六军丸

药物组成：蜈蚣（去头足）　蝉蜕　全蝎　姜蚕　夜明砂　甲片。

主治：新久瘿瘤已成未溃者。

制法用法：等分神曲糊丸粟米大，朱砂为衣酒下三分。

海带丸

药物组成：海带　海藻　青皮　陈皮。

制法用法：等分为末。蜜丸弹子大，食后嚼化一丸大效。

主治：治瘿气久不消。

附注：用于缺碘性甲状腺肿大。

藜芦散

药物组成：藜芦一味为末。

主治：治一切痰疽胬突出。

用法：以生猪油研为膏涂患处，周日易之。

（以上出自潘氏外科《青囊秘授》）

附：潘春林外用药炮制和使用经验

一、散剂

散剂是数种药物粉末混合而成的制剂，是中医外科外用药的主要部分，种类多，临床应用范围广，除撒在疮面外，还可以调涂或制成软膏或掺在药肉内外贴。是由矿物、植物，动物虫类等组成的，有严格的炮制要求，在配制过程中，如配制的程序和配伍不当，亦能造成一定的副作用。

1. 如矿物的石膏、植物的大黄、虫类的斑蝥、树脂的乳香和升降药等经炮制后必须分别研细，否则不易研匀，石膏与广丹配制时，应先将广丹放入研钵中，然后边研边加入石膏粉，这样既能研匀又能缩短时间。

2. 凡含升丹的外用药，不论多少，与含雄黄的外用药配合或同研，则药粉颜色立即变黑，发出难闻的气味，这种气味同提升丹时，趁热过早启开阳城罐时所冒出的气味一样。外用药中的绿灵丹、黑灵丹和九一丹等如与八味丹一类含雄黄的散药混合则药粉变黑。

3. 降吊药与升丹同属汞制剂，不能单独与雄黄配合同研，混合后，除药末变黑，还会有噼噼啪啪的细小声音发出，冒出火药气味。

4. 玄明粉（风化硝）不能与火硝（马牙硝）混合。如混合同研，在冬季则结并，夏天则溶解成液状。冰硝散虽系玄明粉与火硝相配，但在用金丝荷叶汁烊化液状后应用，故无妨碍。

5. 麝香草脑、薄荷脑不能与冰片混合同研，如同研会成液态。

二、药肉

药肉是用植物油煎熬加广丹收膏制成的黑色硬膏，统称药肉，在外科应用广泛，可做成各种膏药，和入药粉即可贴用。要煎成黏性好的药肉必须注意如下几点：

（一）油

最好用麻油或菜籽油，因其油质较纯，熬油时泡沫较少。由于泡沫少，便于观察变化，可防止沸油溢出锅外，油质不纯，熬油时产生大量气泡，容易溢出锅外，熬出的药肉黏性差。

（二）广丹

广丹又有东丹、章丹之称，为火黄色的粉末，其化学成分为四氧化三铅，有些广丹内含有水分，易成颗粒，下油后易使铅丹沉于锅底，故在下丹前，最好先将广丹放在铁锅内加热炒过，除去水分，碾成细末，过筛使用。

（三）煎油

油要煎至滴水成珠不散为度，这是关键。如煎油偏嫩，则成膏就嫩，贴在身上因温暖而融化，膏药滑动不易固定。且不易剥离，扯去膏药后，药肉粘着皮肤。如煎油偏老，则成膏就老，黏性差，膏药容易脱落。所谓滴水成珠，即用一竹片蘸锅内沸油，滴入冷水中成珠状不扩散，这是油煎的老嫩适度的标准。老嫩适度的药肉，贴之即粘，剥之易脱，药肉不易粘在皮肉上。如使用不纯的油，因高温，虽未下丹，也能成桃胶样的东西，致成废品。

（四）下丹成膏

油熬至老嫩适度后，趁热下丹，一人将丹掺于油中，一人持棒用力搅拌，使丹油混和融合，防止铅丹沉于锅底，直搅至红丹消失，稀油变成黑色的稠膏，并放出大量的刺激性浓烟时，再用棒反复搅拌至浓烟散失而成膏。煎膏时得注意如下几点：

1. 煎药肉时，油沸，散发出大量的浓烟和油气，易于着火，应选在空旷地，烧柴时注意火焰，以防着火。

2. 煎油的铁锅容量应大，油约占铁锅容积的三分之一，防止油沸后

第五章 外用方药

溢出锅外，引起着火。

3.搅棒应采用长的鲜柳棒，因鲜柳棒不易烫焦，焦后应立即调换，以防棒焦着火。

4.如不慎而着火，可投入生萝卜或喷冷水（喷冷水要注意油沫爆起，而致烫伤）或用铁皮盖盖上，同时用木架将油锅抬开离火。

三、软膏

临床上用的软膏有以下几种：

1.将药材经油浸再煎，去药渣，然后和入蜂蜡、凡士林收膏。

2.将药材粉末直接调入蜂蜡、凡士林内成膏，或调入猪油内或调入甘油、蜂蜜内成膏。

四、油浸药材成膏

油浸药材成膏，得注意如下几点：

1.先将药材捣成小块或小段，然后浸入油中，药块大不易浸透，但又不能研成粉末，因药末入油可使粉末沉淀或起块，且浸药的油不易过滤。

2.药经油浸几天后，文火煎熬，火力不宜猛，以免起泡，油溢锅外。煎至药枯，取出药渣，用双底马棕筛或铜丝筛过滤。

3.净油用文火再煎，煎至滴水成珠，离火再加入蜂蜡、凡士林，边搅边加，直搅至成膏。

《浙派中医丛书》总书目

原著系列

格致余论

局方发挥

本草衍义补遗

丹溪先生金匮钩玄

推求师意

金匮方论衍义

温热经纬

随息居重订霍乱论

王氏医案·王氏医案续编·王氏医案三编

随息居饮食谱

时病论

医家四要

伤寒来苏全集

侣山堂类辩

伤寒论集注

本草乘雅半偈

本草崇原

医学真传

医无闾子医贯

邯郸遗稿

通俗伤寒论

规定药品考正·经验随录方

增订伪药条辨

三因极一病证方论

察病指南

读素问钞

诊家枢要

本草纲目拾遗

针灸资生经

针灸聚英

针灸大成

灸法秘传

宁坤秘笈

宋氏女科撮要

产后编

树蕙编

医级

医林新论·恭寿堂诊集

医林口谱六治秘书

医灯续焰

医学纲目

专题系列

丹溪学派

温病学派

钱塘医派

温补学派

绍派伤寒

永嘉医派

医经学派

本草学派

伤寒学派

针灸学派

乌镇医派

宁波宋氏妇科

姚梦兰中医内科

曲溪湾潘氏中医外科

乐清瞿氏眼科

富阳张氏骨科

浙江何氏妇科

品牌系列

杨继洲针灸

胡庆余堂

方回春堂

浙八味

王孟英

楼英中医药文化

朱丹溪中医药文化

桐君传统中药文化